Dr. med. Hasso H. Thalmann

Jahre jünger!

Wie Sie Ihre biologische Altersuhr zurückstellen

CAV
CORNELIA AHLERING VERLAG

1998 by CORNELIA AHLERING VERLAG
Maronenweg 9 · 21266 Jesteburg · Tel.: (0 41 83) 40 95
Fax: (0 41 83) 5 02 70

2. Auflage

Druck: Zertani, Bremen
Umschlaggestaltung: B. Hauss
Satz und Sachregister: Irmgard Aehle
ISBN 3-926600-03-9

Besonders danken möchte ich meinen Patienten, die mich zum Schreiben dieses Buches hartnäckig aufgefordert haben. Ohne die unermüdliche und kritische Mitarbeit meiner liebevollen Frau wäre es auch nicht entstanden.

Insgesamt gilt mein Dank sehr vielen Menschen, insbesondere auch meiner Verlegerin und deren Mitarbeiterinnen.

Hasso H. Thalmann

Vorwort

Es werden heute viele vermeintliche Waffen gegen das Alter eingesetzt, medizinische und technologische, mehr und minder wirksame. Der uralte Traum von der ewigen Jugend jedoch blieb trotz intensiver Forschungsarbeit bisher unerfüllt. Täglich kommt eine Vielzahl von neuen Kosmetikprodukten auf den Markt, die in ständig neuen Zusammensetzungen das Alter, zumindest optisch, bremsen sollen. Mittel gegen graue Haare, kosmetische Operationen für Gesicht und Körper, geben uns heute die Möglichkeit, viel jünger auszusehen als unsere Vorfahren im gleichen Lebensabschnitt. Medizinisch betrachtet bringt uns das wenig, letztlich machen wir uns und unserer Umwelt nur etwas vor. Denn heute wie früher gilt es, Seele, Geist und Körper in Einklang zu bringen, sich und seinen Körper zu lieben. Dazu gehört eine entsprechende Lebensweise, verbunden mit einer gesunden Ernährung.

Dr. Thalmann ist es durch intensive Forschungsarbeit gelungen, einen Weg aufzuzeigen, wie die Menschen gesund alt werden können. Seine Erkenntnisse können uns helfen, die Disharmonie zwischen Körper und Geist auszugleichen, uns jünger zu fühlen als wir sind. „Schönheit kommt von innen", sagt eine alte Volksweisheit und: „In einem gesunden Körper wohnt ein gesunder Geist". So liegt es in der Hand jedes einzelnen, sich auch im Alter noch jung zu fühlen.

Cornelia von Wülfing

Inhaltsverzeichnis

	Einleitung	12
I	**Am Traum vom „Jungbrunnen“ wird gearbeitet**	16
II	**Gesund alt werden – am Alter, nicht an Krankheit sterben**	23
III	**Altern und Krankheit jetzt mit dem Quadro-Prinzip der Zell-Milieu-Medizin stoppen!**	28
IV	**Das Diagnose- und Therapiekonzept der Zell-Milieu-Medizin (ZMM)**	34
V	**Die Revolution der Super-Hormone für die Lebensverlängerung**	39
1.	Melatonin ist einer der Schlüssel für ein langes, vitales Leben	43
2.	DHEA ist der neue Superstar	48
3.	Geschlechts-Hormone bestimmen mehr als das Geschlecht	55
4.	Pregnenolon ist das „Mutter-Hormon” vieler Hormone	57
5.	Oestrogen und Progesteron machen Frauen weiblich	63
6.	Oestrogen für ein langes Leben	66
7.	Progesteron für die weibliche Balance	71
8.	Testosteron macht den kleinen Unterschied	77
9.	Insulin und Diabetes	84
10.	Schilddrüsen-Hormone sind die Dirigenten des Stoffwechsels	88

VI Enzyme bringen Leben in den Körper 91

VII Können wir das Geheimnis des „Jungbrunnens" lüften? Einer der Hauptgegner sind die Freien Radikale 95

1. Wir können nicht ewig leben – aber viele Jahrzehnte länger, wenn die Telomere lang bleiben 98
2. Die Sensation ist perfekt: Herzinfarkt kann vermieden werden – nicht nur eine Cholesterin-Story 102
3. Ein schwaches Immunsystem verkürzt das Leben 106
4. Verwirrtheit im Alter muß nicht sein 111
5. Stoppt Sport den Alterungsprozeß? 113
6. Jeder ist seines Glückes Schmied – Glücklichsein ist erlernbar 115

VIII Bausteine zum Leben schenkt die Lebensmittel-Apotheke 118

IX Gesunde Nahrung garantiert ein langes Leben – Ernährungsmedizin des Zellmilieus 127

A. „Drittel-Diät" für die richtigen Bausteine im Speiseplan 129

X Frische Lebensmittel sind die Mittel für die Lebensfrische 131

A. Joghurt und Kefir verlängern das Leben 133

B. Gemüse ist der wichtigste Lebensspender 135

1. Artischocken, 2. Auberginen, 3. Bohnen,

4. Erbsen, 5. Gurken, 6. Karotten,
7. Kartoffeln, 8. Knoblauch, 9. Kohl,
10. Blumenkohl, 11. Broccoli,
12. Kohlrabi, 13. Radieschen, 14. Rettich,
15. Linsen, 16. Mais, 17. Porree,
18. Rote Beete, 19. Salat und Feldsalat,
20. Sellerie, 21. Sojabohnen, 22. Spargel,
23. Spinat, 24. Tomaten, 25. Zucchini,
26. Zwiebeln

C. Getreide enthält überraschende Schutzstoffe 156

D. Nüsse und Samen schützen Sie vor Krebs 158

E. Obst – der appetitliche Gesundheitswächter 160

1. Ananas, 2. Äpfel, 3. Aprikose,
4. Avocado, 5. Bananen, 6. Brombeeren,
7. Datteln, 8. Erdbeeren, 9. Grapefruit,
10. Heidelbeeren, 11. Himbeeren,
12. Johannisbeeren, 13. Kirschen,
14. Kiwi, 15. Melone, 16. Orange,
17. Papaya, 18. Pfirsiche, 19. Pflaumen,
20. Stachelbeeren, 21. Weintrauben,
22. Zitronen

F. Gewürze würzen das Leben 173

1. Anis, 2. Anis-Pfeffer, 3. Chillies,
4. Chili-Pfeffer, 5. Dill, 6. Fenchel,
7. Gewürznelken, 8. Ingwer, 9. Kapern,
10. Kardamom, 11. Koriander,
12. Kreuz-Kümmel, 13. Kümmel,
14. Kurkuma, 15. Liebstöckel,
16. Lorbeer, 17. Muskatnuß, 18. Oregano,

19. Paprika, 20. Petersilie, 21. Pfeffer,
22. Piment, 23. Rosmarin, 24. Safran,
25. Salbei, 26. Senf, 27. Stern-Anis,
28. Süßholz, 29. Tamarinde, 30. Thymian,
31. Vanille, 32. Wacholder, 33. Zimt

XI Pflanzenheilstoffe verlängern das Leben 192

1. Artischockenblätter, 2. Baldrian,
3. Brennesselwurzel, 4. Efeublätter,
5. Fenchel, 6.Ginkgo, 7. Ginseng,
8. Johanniskraut, 9. Kaffee, 10. Kamille,
11. Kava-Pflanze, 12. Mariendistelfrüchte,
13. Melisse, 14. Pfefferminze,
15. Pupursonnenhut, 16. Schokolade,
17. Thymian, 18. Weihrauch,
19. Weißdornblätter

Anhang

A. Die Vitamine – Zündstoffe des Lebens 203

1. Vitamin A, 2. Beta-Carotin,
3. Vitamin B1, 4. Vitamin B2,
5. Vitamin B3 (Niacin),
6. Vitamin B5 (Pantothensäure),
7. Vitamin B6, 8. Vitamin B8 (Biotin)
9. Vitamin B9 (Folsäure),
10. Vitamin B12, 11. Vitamin C,
12. Vitamin D, 13. Vitamin E,
14. Cholin, 15. Coenzym Q10

B. Mineralstoffe stärken Knochen und dirigieren den Zell-Stoffwechsel 220

1. Calcium, 2. Chlor, 3. Kalium,
4. Magnesium, 5. Phosphor, 6. Schwefel

C. In den Spurenelementen steckt ein Geheimnis für ein langes Leben 225

1. Chrom, 2. Eisen, 3. Fluor, 4. Germanium, 5. Jod, 6. Kobalt, 7. Kupfer, 8. Lithium, 9. Mangan, 10. Molybdän, 11. Selen, 12. Silicium, 13. Vanadium, Zinn und Nickel, 14. Zink

D. Fettsäuren sind die eigentlichen Kraftmeier 239

1. Gesättigte Fettsäuren machen vital oder träge – auf die Dosis kommt es an 241
2. Ungesättigte Fettsäuren sind unersetzlich 241
3. Wer das Altern stoppen will, benötigt mehrfach-ungesättigte Fettsäuren 243

E. Aminosäuren sind die Grundlage des Lebens 248

1. Essentielle Aminosäuren sind unersetzbar 250

   1.1. Isoleucin, 1.2. Leucin, 1.3. Lysin, 1.4. Methionin, 1.5. Phenylalanin, 1.6. Threonin, 1.7. Tryptophan, 1.8. Valin

2. Semi-essentielle Aminosäuren 252

   2.1. Histidin, 2.2. Ornithin

3. Bedingt-essentielle Aminosäuren 253

   3.1. Cystin, 3.2. Tyrosin

4. Nicht-essentielle Aminosäuren 253

   4.1. Alanin, 4.2. Arginin, 4.3. Asparagin, 4.4. Asparaginsäure, 4.5. Glutamin, 4.6. Glutaminsäure, 4.7. Glycin, Prolin, Serin, 4.8. Carnitin, 4.9. Taurin

Literaturverzeichnis 258

Sachregister 262

Einleitung

Der Mensch müßte eigentlich 120 Jahre alt werden. Tatsache ist aber, daß die „biologische Altersuhr“ der meisten Menschen in den Industrienationen um Jahrzehnte zu schnell läuft - wir also vorzeitig altern und zu früh sterben. Außerdem „tickt“ unsere Altersuhr mit zunehmendem Alter meist nicht mehr richtig, weil wir sie nicht entsprechend warten und pflegen - die Folge ist: Wir werden krank, verlieren die Freude am Dasein, leiden unter Schmerzen und Schwäche. Die Skala reicht von Abgeschlagenheit über Depression, Herz-Kreislauferkrankungen, Rheuma und Krebs etc. bis zur Zuckerkrankheit.

Die frohe Botschaft dieses Buches ist die Sensation: Wir können unsere „biologische Altersuhr“ wieder reparieren und lernen, sie mit dem Quadro-Prinzip der Zell-Milieu-Medizin selbst richtig zu warten. Ein gesunder junger Mensch fühlt sich voller Energie, Lebensfrische und genießt sein scheinbar unendliches Potential. Er differenziert nicht zwischen Körper, Seele und Geist, sondern fühlt sich insgesamt als ein harmonisches Ganzes, dessen Teile er nicht in Frage stellt. Erst, wenn die ausgewogene Balance zwischen diesen drei Aspekten des Daseins im Laufe zunehmenden Alters verlorengeht, wenn der Mensch also merkt, daß ihm etwas abhanden gekommen ist, empfindet er dieses im Innersten als Beginn des Alterungsprozesses. Voraussetzung für das Gefühl von unverbrauchter Jugendlichkeit ist unser natürliches Empfinden, die eigenen Bedürfnisse, Wünsche und Potentiale zu erkennen und auch umsetzen zu können. Jeder Vorgang im Menschen, jede körperliche Betätigung, jeder Gedanke und jedes Fühlen benötigt Energie. Diese Energie wird von unseren Körperzellen mit Hilfe des Stoffwechsels bereitet.

Altern bedeutet zunehmende Verschlechterung des Zell-Stoffwechsels und ist ein natürlicher Prozeß, der jedem Leben bestimmt ist. Vorzeitiges Altern dagegen ist ein katastrophaler Zustand des Stoffwechsels, den man verhindern kann. Überwiegend beruht er auf großen Mangelzuständen an Nährstoffen, wie Vitaminen,

Mineralstoffen, Spurenelementen, Fettsäuren, Aminosäuren, Zucker, Wasser und an pflanzlichen Enzymen. Diese Nährstoffe sind die Grundlage sämtlicher natürlichen Vorgänge im Körper aller Lebewesen und somit auch des Menschen. Der Körper besteht letztlich aus diesen Nährstoffen. Jede Bereitung von Energie, Zellteilung, Aufbau von Knochen, Muskeln, Hirn, Herz, Nieren, Haut - letztlich wird jede einzelne Körperstruktur aus diesen Lebensbausteinen gebildet. Jeder Atemzug und jeder Herzschlag, Fühlen, Denken, Schmecken, Tasten, Nahrungsaufnahme, Verdauung und Ausscheidung - alle Prozesse sind Ergebnisse ungeheuer komplizierter Stoffwechselvorgänge; denn in jeder einzelnen von unseren ca. 70 Billionen Körperzellen finden in jeder Sekunde unseres Lebens mehr als 360.000 Stoffwechselprozesse statt. Und alle diese unendlich vielen einzelnen Zellen sind in einem harmonischen Einklang miteinander tätig, wenn die einzelnen Lebensbausteine in ausreichenden und harmonisch aufeinander abgestimmten Mengen in den Körperzellen vorhanden sind. Diese gigantische „Kolonie“ von Einzelzellen wird sinnvoll gesteuert und erhält sich sogar durch programmierte Stoffwechselprozesse selbst am Leben. Dafür sind in zahlreichen Organen Zellverbände derart hoch spezialisiert, daß sie bestimmte Aufgaben für den Gesamtkörper übernehmen. Zur Steuerung dieses Wunderwerkes „Körper“ haben sich bestimmte Zellen für Steuerungsprozesse organisiert: In leitender Position agieren Hirn- und Nervenzellen. Andere Zellen stellen Botenstoffe, Hormone und Super-Hormone her, wie z.B. die Geschlechts-Hormone Oestrogen, Progesteron, Testosteron oder Stoffwechsel-Hormone, wie Insulin, Schilddrüsen-Hormone, DHEA, Melatonin, Pregnenolon und viele andere mehr. Außerdem werden von den Körperzellen mehrere Hundert Enzyme gebildet. Das sind meist Eiweißverbindungen mit zentral aktiven Spurenelementen. Enzyme machen Stoffwechselvorgänge in unserem Körper überhaupt erst möglich, indem sie biochemische Reaktionen bereits bei einer Körpertemperatur von 37° C bis maximal 41° C ermöglichen, die eigentlich wesentlich höhere Temperaturen benötigen würden. Mehr als maximal 41° C aber kann kein Mensch über-

leben. Enzyme sind maßgeblich an fast allen biochemischen Vorgängen im Körper beteiligt: von der Verdauung über Energiebereitung, Reparaturprozesse, Zellteilung, Wachstum, Immunsystem, Wundheilung, Blutgerinnung etc. bis hin zur Entgiftung körpereigener Substanzen und der Umweltgifte. Unterstützt werden diese Enzyme von Coenzymen, für deren Bildung insbesondere die Vitamine unabdingbar sind.
Dieses riesige Instrumentarium an Steuerungsmöglichkeiten ist bei jungen Erwachsenen voll auf der Höhe, aber bereits ab dem 25. Lebensjahr nimmt die Produktionsmenge vieler Enzyme, Hormone und Super-Hormone ab; denn gerade im Hormonbereich, beginnt die Abnahme der Produktion ab dem 40. Lebensjahr dramatische Formen anzunehmen.
Genaugenommen beginnt der Alterungsprozeß spätestens mit dem Erwachsenwerden und nimmt in den mittleren Jahren eine Geschwindigkeit an, die nach dem 50. Lebensjahr rapide verläuft, wenn wir den Körperzellen nicht helfen, die Stoffwechselleistungen möglichst optimal zu erhalten. Erfreulicherweise können sogar wesentliche Alterungsprozesse wieder rückgängig gemacht werden, wenn der Zell-Stoffwechsel optimiert wird. Menschen, die regelmäßig gezielte Nährstoffmengen zu sich nehmen und für eine ausbalancierte Ernährung sorgen, sehen im Schnitt 10 bis 15 Jahre jünger aus als der Durchschnitt ihrer Altersgruppe. Hinzukommt, daß vorzeitiges Altern auch zu vorzeitigen und unnötigen Erkrankungen führt und die Lebensspanne verkürzt wird. So sterben etwa 99 von 100 Bürgern an Krankheiten und nicht an dem Ablaufen ihrer natürlichen Lebensuhr. Eigentlich müßte der Mensch etwa 120 Jahre alt werden, wenn man die Zeitdauer von der Geburt bis zur Reifung zum Erwachsenen mit entsprechenden Säugetieren vergleicht. Denn im Durchschnitt leben Säugetiere mindestens die 6-fache Zeit dieser Reifungszeit. Da sie beim Menschen etwa 20 Jahre beträgt, müßte er demnach mindestens 120 Jahre alt werden. Jeder von uns hat also die Chance, langsamer zu altern als es durchschnittlich der Fall ist.
Neueste Forschungen machen die Revolution der Möglichkeiten

einer Lebensverlängerung perfekt: „Wir sind so alt wie unser Stoffwechsel“. Die Sensation, die unserem Leben viele vitale und gesunde Jahre schenkt, ist die Entdeckung, daß jeder mit dem Quadro-Prinzip der Zell-Milieu-Medizin (ZMM) selbst erfolgreich dabei mitwirken kann. Das Quadro-Prinzip der Zell-Milieu-Medizin integriert das Wissen vieler Forschungsbereiche zu einem optimalen Konzept zur Vorbeugung und zur Heilung von Krankheiten und als wirksame Waffe gegen vorzeitiges Altern. Das entscheidende Grundprinzip der Zell-Milieu-Medizin ist die Erkenntnis, daß den Körperzellen über eine Optimierung des Zellmilieus auch ein optimaler Stoffwechsel ermöglicht wird. Mit Hilfe einer wirklich vollwertigen Ernährungsweise des Zellmilieus mit der Drittel-Diät und einer ausbalancierten, gezielten Gabe zusätzlicher Nährstoffe, nach dem individuellen Bedarf eines Menschen, wird auch die körpereigene Produktion von Enzymen, Hormonen und Super-Hormonen in Richtung jugendlicher Höhe ermöglicht. Pflanzliche Hormone, Enzyme, Wirk- und Heilstoffe aus frischem Obst, Gemüse, Gewürzen, Kräutern und Heilpflanzen helfen dabei, den Stoffwechsel zu optimieren, Krankheiten vorzubeugen oder sie mit dem Diagnose- und Therapiekonzept der Zell-Milieu-Medizin individuell und gezielt mit Nährstoffen nach dem tatsächlichen Bedarf eines Menschen, entsprechend seinem Krankheitsbild, schonend zu behandeln. Dieses Buch beschreibt allgemeinverständlich das neueste Wissen über die Verhinderung eines vorzeitigen Altersprozesses und die Vorbeugung und Behandlung von Krankheiten und gibt dem Leser auch Selbsthilfe und Ernährungsstrategien an die Hand. Die biologischen Hilfsmöglichkeiten für ein vitales, langes Leben mit höchster Lebensqualität haben in den letzten Jahren einen enormen Schub bekommen und weltweit forschen Hunderte von Wissenschaftlern an weiteren Erkenntnissen. Dieses Buch möchte Ihnen die Möglichkeit geben, an den segensreichen Erkenntnissen dieses Wissens teilzunehmen, um möglichst viel davon selbst im alltäglichen Leben verwirklichen zu können.

Kapitel I Am Traum vom Jungbrunnen wird gearbeitet

„Gesundheit fängt in der Zelle an“, sagte bereits der berühmte Arzt Rudolf Virchow. Jeder Mensch ist nur so gesund und jung wie jede einzelne Körperzelle und somit die Summe dieser Körperzellen. Dieses Buch ermöglicht Ihnen den Einstieg in die faszinierenden Möglichkeiten jeder einzelnen Körperzelle für ein langes und vitales Leben voller Gesundheit und Fitness bis ins hohe Alter hinein - und eigentlich sogar darüber hinaus, weil Sie Ihr Leben tatsächlich verlängern können.

Schwache und ungeschützte Zellen führen zu einer bedeutsamen Schwächung, nicht nur des Körpers, sondern auch des Lebensgefühls und der Stimmung. Nach neuesten Forschungen ist ein vorzeitiger Altersprozeß bereits eine Krankheit. Wenn sich die Schwächung des Zell-Stoffwechsels in Organsystemen ausbreitet, ist irgendwann Krankheit die logische Folge und hier können Sie selbst vorbeugend eingreifen. Sie selbst haben es in der Hand, ob Sie Ihren Alterungsprozeß verlangsamen oder beschleunigen können. In über 90 % aller Krankheitsfälle stellen Sie selbst die Weiche in Richtung Krankheit oder Gesundheit - und egal wie alt Sie heute sind, es ist nie zu früh und schon gar nicht zu spät, um diesen Alterungs- und Krankheitsprozeß zu unterbrechen und ihn sogar um viele Jahre rückwärts laufen zu lassen. Wenn man vergleicht, was ein Bürger im Durchschnitt pro Jahr für Zigaretten, Alkohol oder gar Drogen ausgibt, sind die Kosten für eine Erhaltung der Gesundheit und vitaler Jugendlichkeit fast ein Trinkgeld. Auffällig ist, daß sich kaum jemand beschwert, wenn er für die Inspektion seines Autos ein paar hundert Mark zahlen muß. Und ob ein Neuwagen ein paar tausend Mark mehr oder weniger kostet, ist für die wenigsten ein Anlaß, sich für eine andere Automarke zu entscheiden. Dabei hat wirklich nur Freude und Spaß an seinem Leben, wer gesund, fit und vital ist. Oder anders ausgedrückt: Gesundheit ist nicht alles, aber ohne Gesundheit ist alles nichts.

Leider nehmen viele Mitmenschen diese einfachen Erkenntnisse erst ernst, wenn die Gesundheit tatsächlich verloren gegangen ist und sie chronisch oder unheilbar krank sind. Noch immer sind Herz- und Gefäßkrankheiten, Diabetes und Krebs die häufigsten Todesursachen in den zivilisierten Ländern. Aber die Gesundheit ist nicht erst verloren, wenn wir bereits „krank" sind. In Wirklichkeit fühlen sich zwar viele Menschen noch scheinbar gesund, sind aber bereits auf dem Weg in die Krankheit oder schon krank. Und viele sind biologisch bereits älter als es den bereits gelebten Kalenderjahren entspricht. Aber meist sind auch dann noch zumindest deutliche Regenerationsprozesse zu bewirken und beschleunigte Alterungsprozesse zu stoppen. Das heißt, eine zu schnell abgelaufene biologische Lebensuhr kann sogar noch ein ordentliches Stück zurückgedreht werden. Grundsätzlich gilt: Je weiter eine degenerative Zerstörung der Zellen bereits fortgeschritten ist, desto weniger vollständig werden Krankheiten noch ausheilen. Doch Sie werden durch dieses Buch ungeahnte Möglichkeiten kennenlernen, selbst bei schweren Krankheiten das Rad Ihrer persönlichen Krankheitsentwicklung und Ihrer Lebensuhr entscheidend zurückstellen zu können.

In der Antike galt Krankheit als eine Abweichung von der Norm, die wir Gesundheit nennen. Im Altertum bei den Ägyptern wurde Krankheit bereits diagnostiziert, wenn sich eine Störung des Wohlbefindens einstellte. Der Verlust dieses Wohlbefindens war also gleichbedeutend mit Krankheit. Schon Hippokrates im alten Griechenland sagte: „Vorbeugen ist wichtiger als Heilen". Mit Vorbeugung verband er eine gesunde Ernährungsweise und eine Lebens-Ordnungs-Lehre. Auch der römische Arzt Galen empfahl maßvolles Essen, frische Luft und viel Bewegung und erst seit wenigen Jahren knüpfen wir wieder an das verlorengegangene alte Wissen an. Auch die hochsensible Heilkunst mit frischen Lebensmitteln, pflanzlichen Enzymen, Gewürzen und Bio-Heilmitteln entdecken wir jetzt erst wieder - viel therapeutisches Wissen und Erfahrungsheilkunde waren mit der chemischen Revolution der letzten 100 Jahre für uns alle verlorengegangen.

Wenn wir krank werden, sind wir also nicht immer nur unschuldige Opfer der Natur oder eines Unfalls - bei den meisten Krankheiten haben wir keine ausreichende Vorbeugung betrieben. Denn eine ungesunde oder nicht ausreichend gesunde Lebensführung führt letztlich unweigerlich zu Krankheit, frühzeitigem Altern und somit frühzeitigem Tod. Letztlich ist Krankheit auf der Ebene der Zelle immer eine Störung des Zell-Stoffwechsels mit Regulationsstörungen. Dieser Zell-Stoffwechsel ist abhängig vom Zellmilieu, d.h. von den Mengenverhältnissen an den Nährstoffen, wie Vitaminen, Mineralstoffen, Spurenelementen, Fettsäuren, Aminosäuren, Zucker, Wasser und Sauerstoff. Aus diesen Bausteinen werden Enzyme und auch die Hormone gebildet, von denen einige inzwischen als Super-Hormone bezeichnet werden. Die Super-Hormone sind Melatonin, DHEA, Oestrogen, Progesteron, Pregnenolon, Insulin und die Schilddrüsen-Hormone. Wenn die Bildung der Enzyme, Hormone und insbesondere der Super-Hormone nachläßt, beginnt das Altern. Und zwar altern wir um so schneller und gar vorzeitiger, je geringer die absoluten Mengen der Enzyme, Hormone und Super-Hormone sind. Wenn wir also den Zell-Stoffwechsel und somit das Zellmilieu möglichst optimieren, bilden wir auch optimale Mengen an Enzymen, Hormonen und Super-Hormonen. Damit greifen wir in den Prozeß von Gesundheit, Krankheit, Jungbleiben und Alterung ein. Je früher wir eingreifen, desto weniger Störungen im Stoffwechsel finden statt. Haben sich chronische Erkrankungen bereits so weit fortentwickelt, daß Zellen bereits endgültig untergegangen sind oder sich degenerativ so weit verändert haben, daß sie nicht mehr regenerieren können, handelt es sich um unheilbare Erkrankungen oder schwer heilbare Erkrankungen, wie z.B. Multiple Sklerose, Alzheimer und Krebs. Mit Hilfe des Quadro-Konzeptes der Zell-Milieu-Medizin kann aber die Lebensqualität erheblich verbessert sowie die Vitalität und Stimmungslage angehoben werden. Auch Schmerzen lassen sich mit der Zell-Milieu-Medizin mindern. Selbst nicht mehr heilbare Kranke haben von diesem Therapiekonzept einen großen Nutzen für ihre verbleibende Lebenszeit. Sie können diese eindeutig besser erleben

und im allgemeinen verlängert sich auch die zu erwartende Lebenszeit, wenngleich die vorschnell abgelaufene biologische Altersuhr jetzt nicht mehr ganz zurückgestellt werden kann. Einige dieser schwerkranken Menschen werden aber, entgegen jeder Erwartung, erfreulicherweise wieder ganz gesund. Der volle Einsatz aller medizinischen Möglichkeiten und eine Umstellung der persönlichen Lebensweise hin zu einem gesunden Stoffwechsel sind in jedem Krankheitsstadium lohnend, weil Sie auf jeden Fall zumindest Ihre Lebensqualität verbessern können.
Mit Hilfe einer gesunden Lebensweise nach den Kriterien des Quadro-Prinzips der Zell-Milieu-Medizin ist auch für bereits Erkrankte mit hoher Wahrscheinlichkeit ein vitales, aktives und gesundes Leben zumindest bis zum eigentlichen biologischen Alterstod zu erreichen. Wenn Menschen dieses lebensverlängernde Gesundheitsprogramm vorbeugend vor dem Einsetzen schwerer Krankheiten konsequent selber anwenden, sorgen sie dafür, daß sie die Zeitspanne ihres zu erwartenden Lebens deutlich verlängern können.
Eine besonders große Chance auf ein superlanges, gesundes Leben eröffnet sich Menschen, die das Quadro-Prinzip der Zell-Milieu-Medizin bereits vor Erreichen des 40.-50. Lebensjahres konsequent und dauerhaft anwenden. Ihrer Lebensspanne bietet sich die Chance, insgesamt etwa 120 Jahre voller Lebensqualität geschenkt zu bekommen. Auch wenn sich die ewige Jugend damit nicht erreichen läßt, so erfüllt sich mit diesem Gesundheitsprogramm der Traum vom Jungbrunnen für durchschnittlich 30 Lebensjahre mehr als bislang.

Das Quadro-Prinzip der Zell-Milieu-Medizin vereinigt vier grundlegende Wirkbereiche für einen optimalen Stoffwechsel aller Zellen:

Die erste Säule: die ZMM

Die für ein optimales Zellmilieu notwendigen Bausteine - die Vitamine, Mineralstoffe, Spurenelemente, Fett- und Aminosäuren - werden zur Erhaltung der Gesundheit, und insbesondere zur Therapie von Krankheiten, gezielt, nach dem tatsächlichen Bedarf eines Menschen, ergänzt, um Heilungsprozesse in Gang zu setzen. Dieser erste Wirkbereich des Quadro-Prinzips der Zell-Milieu-Medizin ist der diagnostische und therapeutische Anteil der Zell-Milieu-Medizin und wirkt am stärksten gegen Krankheiten und besonders lebensverlängernd. Dieser Bereich wird auch kurz **ZMM** genannt (Einzelheiten dazu siehe mein Buch „ZELL-FIT“ - Herbig Gesundheitsratgeber). Mit der ZMM wird die notwendige Harmonie des Zellmilieus wieder hergestellt. Nach einer speziellen Analyse der Nährstoffe in den Körperzellen (rote Blutkörperchen) werden Dysbalancen, nach individuellem Bedarf des Kranken, ausgeglichen. Indem die Stoffwechselindividualität des Menschen berücksichtigt wird, regenerieren die Zellen, weitreichende Heilungsschritte bei Erkrankungen sind die Folge.

Die erste Säule des Quadro-Prinzips der Zell-Milieu-Medizin sorgt, über eine Optimierung des Zellmilieus, auch für eine gezielte körpereigene Steigerung der Produktion von gesundheitsschützenden und lebensverlängernden Enzymen, Hormonen und Super-Hormonen, die steuernd in die Stoffwechselprozesse eingreifen (siehe entsprechende Kapitel).

Der Mensch bekommt mit der ZMM eine individuell verbesserte Chance, gesund alt zu werden. Eine prophylaktische Harmonisierung des Zellmilieus ist hierfür das Optimum; denn je weiter bei Krankheiten die degenerativen Zellzerstörungen schon fortgeschritten sind, desto geringer ist die Aussicht auf eine vollständige Wiederherstellung. Jede Krankheit, die vermieden wird, birgt auch weniger Risiken durch Medikamente oder weitergehende Eingriffe. Je früher, zumindest bei Krankheiten oder bereits vorzeitiger Alterung, mit dem Diagnose- und Therapieprinzip der ZMM begonnen wird, desto gesünder, vitaler und aktiver kann man sehr alt werden, bei möglichst voller Lebensqualität. Die ZMM optimiert die drei folgenden Säulen des Quadro-Prinzips der Zell-Milieu-Medizin.

Die zweite Säule: gezielte Therapie mit Enzymen, Hormonen und Super-Hormonen

Sowohl zur Vorbeugung als auch bei Enzym-, Hormon- und Super-Hormon-Mängeln sowie bei vorzeitiger Alterung, Stoffwechselstörungen und Krankheiten ist zusätzlich zur ZMM auch eine gezielte Therapie mit nicht körpereigenen Enzymen, Hormonen und Super-Hormonen sehr hilfreich. Dies ist die zweite Säule des Quadro-Prinzips der Zell-Milieu-Medizin.

Beispiel für die zweite Säule:

Verdauungsstörungen sind meist Folge mangelnder Bildung körpereigener Verdauungsenzyme mit zunehmendem Alter. Besonders schwerwiegend sind angeborene oder erworbene Enzymdefekte, bei denen ein bestimmtes Enzym überhaupt nicht gebildet werden kann - wie z.B. absoluter Insulin-Mangel bei Diabetes Typ I und schwerem, insulinpflichtigen Typ II. Eine gezielte Therapie mit nicht körpereigenen pflanzlichen und tierischen Enzymen kann den Mangel körpereigener Verdauungsenzyme ausgleichen. Ein absoluter Insulin-Mangel wird durch eine gezielte Insulin-Gabe individuell ausgeglichen. Aber auch zur Wundheilung und bei chronischen Erkrankungen können therapeutisch gezielte Enzym-Gaben das Gesamtbehandlungskonzept wirkungsvoll erweitern.

Die dritte Säule: begleitender Einsatz von Pflanzen mit Enzymen, Hormonen, Wirk- und Heilstoffen

Pflanzliche Enzyme, Hormone, Wirk- und Heilstoffe aus Gewürzen, Kräutern und Heilpflanzen sorgen durch eine Anregung der körpereigenen Produktion von Enzymen, Hormonen und Super-Hormonen für einen verbesserten Stoffwechsel und den Erhalt zahlreicher Körperfunktionen, besonders im Alter.

Beispiel für die dritte Säule:

Verdauungsstörungen können auch durch einen bewußten Einsatz von Gewürzen, Kräutern und Heilpflanzen zur Stimulierung der Produktion körpereigener Enzyme und deren verbesserter Freisetzung, entsprechend dem momentanen Bedarf, gemildert oder sogar verhindert werden.

Die vierte Säule: Ernährungstherapie des Zellmilieus (Drittel-Diät)

Die vierte Säule des Quadro-Prinzips der Zell-Milieu-Medizin ist die Ernährungstherapie des Zellmilieus. Sie ermöglicht die Grundversorgung des Menschen mit Nährstoffen (Vitaminen, Mineralstoffen, Spurenelementen, Fett- und Aminosäuren) sowie auch die Grundversorgung an pflanzlichen und tierischen Enzymen, Wirk- und Heilstoffen durch vollwertige Ernährung mit der Drittel-Diät. Diese kann jeder Leser optimal anhand der folgenden Kapitel für seine Gesundheit und für eine Lebensverlängerung mit voller Lebensqualität einsetzen.

Kapitel II Gesund alt werden – am Alter, nicht an Krankheit sterben

Das Bundesamt für Statistik weist aus: 99 von 100 Menschen sterben in Deutschland an Krankheiten vor Erreichen ihres biologischen Lebensalters, d.h. unsere Chancen, an natürlicher Altersschwäche zu sterben, stehen 1:100. Die hauptsächlichen Todesursachen sind Herz- und Gefäßkrankheiten, Diabetes und Krebs. Dabei gehört unser medizinisches Versorgungssystem zu den besten der Welt. Warum also sterben wir trotz aller Medizin an Krankheiten? Diese Frage bewegt zur Zeit weltweit viele Forscherteams.
Wissenschaftler der Geron Company in Kalifornien fanden heraus, daß Schäden an Chromosomen, in denen die lebenssteuernden Gene des Organismus lagern, in erster Linie dafür verantwortlich sind, daß die Körperzellen altern. Die Enden der Chromosomen, den Trägern unserer Erbsubstanz, werden von sogenannten Telomeren geschützt - etwa wie Plastikhülsen die Enden von Schuhbändern schützen.
Diese Telomere bestehen überwiegend aus Aminosäuren. Mit jeder Zellteilung verkürzen sich die Telomere, womit auch deren Schutzwirkung für die Chromosomen abnimmt. Die Anzahl der Zellteilungen und somit die Erneuerung verbrauchter Körperzellen ist direkt abhängig von der Länge der Telomere - je länger also die Telomere sind, desto länger können wir leben.
Diese Telomere werden durch komplizierte Stoffwechselprozesse in den Zellen gebildet. Dafür ist es notwendig, daß die einzelnen Bausteine zur Bildung und zum Schutz dieser Telomere in ausreichenden Mengen vorhanden sind. Bei Mangelzuständen verkürzen sich die Telomere, wodurch sich also die verbleibende Lebenserwartung verkürzt. In der Folge entstehen auch schadhafte Gene, die als Verursacher von schweren Erkrankungen, wie z.B. Krebs, Herz- und Nierenerkrankungen angesehen werden. Allein ein ausreichender Schutz der Telomere führt dazu, daß viele Menschen in gesundheitlich gutem Zustand ein hohes Alter erreichen und somit ihre biologische Lebensuhr ungestört und verlangsamt abläuft.

Überhaupt zeigt sich bei sehr vielen Erkrankungen, daß die Störungen des Aminosäure-Stoffwechsels eine große Rolle bei der Entstehung von Krankheiten spielen. So schützt ein Polypeptid aus den Aminosäuren Alanin, Glutaminsäure, Lysin und Tyrosin die Nervenzellmembranen, insbesondere von Hirnzellen, vor Zerstörungen im Sinne der Multiplen Sklerose (MS). Ein künstliches Polypeptid aus diesen 4 Aminosäuren, das Copolymer 1, schützt, z.B. im Tierversuch, vor allergisch ausgelöster MS, vermutlich über die Aktivierung antigen-spezifischer Suppressor-T-Zellen.

Besondere Bedeutung kommt auch dem natürlichen Polypeptid Glutathion zu, das aus den Aminosäuren Glutaminsäure, Cystin und Glycin besteht. Glutathion repariert an Zellmembranen die durch Freie Radikale entstandenen Schäden mit Hilfe des Enzyms Glutathion-Peroxydase. Es ist auch besonders wichtig für die Entgiftung von Umweltgiften. Neuere Forschungen beweisen, daß Glutathion auch die Telomere und somit die Erbsubstanz (DNS) schützt, wodurch vorzeitiges Altern und die Entstehung zahlreicher Krankheiten verhindert werden. Krebspatienten weisen einen sehr deutlichen Mangel an Glutathion auf. Durch die therapeutische Gabe von Glutathion wird das Krebswachstum, besonders auch bei Brustkrebs, stark behindert.

Freie Radikale sind aktivierte, stark sauerstoffhaltige Substanzen, wie z.B. Peroxyde, Superoxyd, Wasserstoff-Peroxyd und Hydroxyl-Radikale. Diese Freien Radikale schädigen insbesondere die Zellmembranen sowie den Zellkern und die DNS. Derart geschädigte Zellen sterben entweder ab oder degenerieren vorzeitig und führen somit zu degenerativen Erkrankungen, wie z.B. Arthrosen, Rheuma, Krebs, Grauer Star etc. Letztlich altern die Körperzellen insbesondere als Folge der Freien Radikale. Die sogenannten Antioxydantien fangen diese Freien Radikale ab. Dies sind insbesondere die Vitamine A, C und E sowie das Provitamin Beta-Carotin, die Spurenelemente Selen, Kupfer und Zink, die mehrfach-ungesättigten Fettsäuren, die Aminosäuren Methionin, Glutathion, Cystin und Glycin, im weiteren Sinne auch Eisen, Mangan und die Vitamine B2 und B3.

Antioxidativ wirken auch viele pflanzliche Enzyme, Hormone, Wirk- und Heilstoffe, wie Sie in den folgenden Kapiteln noch erfahren werden.
In zahlreichen Studien wurden die zellschützenden Wirkungen der Antioxydantien auch bei Krebs belegt, wie z.B. in der Lenxian-Studie, der ATBC-Studie und vielen anderen Studien mehr. Beeindrukkende Erfolge zur Primär- und Sekundärvorbeugung mit diesen Nährstoffen liegen z.B. vor bei der coronaren Herzerkrankung, Arteriosklerose, Diabetes mellitus, Rheumaerkrankungen, Katarakt, Krebs etc. Auch das Abwehrsystem (Immunsystem) wird durch die Antioxidantien geschützt. Ähnlich wie beim Rosten von Eisen greifen freie Sauerstoffatome, die wir beim Atmen aufnehmen, Zellen an und können sie schädigen. Sie entstehen vermehrt auch bei Hochleistungen des Körpers und der Hirnzellen sowie bei erhöhten psychischen Belastungen und übermäßigem Streß. Umweltverschmutzungen, Abgase, Medikamente, Drogen und auch Genußgifte erhöhen die Zahl der Freien Radikale, die im natürlichen Stoffwechsel ohnehin im Körper entstehen. Die Antioxidantien sind sozusagen biologische „Rostschutzmittel". Dr. John Weißgruber, von der American Health Foundation, hat den Zusammenhang von Antioxidantien und krebserregenden Stoffen beschrieben.
Studien von Pelton/Williams konnten bereits 1958 nachweisen, daß ausreichend Vitamin B5 (Pantothensäure) die Lebenserwartung von Tieren im Experiment um 20% erhöht. Prof. Schwartz stellte bei Versuchstieren 1982 fest, daß das Super-Hormon DHEA (Dehydroepiandrosteron) die Lebensspanne um 50 % steigert und Okino zeigte, daß Antioxidantien das Leben von Tieren sogar um 70% verlängern. Ähnliche optimistische Erwartungen gelten auch für den Menschen. Das Fazit aller bisherigen Studien besagt: Der Mensch ist so gesund wie die Summe seiner Zellen und deren Stoffwechsel. Krankheiten entstehen auf der Ebene der Körperzellen letztlich durch Stoffwechselstörungen; denn alle Leistungen, wie Energiebereitung, Zellteilung, Zellerneuerung, Reparaturprozesse, Entgiftung etc. sind Ergebnisse von Stoffwechselprozessen. Für diese biochemischen

Prozesse benötigen die Zellen harmonische Mengen an Bausteinen (Vitamine, Mineralstoffe, Spurenelemente, Fettsäuren, Aminosäuren, Wasser, Kohlehydrate und Sauerstoff), d.h. sowohl Mängel als auch schädliche Überdosierungen durch ungezielte Einnahme von Nährstoffen müssen vermieden werden. Die qualitativen und quantitativen Bestandteile an Nährstoffen in den Körperzellen bestimmen das Zellmilieu, von dem wiederum die Stoffwechselkaskaden abhängig sind. Schwerwiegende und langfristige Störungen des Zellmilieus führen über Funktionsstörungen zu ernsthaften Erkrankungen und schließlich zum vorzeitigen Tod. Zwar ißt der Bundesbürger im Durchschnitt zuviel, aber nicht ausreichend gut. Zu vermehrtem Nährstoffverbrauch führen Hochleistungen in Haushalt, Beruf und Sport sowie Streß, Kummer und die vermehrten Entgiftungsanforderungen durch Genuß- und Umweltgifte.
Ältere Menschen essen weniger und verwerten leider Nährstoffe schlechter als junge Menschen, obwohl sie Nährstoffe wegen eines verminderten Wirkungsgrades ihres Stoffwechsels und vermehrter Reparaturprozesse tatsächlich in höherem Maße benötigen. Die Folge ist: Mit zunehmendem Alter haben wir besonders große Mängel an Aminosäuren, Antioxydantien, B-Vitaminen und Spurenelementen mit der Folge verminderter Produktion von Enzymen, Hormonen und Super-Hormonen. Folgen sind, außer den o.a. Zivilisationskrankheiten, insbesondere auch Alterssyndrome, wie Altersschwachsinn, Depression, Verwirrtheitszustände, Durchblutungsstörungen und zunehmende psychophysische Pflegebedürftigkeit. Mit den Lebensjahren summieren sich auch die Mengen der eingelagerten Umweltgifte und somit deren Folgen. Daher sind so viele alte Menschen chronisch krank. Bei Ausgleich der Mangelzustände mit der ersten Säule des Quadro-Prinzips der Zell-Milieu-Medizin, der ZMM, heilen selbst schwerste Krankheitsbilder sehr häufig oder werden zumindest entscheidend gebessert. In Verbindung mit den drei weiteren Säulen des Quadro-Prinzips kommt es zu weitgehender Entgiftung und sehr guter Rehabilitation sowohl der psychischen Verhaltensweisen als auch der körperlichen Pflegebedürftigkeit.

Gesunde Zellen funktionieren solange nach einem physiologischen (= normalen) Reaktionsmuster des Stoffwechsels, bis die individuelle Lebensuhr genetisch bedingt abgelaufen ist. Nach neuesten Erkenntnissen müßte der Mensch eigentlich etwa 120 Jahre alt werden - und ein vorzeitiges Sterben an Krankheit ist mit einem ausgeglichenen Stoffwechsel vermeidbar.

Kapitel III Altern und Krankheit jetzt mit dem Quadro-Prinzip der Zell-Milieu-Medizin stoppen!

Zunächst stellt sich die Frage: Was ist Krankheit und was ist Alter? Mit der Lupe betrachtet, ist **Krankheit** auf der Ebene der Zelle eine Störung von Stoffwechselprozessen, die zu Einbußen der optimalen Produktion von Energie führt. Dadurch folgen Störungen von Entgiftungs- und Umbauprozessen, Behinderung von Reparaturprozessen bis hin zu degenerativen Umbauprozessen der Körperstrukturen.

Altern bedeutet, daß die Funktionsmöglichkeiten und das Reaktionspotential von Zellen und Organsystemen in ihrer Gesamtleistung abnehmen. Wir sind um so älter, je weiter wir uns von dem optimalen Stoffwechselpotential entfernen, welches wir als gesunder Mensch im jugendlichen Alter besaßen.

Das heißt: Altern bedeutet eine zunehmende Verschlechterung eines zunächst optimalen Stoffwechsels.

Ursachen dafür können sein: Mangelzustände an den Bausteinen, wie Vitamine, Mineralstoffe, Spurenelemente, Fettsäuren, Aminosäuren, Zucker und Wasser. Eine mangelhafte Grundversorgung der Körperzellen führt zu Einbußen der Eigenproduktion von Enzymen, Hormonen und Super-Hormonen. Diese Mängel wiederum vermindern die Stoffwechselmöglichkeiten jeder einzelnen Körperzelle.

Eine weitere Ursache für vorzeitiges Altern sind Mängel an der Zufuhr pflanzlicher Enzyme und Wirkstoffe, die jede einzelne Körperzelle in ihren ungeheuer komplizierten Stoffwechselleistungen unterstützen - denn wie bereits in der Einleitung beschrieben, finden in jeder einzelnen unserer ca. 70 Billionen Körperzellen in jeder Sekunde unseres Lebens mehr als 360.000 Stoffwechselprozesse statt. Jede Einschränkung dieser ungeheuren Zahl von Stoffwechselprozessen ist zunächst eine Minderung der Lebensqualität und somit in letzter Konsequenz der Beginn vorzeitigen Alterns.

Altern bedeutet also weniger Potential an Stoffwechselaktivität und damit eine Minderung der Stoffwechselleistungen mit einem Verlust der Gesamtaktivität aller Körperzellen mit den Folgen:

- weniger Bereitung von Energie
- Minderung der Auf- und Umbauprozesse
- unvollständige Reparaturvorgänge an den Körperzellen
- verminderte Anzahl der Zellerneuerung
- Minderung der verfügbaren Anzahl an Zellteilungen durch Verkürzung der Telomere
- Degeneration oder gar Absterben von Körperzellen
- Verminderung von Organfunktionen
- Minderung der Steuerungsprozesse seitens der Hirn- und Nervenzellen
- Minderung der Produktion von Transport-Enzymen für den Bausteinetransport in die Körperzellen
- verminderte Produktion von Nervenbotenstoffen, Enzymen, Hormonen und Super-Hormonen

Diese Abnahme der Stoffwechselmöglichkeiten und somit der Alterungsprozeß beginnt spätestens mit dem Erwachsenwerden um das 21. Lebensjahr herum. Beschleunigt wird das vorzeitige Altern also durch:

- nicht ausbalancierte oder gar mangelhafte Ernährung
- übermäßigen Streß, bei dem mehr Energie pro Tag im Schnitt ausgegeben als produziert wird
- Genußgifte, Medikamente und Drogen
- zu intensives UV-Licht und Bestrahlungen, wie Röntgen
- Smog und Umweltgifte
- zu wenig Bewegung, Muße, Schlaf

Auch wenn unser Immunsystem nicht ausreichend mit Nährstoffen, pflanzlichen Enzymen, Wirk- und Heilstoffen versorgt wird, kann es den eigentlich immerwährenden Kampf gegen Bakterien, Viren und Pilze nicht erfolgreich bestehen, so daß es zu akuten oder gar chronischen Entzündungen kommt. Schwächen des Immunsystems führen auch zu Autoimmunerkrankungen, zu denen Allergien, Heuschnupfen, allergisches Asthma, Rheuma, chronische Darmentzündungen bis hin zur Multiplen Sklerose und Alzheimer-Erkrankung zählen. Altern bedeutet auf der Ebene der Zelle also Verlust des harmonischen Gleichgewichts aller Stoffwechselprozesse.

Der Alterungsprozeß und das Entstehen von Krankheiten werden wesentlich auch zurückgeführt auf vermehrte Freie Radikale (hochaktive, sauerstoffhaltige Substanzen), die Zellstrukturen, die Erbsubstanz und die Telomere zerstören (siehe Kapitel II).

Wie aber lassen sich Gesundheit und ein langes vitales Leben voller aktiver, fröhlicher Lebensqualität erreichen?

Seit Jahrzehnten wurde den Menschen auch von den Pharmafirmen, zum Teil auch von vielen Ärzten vermittelt, daß die Gesundheit eines Menschen und der Erhalt des Lebens durch Pharmaka erzielt wird. In Wirklichkeit hat jeder die Chance, sich selbst gesund zu halten. Jede einzelne Körperzelle ist von der Natur aus darauf programmiert alles für das Leben, die Energiebereitung, Entschlackung und Entgiftung, Zellteilung und Zellreparaturmechanismen selber zu leisten, wenn wir ihnen nur die notwendigen Bausteine aus der Natur zur Verfügung stellen. Dazu zählen insbesondere alle Nährstoffe sowie pflanzliche Enzyme, Hormone, Wirk- und Heilstoffe. Fast alle diese wichtigen Stoffe werden uns in reichhaltigsten Kombinationen von über 300.000 verschiedenen Landpflanzen geschenkt. Hinzukommen noch nicht gezählte Unterwasserpflanzen, von denen bisher einige wenige Seetang- und Algenarten Zugang zur Vollwerternährung und Naturheilkunde gefunden haben.

Auch diese Pflanzen müssen sich im täglichen Kampf gegen Bakterien, Viren, Pilze und Krebszellen schützen. Genau dafür haben sie pflanzliche Wirk- und Heilstoffe sowie Enzyme und Hormone gebildet, die auch dem Menschen helfen, seinen Überlebenskampf möglichst gesund bis zum Erreichen seines biologischen Alters von etwa 120 Jahren zu führen.

Wenn wir den natürlichen Schutzschild, z.B. einer starken Eiche, durch Bestrahlung zerstören - wie es leider bei Atombombenversuchen vorgekommen ist - so stirbt dieser Baum innerhalb von 24 Stunden,

weil sein gesamtes Abwehrsystem lahmgelegt wurde. Auch der Mensch steht in jeder Sekunde seines Lebens in so einem Überlebenskampf gegen Bakterien, Viren und Pilze.
Die Pflanzen haben in den mehreren hundert Millionen Jahren ihres einzigartigen Überlebenskampfes natürliche Stoffe entwickelt, die uns mit unserer pflanzlichen Nahrung täglich aus der Natur serviert werden. In frischem Obst, frischem Gemüse, Gewürzen, Kräutern und Heilpflanzen sind die meisten Enzyme und Überlebensbausteine enthalten. Wir sind nur noch gefordert, unser Bewußtsein für den reichgedeckten Gabentisch der Natur zu öffnen. Die Gesundheit und die Vorbereitung des Stoffwechsels für ein langes Leben hängen ab vom Wissen und von der Kreativität der Köchinnen und Köche. Das gilt aber nicht nur für Restaurants. Wichtig ist, was wir im Alltag überwiegend verzehren - und genau das entscheidet schließlich jeder selbst. Es geht nicht allein darum, daß wir satt werden, unser Hungergefühl stillen und genußvoll unseren Gaumen kitzeln, sondern für unseren täglichen Schwung und unsere Fitness zählt letztlich, wieviel Nährstoffe wir in möglichst harmonischer Kombination aufnehmen und welche Hilfe wir unserem Körper durch Enzyme und heilende Stoffe, insbesondere aus Obst, Gemüse, Gewürzen, Kräutern und Heilpflanzen sowie ein wenig auch aus Fisch, Milchprodukten, Eiern und hin und wieder etwas Fleisch, anbieten.
Inzwischen sind zwar die meisten Vitamine, Mineralstoffe, Spurenelemente, Fett- und Aminosäuren bekannt, aber Wissenschaftler entdecken immer neue pflanzliche Enzyme und heilende Wirkstoffe. Legt man die Pflanzenvielfalt zugrunde, errechnen sich mindestens 25 Millionen verschiedene pflanzliche Wirkstoffe, die wie ein riesiges Orchester, je nach Kombination des Speiseplanes, unterschiedlichste Funktionen unseres Körpers unterstützen und ihm dadurch helfen, gesund zu bleiben oder zu werden, bis ins hohe Alter.
Dieses ungeheuer komplexe Wissen wächst von Jahr zu Jahr. Genau deswegen stellt das Quadro-Prinzip der Zell-Milieu-Medizin ein dynamisches Diagnose- und Therapieprinzip dar und integriert das Wissen zahlloser Wissenschaftler.

Deshalb gilt mein Dank sehr vielen Wissenschaftlern und Ärzten aus aller Welt, die ich hier nicht alle aufführen kann. Sie haben hervorragende Erkenntnisse für die Entwicklung des Quadro-Prinzips der Zell-Milieu-Medizin beigetragen, die sehr viel Wissen und Erfahrungen aus der Medizin, Biochemie, Physiologie, Pharmakologie, Biologie sowie Naturheilkunde etc. beinhaltet. In meiner Heimatstadt Hamburg danke ich insbesondere dem Biochemiker Prof. Angelos Sagredos und dem Internisten Dr. H.J. von Leitner, die mit wesentlichen grundlegenden Arbeiten an der Entwicklung des Bereiches ZMM beteiligt sind.
Allein das Forschungsgebiet der Hormone und Super-Hormone ist zur Zeit in einer rasanten Entwicklungsphase. Dabei wird es in den letzten 5 Jahren von der Dynamik der Erkenntnisse über pflanzliche Wirkstoffe, insbesondere auch zur Vorbeugung gegen Krankheiten und vorzeitige Alterungsprozesse, fast noch überholt. Nicht zuletzt erleben Medikamente auf Pflanzenbasis weltweit eine unglaubliche Renaissance. Gerade dem botanischen Wissen und der Erfahrungsheilkunde vieler Naturvölker und naturheilkundlichen historischen Überlieferungen wird seit einigen Jahren auch von Pharmakaherstellern enorme Beachtung geschenkt.
Besonders wichtig ist auch die Entdeckung, daß frisches Obst und frisches Gemüse sowie Kräuter und Gewürze nicht nur sehr viele Nährstoffe enthalten, sondern auch hochpotente Enzyme, Wirk- und Heilstoffe. Diese unterstützen nicht nur den menschlichen Stoffwechsel bei seinen körperlichen Funktionen, sondern leisten darüber hinaus hervorragende Dienste in der Vorbeugung und Bekämpfung von Krankheiten und verhindern auch vorzeitiges Altern und den Verlust der Gesundheit.
In zahlreichen Studien konnte gezeigt werden, daß ein gezielter Einsatz von Nähr-, Wirk- und Heilstoffen, sowie insbesondere pflanzlichen und z.T. auch tierischen Enzymen und Hormonen, Erkrankungen von A bis Z, von Allergien bis Zuckerkrankheit, vorbeugen und sehr erfolgreich therapieren kann. Das gilt auch für die zunehmenden Zivilisationskrankheiten, z.B. des Immunsystems, Herz-Kreislauf-

systems, Grauen Stars und Krebserkrankungen.
Selbst chronische Erkrankungen, wie Rheuma, Asthma und Neurodermitis zeigen hervorragende Therapieergebnisse. Nichts hält Ihre Zellen letztlich jünger als ein ausgeglichenes Zellmilieu. Die Basis dafür sind Nährstoffe, Enzyme, Hormone, Wirk- und Heilstoffe aus frischen Früchten, Getreide und frischem Gemüse, Gewürzen, Kräutern und Heilpflanzen sowie ein wenig Ei, Milchprodukte, Fleisch und Fisch. Die harmonische Komposition aus wertvollen Bausteinen ist das kraftvolle Mittel gegen frühzeitiges Altern und den Verlust an Lebensqualität und Energie.
Wenn wir uns vor der Zerstörung von Zellstrukturen und der Verschlechterung unseres Reparatur-, Energie- und Entgiftungs-Stoffwechsels schützen wollen, hilft uns das Quadro-Prinzip der Zell-Milieu-Medizin. Spätestens, wenn wir bereits krank sind, brauchen wir eine individuell gezielte Nährstofftherapie mit zusätzlichen Nährstoffen, entsprechend dem tatsächlichen Bedarf bei einem Krankheitszustand, nach dem Diagnose- und Therapiekonzept der ZMM. Dazu zählt auch die zusätzliche therapeutische Gabe von Enzymen, Hormonen und Super-Hormonen.
Mit Hilfe der Bausteine aus der Natur können wir die körpereigene Produktion unserer Enzyme, Hormone und der Super-Hormone Melatonin, DHEA, Geschlechts- und Stoffwechsel-Hormone auf natürliche Art und Weise steigern. Durch den Einsatz von pflanzlichen und tierischen Enzymen und Wirk- und Heilstoffen können wir unseren Zell-Stoffwechsel gezielt stimulieren und normalisieren. Mit der Drittel-Diät hat jeder die Chance auf eine ausgewogene Ernährung, die die Basis eines gesunden Zellmilieus und somit eines normalen Stoffwechsels für etwa 120 Jahre ist.

Kapitel IV Das Diagnose- und Therapiekonzept der Zell-Milieu-Medizin (ZMM)

Der therapeutische Anteil des Quadro-Prinzips der Zell-Milieu-Medizin ist das **Diagnose- und Therapiekonzept der Zell-Milieu-Medizin**, kurz **ZMM** genannt. Die ZMM stellt eine neue Dimension in der Medizin dar, weil sie das Zellgeschehen wie mit einer „biochemischen Lupe" betrachtet, den individuellen Bedarf an Bausteinen bei Krankheiten bestimmt und Nährstoffe gezielt in individuellen Dosierungen, entsprechend dem tatsächlichen Krankheitsgeschehen, als Therapeutika einsetzt und somit den Stoffwechsel optimiert.
Wie bereits in den vorherigen Kapiteln ausgeführt, bestimmen die tatsächlich vorhandenen Mengen an den einzelnen Bausteinen und deren Mengenverhältnisse zueinander, also die quantitative und qualitative Zusammensetzung der Körperzellen an Nährstoffen, das Zellmilieu und somit die Stoffwechselmöglichkeiten für alle Vorgänge im menschlichen Körper. Die Mineralstoffe, Spurenelemente, Vitamine, Fettsäuren, Aminosäuren, Zucker und Wasser sind also die „Bausteine" des Zell-Stoffwechsels. Ein pathologisches Zellmilieu - also ein längerfristiger Mangel an Bausteinen - führt zunächst über Funktionsstörungen, mit der Zeit bis zu chronisch degenerativen Erkrankungen und vorzeitigen Alterungsprozessen.

Das **Diagnosekonzept der ZMM** beinhaltet

1. eine genaue ärztliche Untersuchung und klare Diagnose der Erkrankung;
2. eine individuelle Analyse oder statistische Berechnung der fehlenden Bausteine eines Menschen für seine Grundversorgung.

Sowohl zur Vorbeugung als insbesondere auch in Krankheitsfällen, können dafür die Bausteine qualitativ und quantitativ mit speziellen Labormethoden in den Erythrozyten (rote Blutkörperchen), sowie bei Bedarf auch im Serum, bestimmt werden. Daraus lassen sich gesicherte Rückschlüsse auf die Grundversorgung aller Körperzellen mit Bausteinen ziehen.

Unter dem **Therapie-Konzept der ZMM** versteht man

- die Wiederherstellung eines physiologischen Zellmilieus und somit physiologischen Stoffwechsels bei Erkrankungen;
- eine individuell gezielte Dosierung der Bausteine nach dem tatsächlichen Bedarf eines Patienten, entsprechend seinem Krankheitsbild.

Die ZMM als Therapieverfahren des pathologischen Stoffwechsels führt zu nachweisbarer Zellregeneration und weitreichenden Heilungsschritten bei diversen Erkrankungen. Die ZMM ist auch eine besonders erfolgreiche, gezielte Vorbeugung gegen Krankheiten und verhindert vorzeitiges Altern. Ihre präzise Stoffwechselnormalisierung heilt auch hervorragend Schäden an Körperstrukturen, die als eigentlicher Alterungsprozeß anzusehen sind. Genau deswegen ist die ZMM eine der wirksamsten Waffen im Kampf für ein langes vitales Leben voll jugendlicher Lebensqualität zur Erreichung einer glücklichen Lebensspanne von 120 Jahren oder sogar mehr.

Wichtig ist: Das Krankheitsbild eines jeden Menschen zeigt einen individuellen Verbrauch an Bausteinen. Daher muß auch individuell therapiert werden. Ungezielte Gaben der Bausteine schaden mehr als daß sie nützen. Überschüsse werden nicht einfach ausgeschieden, da sich einige Nährstoffe in den Zellen anreichern. Diese behindern dann die Aufnahme anderer Bausteine und vergrößern die Schäden sogar noch.

Auch bei schwersten Krankheiten wurden in klinischen Studien gute Therapieerfolge mit der ZMM bestätigt. So konnten Privat-Dozent Dr. Bodo Kuklinski, Rostock, und Mitarbeiter in mehreren Studien nachweisen, daß z.B. akute, schwere Lebererkrankungen (deren Sterblichkeit mit alleiniger konventioneller Therapie bei ca. 40 % liegt) mit Hilfe der Therapie-Kriterien der ZMM auf 6 % Sterblichkeitsrate reduziert werden. Bei akuten Bauchspeicheldrüsen-Entzündungen konnte die ca. 35 %-ige Sterblichkeit (bei alleiniger konventioneller Therapie) mit der ZMM auf unter 5 % gesenkt werden.

Mit der ZMM werden auch Stoffwechselgifte und Umweltgifte von den Körperzellen besser unschädlich gemacht und über Leber, Niere und Haut besser ausgeschieden.
Die Behandlung vieler Krankheiten mit der ZMM wird in meinem Buch ZELL-FIT, Herbig-Gesundheits-Ratgeber, ausführlich beschrieben und hier nicht wiederholt. Als neue Beispiele seien hier Allergien und Depressionen kurz aufgeführt:
Die Allergien sind heute sehr im Vormarsch.
Allergien sind Überreaktionen eines Teiles des Abwehrsystems (Immunsystems). Das Immunsystem hat drei große Hauptgruppen: das IGG-, IGM- und IGE-Abwehrsystem. Bei Schwäche des IGM und/oder des IGG-Systems versucht das IGE-System diese Schwächen zu kompensieren und reagiert dabei über, d.h. dieses System bekämpft Pollen oder Nahrungseiweiße, eventuell auch Antibiotika und sogar Kosmetika, weil es diese als Fremdstoffe ansieht und in einem unnötigen, verzweifelten Abwehrkampf bekämpft. Es reagiert also eigentlich übertrieben und dennoch erfolglos. Es kämpft praktisch wie Don Quichotte vergeblich gegen eine Windmühle an. Ursachen für diese Schwächen des Abwehrsystems sind sehr häufig extreme Mangelprofile an ganz bestimmten Bausteinen des Stoffwechsels, wie z.B. Nährstoffe, Enzyme, Hormone und Super-Hormone. Diese Mängel können bereits bedingt sein sowohl durch Mängel der Mutter während der Schwangerschaft als auch durch einseitige Ernährung und insbesondere durch zunehmende Umweltbelastung. Da der Körper ständig versuchen muß, diese Umweltgifte zu entgiften und zu entsorgen, verbraucht der Körper an bestimmten Stoffen extrem viel, wodurch diese Mängel eintreten. Allein dadurch ist eine Zunahme der Allergien bei Kindern zwischen 3 und 5 Jahren in den letzten 5 Jahren um das Dreifache eingetreten. Die erste Säule des Quadro-Prinzips der Zell-Milieu-Medizin, das Diagnose- und Therapiekonzept der ZMM, zeigt bei Allergien sehr gute Therapieergebnisse. Die zweite Säule, der gezielte therapeutische Einsatz von Enzymen, Hormonen und Super-Hormonen erweitert die Therapiemöglichkeiten erheblich. Heilungsverstärkend sowie vor-

beugend und lindernd wirken die dritte und vierte Säule des Quadro-Prinzips. Immer mehr Menschen leiden heute unter Depressionen, sehen ihr Leben grau und schwer, obwohl es uns doch als Volk nie besser gegangen ist. Woran liegt das?
Viele Menschen sehen ihre Stimmungsschwankungen, Antriebsschwäche oder gar Depressionen als Schicksal an, als Altersfolge oder gar als Charakterschwäche und nehmen dieses ohnmächtig hin. Doch trotz Psychotherapie und Psychopharmaka lassen sich Depressionen nicht ausreichend beeinflussen. Grundsätzlich kann man sagen, daß Stimmungsstörungen auf komplexe Mangelprofile an Nährstoffen, Enzymen, Hormonen und Super-Hormonen zurückzuführen sind. Wenn allein schon das Vitamin Niacin fehlt, kommt es, entsprechend der Schwere des Mangels, zu Stimmungschwankungen. Besonders wichtig sind auch die neurotrophen (= nervenernährenden) Vitamine, also die fettlöslichen Vitamine A und E, für die Nervenzellmembran sowie der gesamte Vitamin B-Komplex.
Insbesondere sind auch viele Aminosäuren notwendig für ein ausgeglichenes Lebensgefühl, da aus den Aminosäuren die sogenannten Nervenbotenstoffe (Neurotransmitter) gebildet werden. Diese Botenstoffe sorgen für den Informationsfluß innerhalb der Hirnzellen, wovon auch die Stimmungslage abhängig ist. Als besonders wichtige Aminosäuren haben sich dabei Phenylalanin, Tyrosin und Methionin herausgestellt. Besonders erschwerend ist für Depressive die Tatsache, daß antidepressive Medikamente ebenfalls zu einem erhöhten Verbrauch an gerade diesen nervenwichtigen Nährstoffen führen, indem diese Medikamente entgiftet und entsorgt werden müssen. Genau hierdurch beginnt ein Teufelskreis, weil Betroffene Psychopharmaka einnehmen, um etwas gegen ihre Depressionen zu tun und eben dadurch immer mehr an den nervenwichtigen Nährstoffen verarmen. Ohne die entscheidenden Regulationsstoffe der Hirn- und Nervenzellen, den Nervenbotenstoffen, Enzymen, Hormonen und insbesondere Super-Hormonen, wird die gesamte Aktivität und Leistungsfähigkeit der Hirn- und Nervenzellen gedrosselt. Die depressiven Kranken sind antriebslos, ohne Schwung und Lebensfreude.

Sie leiden unter Stimmungsschwankungen bis hin zu schweren Depressionen oder gar, besonders im Alter, unter Verwirrtheitszuständen. Nach individuellem Ausgleich der fehlenden Stoffe im Nervensystem mit der ersten Säule des Quadro-Prinzips der Zell-Milieu-Medizin, der ZMM, heilen selbst schwere Krankheitsbilder sehr häufig. In Verbindung mit den übrigen drei Säulen des Quadro-Prinzips kommt es zu erstaunlicher Regeneration - man kann wieder frisch, fröhlich und vital werden wie in jungen Jahren und das Potential der vollen Lebensqualität für viele weitere Jahre genießen.

Kapitel V Die Revolution der Super-Hormone für die Lebensverlängerung

Neueste Forschungen machen die **Revolution** der Möglichkeiten einer Lebensverlängerung perfekt: „Wir sind so jung wie unser Spiegel an unseren körpereigenen Hormonen und Super-Hormonen". Die **Sensation**, die unserem Leben viele vitale und gesunde Jahre schenkt, ist aber die Entdeckung, daß wir mit dem Quadro-Prinzip der Zell-Milieu-Medizin dem Körper helfen, die Hormone und Super-Hormone vermehrt selbst zu produzieren.

Hormone und Super-Hormone sind Regulationsstoffe für den Körper-Stoffwechsel. Sie wirken in kleinen Mengen. Als **körpereigene Hormone** werden sie vom Organismus selbst produziert. Dies ist einer der wichtigsten Unterschiede gegenüber den Vitaminen, die meist gleichfalls in kleinster Menge wirken, aber von außen mit der Nahrung zugeführt werden müssen. Hormone und Super-Hormone ermöglichen auch eine Leistungsanpassung des Organismus bei erhöhten Belastungen und sorgen gleichzeitig für die Einhaltung einer harmonischen Balance des Stoffwechsels aller Körperzellen. Es gibt sehr viele verschiedene Hormone, wie zum Beispiel Gewebs-Hormone, Zell-Hormone und Wachstums-Hormone. Die auf den gesamten Organismus besonders stark wirkenden Hormone werden neuerdings auch Super-Hormone genannt.

Mängel an Hormonen und Super-Hormonen verschlechtern das Zellmilieu und somit den Stoffwechsel jeder Körperzelle - und genau das beschleunigt den Alterungsprozeß und begünstigt das Entstehen von Krankheiten.

Da die Spiegel an diesen Wunderstoffen mit zunehmendem Alter immer rapider sinken, ermöglicht es die gezielte Steigerung der Eigenproduktion von Hormonen und Super-Hormonen, den Alterungsprozeß zu verlangsamen und die Gesundheit zu erhalten. In diesem Kapitel erfahren Sie wesentliche Schritte zur Verwirklichung des Traumes eines langen, vitalen und gesunden Lebens voller jugendlicher Lebensqualität.

Die körpereigenen Hormone kann man ihrer chemischen Natur nach in 3 Gruppen einteilen:

1. **Steroid-Hormone**, wie die Nebennierenrinden-Hormone (Corticosteroide), die weiblichen Hormone Progesteron und Oestradiol sowie das männliche Hormon Testosteron. Progesteron ist gleichzeitig die Vorstufe der Nebennierenrinden-Hormone (Corticoide). Die Nebennierenrinden-Hormone werden im Organismus aus Cholesterin gebildet. Wenn man sich die chemischen Formeln von Cholesterin, Nebennierenrinden- und Geschlechts-Hormonen anschaut, haben sie eine fast identische Grundstruktur mit nur wenigen Veränderungen der Grundformel und Seitenketten. Vom Cholesterin leitet sich auch das Super-Hormon DHEA ab.
2. Die zweite Hormongruppe bilden die **Aminosäuren-Hormone.** Sie leiten sich von den Aminosäuren (Eiweißbausteinen) ab, wie z.B. das Trijodthyronin und Thyroxin der Schilddrüse, das Adrenalin des Nebennierenmarks, das Noradrenalin und das Melatonin aus der Zirbeldrüse. Die Hormone des Nebennierenmarks werden aus der besonders wichtigen Aminosäure Tyrosin gebildet. Tyrosin ist auch notwendig zur Bildung der Schilddrüsen-Hormone sowie der Neurotransmitter (Botenstoffe im Hirn-Stoffwechsel), des Hämoglobins (roter Farbstoff der Blutzellen) und für viele weitere komplizierte Enzyme (siehe unter Aminosäuren: Tyrosin). In diese Gruppe gehören auch die sogenannten Streß-Hormone (Katecholamine), die bei Streß vermehrt ausgeschüttet werden.
3. Zu der Gruppe der **Peptid- und Proteo-Hormone** gehören das Parat-Hormon der Nebenschilddrüse (für den Calcium- und Phosphor-Stoffwechsel sehr wichtig), Thyrocalcetonin (ein weiteres Schilddrüsen-Hormon) sowie das Insulin der Bauchspeicheldrüse für die Senkung des Blutzuckers, bzw. genaugenommen für die Einschleusung des Zuckers in die Körperzellen. Bei Insulin-Mangel entsteht die Blutzuckerkrankheit Diabetes. In diese Gruppe gehören noch zahlreiche Hormone für die Steuerung der verschiedensten Organe und Organsysteme, wie Glukagon, Neuro- und Gewebs-Hormone.

Dieser kleine Exkurs in die Biochemie ist wichtig, um darzustellen, daß letztlich zur Vorbeugung vorzeitigen Alterns und gegen Krankheiten nicht die Gabe dieser Hormone in erster Linie sinnvoll ist, sondern vielmehr, daß jeder Mensch seinen Körperzellen die Bausteine für die Bildung dieser Hormone und Super-Hormone in harmonischen Mengen zuführt. Genau dies ist der Ansatz der modernen Zell-Milieu-Medizin, mit der es möglich ist, dafür zu sorgen, daß jeder einzelne von uns, seinem persönlichen Stoffwechsel entsprechend, die notwendigen Mengen an Nährstoffen zuführt.
Wie am Anfang des Kapitels gesagt, sind Hormone und Super-Hormone Regulationsstoffe für den Körper-Stoffwechsel. Interessanterweise haben auch Pflanzen Hormone zur Regulierung zahlreicher Funktionen. Bei den Pflanzen werden diese Stoffe Phyto-Hormone genannt. Besonders wichtig sind die Phyto-Hormone:

- **Auxin** (Abkömmling der Aminosäure Tryptophan) kommt in aktivierter Form besonders reichlich in Getreidekeimlingen vor
- **Gebberilline** werden in unreifen Samen und jungen Blättern gebildet, sie sind auch wichtig für die Auxin-Synthese
- **Cytokinine** werden in Pflanzen aus der Aminosäure Adenin synthetisiert, bei Pflanzen und auch beim Menschen fördern sie die Synthese von körpereigenem Eiweiß und der Erbsubstanz
- **Abscisine** werden besonders reichlich in alten Blättern synthetisiert, sie greifen steuernd in den Rhythmus der Zellalterung ein

Die nächstwichtige Gruppe von Pflanzenwirkstoffen, die auf den Zell-Stoffwechsel des Menschen und die Hormonbildung Einfluß nehmen, sind **Phytosterine**, wie z.B. die Sitosterine, die als Gemisch insbesondere in Roggen und Weizenkeimen sowie Kartoffeln und Baumwollsamen vorkommen. Desweiteren spielt eine Rolle das **Kampesterin** in Weizen- und Sojakeimen.
Eine ganze Reihe von Pflanzenwirkstoffen zur Anregung der Synthese

von Hormonen und Super-Hormonen finden sich auch in sehr vielen Obst- und Gemüsesorten und insbesondere auch in Gewürzen. Die Natur hat uns auch eine Vielzahl von Pflanzenwirkstoffen geschenkt, die als „biologische Apotheke“ bezeichnet werden können. Vom fachkundigen Therapeuten entsprechend kombiniert, wirken diese Stoffe wie Stimulatoren auf die körpereigene Hormon- und Super-Hormonproduktion. Viele dieser Pflanzen, von A wie Alraune bis Z wie Zaubernuß, wirken sehr stark und sind in hohen Dosierungen giftig, weshalb sie häufig in homöopathischen Verdünnungen eingesetzt werden. Soweit pflanzliche Wirk- und Heilstoffe als Medikamente anzusehen sind, und wenn Krankheiten oder bereits vorzeitige Alterungsprozesse eingetreten sind, sollte eine individuelle Therapie durch speziell ausgebildete Therapeuten stattfinden. Dann ist auch eine Bestimmung des individuellen Versorgungsgrades eines Menschen an Vitaminen, Mineralstoffen, Spurenelementen, Fett- und Aminosäuren angebracht. Auch die individuellen Spiegel der Hormone und Super-Hormone können bei Bedarf im Labor bestimmt werden.
Mit Hilfe der ersten und zweiten Säule des Quadro-Prinzips der Zell-Milieu-Medizin wird dann, entsprechend dem jeweiligen körperlichen Gesundheits- und Alterungszustand des erkrankten Menschen, individuell therapiert.

V. 1. Melatonin ist einer der Schlüssel für ein langes, vitales Leben

Das „Melatonin-Wunder“ kann das Leben verlängern und Gesundheit und Vitalität bis ins 120. Lebensjahr erhalten - behaupten viele Wissenschaftler, wie z.B. Dr. Walter Pierpaoli und Prof. William Regelson.
Gesichert sind die Erkenntnisse, daß die Aminosäureverbindung mit Hormonwirkung - genannt Melatonin - in der Zirbeldrüse (an der Schädelbasis) von Säugetieren und dem Menschen gebildet wird und generell für Biorhythmen zahlreicher Organfunktionen verantwortlich ist. Sie gilt daher auch als „Meisterdrüse“, die über das Funktionieren aller anderen Drüsen wacht und das Melatonin als Regler aller Regelsysteme, als biologische Uhr unseres Körpers. Genau deswegen gehört es auch zu den Super-Hormonen.
Der Melatonin-Spiegel ist während der Kindheit am höchsten und fällt mit zunehmendem Alter ab. Folgen dieser Abwärtsspirale nennt man „Altern“. Ab etwa Mitte Vierzig fängt die Körperuhr an, Zeichen von Schwäche zu zeigen mit dem Resultat, daß der fortschreitende Zerfall immer weiterer Körpersysteme nicht nur den Prozeß der Vergreisung einleitet, sondern auch zu zahlreichen Krankheiten, Invalidität und vorzeitigem Tode führt.
Altern wird als die „Krankheit schlechthin“ betrachtet und Melatonin als Garant eines langen, vitalen und gesunden Lebens, als Schlüssel, der die innere Uhr zurückstellt und den Zyklus „Alterung - Krankheit - Alterung“ durchbricht. Melatonin senkt erhöhtes Cholesterin und zu hohen Blutdruck und beugt somit Herzinfarkt und Schlaganfall vor. Wirksam ist es auch gegen Störungen der Wechseljahre bei Frauen und Männern und erhöht den Spaß an der Sexualität bis weit ins Greisenalter - und gerade der zunehmende Funktionsverlust immer weiterer Körperteile mit den Jahren ist Vergreisung. Dagegen ist Melatonin eine effektive Prävention und schenkt die Chance auf eine jugendlich vitale Lebensqualität, gepaart mit einem erstaunlichen Anstieg der Lebenserwartung.

Melatonin-Mangel führt z.B. zu Schlafstörungen und Jet-lag (Störungen der Biorhythmen nach Überfliegen mehrerer Zeitzonen) und erhöht die Risiken für erhöhtes Cholesterin und zu hohen Blutdruck und somit für Herzinfarkt und Schlaganfall. Es verstärkt auch Störungen der Wechseljahre bei Frauen und Männern und reguliert auch den Rhythmus der Zellreparatur- und Zellerneuerungsrate.
Auch wenn die Theorie der inneren „Altersuhr" und Ergebnisse der Melatoninwirkung auf das Immunsystem und die Antikrebswirkung zum Teil auf Tierversuchen beruhen, zeigen sich gute Therapieergebnisse, insbesondere bei Schlafstörungen, Schichtarbeit, Jet-lag und bei Brust- und Prostatakrebs.
Es steuert nicht nur die Funktionen zahlreicher Drüsen und deren Hormonbildung im Körper, es verbessert auch die Aufnahme von Vitaminen, Mineralstoffen, Spurenelementen, Aminosäuren, pflanzlichen Enzymen, Wirk- und Heilstoffen im Verdauungstrakt. Es schützt uns vor der schädigenden Wirkung der Freien Radikale (aktive Sauerstoffverbindungen), die Cholesterin oxidieren und zu Gefäß- und Zellschäden führen. Insbesondere die Freien Radikale setzen zahlreiche Krankheiten und den Alterungsprozeß in Gang. Melatonin hat eine signifikant positive Wirkung auf das Immunsystem, indem es die Thymusdrüsenzellen aktiviert und wahrscheinlich die Produktion der Abwehrzellen (T-Lymphozyten) und natürlichen Killerzellen steigert.
Tierversuche deuten darauf hin, daß das „Gedächtnis" der T-Zellen gegen Allergene (Allergieauslöser) wiederbelebt wird. Ein gestärktes Immunsystem wirkt nicht nur gegen Bakterien, Viren und Pilze, sondern stellt auch die beste Waffe gegen Krebsentstehung dar. Bei Streß und mit zunehmendem Alter produziert der Körper mehr Streß-Hormone, die das Abwehrsystem schwächen. Auch hier steuert Melatonin entgegen und zeigt interessante Resultate bei Verstimmungen, Depression und jahreszeitlich bedingten Störungen der psychischen Balance.
Inwieweit Melatonin in altersabhängiger Dosierung den Zahn der Zeit rückwärts laufen läßt und um wieviele Jahre das Leben insgesamt

verlängert werden kann, muß sich beim Menschen erst noch durch längere Studien erweisen. Aber die guten Ergebnisse bei Versuchen mit Mäusen machen Melatonin für die Altersforschung auf jeden Fall mehr als interessant. Seine volle Wirksamkeit im Kampf gegen Krankheiten und vorzeitiges Altern kann Melatonin aber nur entfalten, wenn es in ausgeglichenen Mengen als ein harmonischer Teilnehmer im großen Orchester aller Super-Hormone, Hormone, Enzyme und sämtlicher Bausteine, wie Vitamine, Mineralstoffe, Spurenelemente, Fett- und Aminosäuren zusammen wirkt.

Melatonin als Medikament ist in vielen Ländern frei verkäuflich, allerdings zur Zeit nicht in Deutschland. Da es nicht nur Wirkungen, sondern auch Nebenwirkungen hat, wie Kopfschmerzen, Hautjukken, Depressionen, Migräneanfälle und Ödeme. Es beeinflußt auch den Hormon-Stoffwechsel, insbesondere der Schilddrüsen- und Geschlechts-Hormone. Daher ist von jeder längerfristigen Einnahme ohne ärztliche Verordnung abzuraten. Bei medikamentöser Überdosierung und unkontrollierter langfristiger Selbstmedikation kann Melatonin sogar gefährliche Nebenwirkungen haben. Meist wird Melatonin in Einheiten von 3 mg angeboten, wobei 0,3 mg meist ausreichen würden. Da Melatonin oft aus der Zirbeldrüse von Rindern isoliert wird, ist auch eine Übertragung von BSE nicht auszuschließen (Creutzfeld-Jakob-Syndrom).

Unbestritten ist dagegen, daß natürliches körpereigenes Melatonin für die Gesundheit und das Wohlbefinden sehr bedeutsam ist. Da die Melatoninbildung mit abnehmender Lichtmenge auch im Winter deutlich zurückgeht, ist es sinnvoll, die körpereigene Melatoninbildung in der dunklen Jahreshälfte bereits bei Jugendlichen anzuregen. Melatonin kommt natürlich in geringen Mengen auch in Nahrungsmitteln vor, wie insbesondere in Tomaten, Bohnen, Bananen, Reis, Mais, Kiwis, Gurken und Spargel. Melatonin wird im Körper hergestellt aus der Aminosäure Tryptophan und dem Neurotransmitter Serotonin. Voraussetzung für eine vermehrte Melatoninbildung ist eine Ernährung, die reich ist an Bausteinen des Melatonin-Stoffwechsels: Tyrosin, Methionin und Tryptophan (Soja, Hüttenkäse, Kürbiskerne, Kakao,

Haferflocken, Fisch, Geflügel, Bananen) sowie an Vitamin B6 (Vollkorn, Weizenkeime, Hefe, Avocados, Reis), Magnesium und Calcium (Hülsenfrüchte, Gemüse, Nüsse, Milchprodukte) und Niacin (Leber, Lachs, Weizen, Erdnüsse).
Melatonin kann auch synthetisch hergestellt werden aus der Aminosäure Tryptophan und dem Neurotransmitter Serotonin, aus denen auch das körpereigene Melatonin gebildet wird.
Abzuraten ist allerdings von der ungezielten hochdosierten Einnahme dieser Substanzen in Eigenregie, insbesondere über einen längeren Zeitraum; denn diese Nährstoffe sind Teile eines großen Wirkgefüges aller Nährstoffe - vergleichbar einem großen Orchester, in dem zu viele zusätzliche „Pauken und Trompeten“ das Zusammenspiel aller Instrumente nur stören können. Die Aminosäuren z.B. können im Stoffwechsel nur in einem sensiblen Gleichgewicht wirken und zuviel Vitamin B6 wirkt giftig in Leber und Nervensystem. Magnesium und Calcium im Übermaß verhindern die Aufnahme vieler Nährstoffe. Außerdem führt ein solches Übermaß zu starken Mängeln an Vitamin E, Kalium und Eisen und stört das Gleichgewicht von Zink und Kupfer. Depressionen, Übelkeit, Abgeschlagenheit und „Ameisenkribbeln“ in Armen und Beinen sind erste Zeichen, Störungen des Immunsystems sind eine ernste Folge. Bei Niacin-Überschuß werden Herzrhythmusstörungen und eine Verstärkung von Asthma und Magengeschwüren beobachtet sowie Hautjucken, Haarausfall, Erbrechen und Durchfall. Deswegen gehört eine therapeutische Dosierung von Nährstoffen in die Hand erfahrener Therapeuten, was insbesondere natürlich für die Verordnung von stark wirksamen Hormonen und extrem stark wirkenden Super-Hormonen gilt. Was man aber positiv selber tun kann, ist eine ausgeglichene Ernährung einzuhalten und die natürlichen Nährstoffe, pflanzlichen Enzyme, Wirk- und Heilstoffe in ausgewogenen Mengenverhältnissen zu nutzen. Basis dafür ist die „Drittel-Diät“.
Als eine melatoninfreundliche Lebensweise gilt genügend Schlaf in der Nacht und möglichst helles Licht am Tag (Sonne, Kunstlicht), viel frische Luft und mäßiger Genuß von Alkohol und Tabak.

Völlig ungefährlich, ohne unerwünschte Nebenwirkungen und sogar wünschenswert, ist in der dunklen Jahreshälfte, und insbesondere in der zweiten Lebenshälfte, eine deutliche Steigerung der körpereigenen Melatoninsynthese. Sie ist mit einer gezielten Nährstoff-Gabe, nach individuellem Bedarf, mit der ZMM und den anderen 3 Säulen des Quadro-Prinzips der Zell-Milieu-Medizin möglich. Die Grundversorgung des Menschen an Nährstoffen kann mit der ZMM dabei entweder anhand statistisch gesicherter Vergleichsdaten oder bei Bedarf, und insbesondere bei vorzeitiger Alterung und schweren Krankheiten, zusätzlich mit Hilfe spezieller Laboranalysen in den Körperzellen (rote Blutkörperchen) festgestellt werden. Hierdurch ist eine gezielte und individuelle Normalisierung des Stoffwechsels zur Vorbeugung und Behandlung auch schwerster chronischer Krankheiten möglich und eine „vorgehende" biologische Altersuhr kann deutlich bis zur „Normalzeit", und sogar darüber hinaus, zurückgestellt werden.
Eine Steigerung der Eigenproduktion von Melatonin ist also durch bewußte Ernährung, und bei therapeutischem Bedarf, durch eine gezielte Nährstoff-Gabe mit dem Quadro-Prinzip der Zell-Milieu-Medizin möglich. Entscheidend ist eine ausreichende Eigenproduktion von Melatonin, um gut durch den Winter zu kommen - womit auch der „Winter des Lebens", also das Alter, gemeint ist.

V. 2. DHEA ist der neue Superstar

DHEA ist das Kürzel für Dehydroepiandrosteron. DHEA zirkuliert im Blut als DHEA-S, der schwefelhaltigen Form, und repräsentiert die DHEA-Produktion der Nebenniere. Es zählt zu den Steroid-Hormonen, wie auch Oestrogen und Testosteron. Es wird insbesondere in den Nebennieren synthetisiert, aber auch im Gehirn und in der Haut, wofür das Spurenelement Chrom unbedingt notwendig ist. Interessanterweise wird aus Cholesterin zunächst das Pregnenolon (siehe später) und weiter das DHEA gebildet. DHEA wird dann weiter in weibliches Oestrogen und männliches Testosteron umgewandelt, wobei Frauen mehr Oestrogen und Männer mehr Testosteron produzieren. Was aber erst in den letzten 10 Jahren langsam deutlich wurde ist, daß DHEA nicht nur eine Zwischenstation in der Hormonsynthese ist, sondern ein eigenständiges Super-Hormon mit besonders hervorragenden Eigenschaften zum Erhalt jugendlicher Zellfunktionen. Es ist ein besonders wirkungsvoller Kämpfer gegen Krankheiten.

DHEA kann auch als „Biomarker“ für den Alterungsprozeß angesehen werden, d.h. es zeigt an, wieweit der Alterungsprozeß eines Menschen tatsächlich fortgeschritten ist. Der DHEA-Spiegel zeigt im Verlauf des Lebens einige Besonderheiten. So ist er bis wenige Tage nach der Geburt extrem hoch und fällt dann bis zum Beginn der Pubertät - mit etwa 8 Jahren - fast auf 0. Dann steigt er bis zu seinem Gipfelpunkt - etwa im 25. Lebensjahr - an, um anschließend pro Jahr um etwa 2 % abzusinken. Mit Beginn des 40. Lebensjahres ist er etwa nur noch ein drittel so hoch wie mit 25 Jahren. Mit 75 Jahren beträgt er nur noch 10 % des Gipfelwertes und mit 90 Jahren ist er auf etwa 5 % abgesunken. Interessanterweise fällt der DHEA-Spiegel kurz vor dem Tod auf nahezu 0.

DHEA greift in sehr viele Stoffwechselprozesse ein und ist mitverantwortlich für die Produktion von Energie, Kraft und Ausdauer und sorgt für gute Laune. Je mehr unser DHEA-Spiegel noch in den jugendlichen Werten liegt, desto schwungvoller und jugendlicher können wir uns bewegen, denken und fühlen. Denn biochemisch betrachtet ist der Mensch auch eine energieerzeugende „Bio-Maschine“. DHEA bringt Körper, Seele und Geist den jugendlichen Schwung und aktiviert unser Potential für ein vitales, aktives Leben mit hoher Lebensqualität. Was DHEA nun zum Superstar unter den Super-Hormonen macht, ist eine Reihe von weiteren sehr wichtigen Funktionen im Stoffwechsel, die sowohl einzeln betrachtet phantastisch sind, die in ihrer Summe aber nicht nur vor diversen Krankheiten schützen, sondern uns wirklich helfen, deutlich länger und aktiver zu leben.

Indem DHEA auch die Grundlage für die Bildung des weiblichen Oestrogens und männlichen Testosterons ist, erhält DHEA uns auch die sexuellen Funktionen und über seine Wirkung in den Hirnzellen auch die Libido. Außerdem schützt DHEA auch das Herz und unser Gefäßsystem - gerade Impotenz ist sehr oft Folge einer gestörten Durchblutung. Herz und Gefäße sind sehr anfällig für erhöhtes Cholesterin. Glücklicherweise gibt es im Körper natürliche Substanzen, die einen erhöhten Cholesterin-Spiegel entscheidend senken. Eine dieser Substanzen ist das DHEA, denn es steigert die Fähigkeit der Leberzellen, Cholesterin zu verbrauchen, indem es die Leberrezeptoren dabei unterstützt, Cholesterin zu binden. Darüber hinaus senkt DHEA überschüssiges Gewicht und bremst übermäßigen Appetit. DHEA ist also ein weiteres wichtiges Bindeglied in der Steuerung des gesamten Zellmilieus in Bezug auf den Stoffwechsel. Ein gestörter Fett-Stoffwechsel ist einer der Risikofaktoren für Übergewicht, erhöhtes Cholesterin und somit für Arteriosklerose, Herzinfarkt und Schlaganfall. In Studien wurde festgestellt, daß DHEA sogar überschüssiges Fett in Energie umwandeln hilft. Das erfreut übergewichtige Menschen, denn eine Anhebung des DHEA-Spiegels in Verbindung mit der Drittel-Diät (siehe später) hilft Menschen, überflüssiges Gewicht zu verlieren, auch wenn Betroffene bereits viele vergebliche Diäten hinter sich gebracht haben. Besonders für die Energiebereitung ist DHEA absolut wichtig. Es sorgt dafür, daß die Kraft der Muskeln zunimmt, insbesondere auch die des Herzmuskels, der allein 70%

seiner Kraft aus der Umwandlung von Fettsäuren bezieht (siehe Kapitel Fettsäuren).

Aber noch weitere Effekte des DHEA auf den Stoffwechsel führen dazu, daß man DHEA auch als das „Heart-Healthy-Hormone" bezeichnet (Herz-Schutz-Hormon). DHEA sorgt dafür, daß das Blut dünnflüssiger bleibt und schützt die Gefäße nicht allein durch das Normalisieren erhöhten Cholesterins vor Ablagerungen und somit Arteriosklerose. Neueste Forschungen belegen, daß unser Abwehrsystem uns ebenfalls vor Arteriosklerose schützt. Die Ablagerungen in den Gefäßen können offensichtlich nur Krankheitswert bekommen, wenn Bakterien und Viren (besonders Pyonie-Bakterien) sich bei einer Schwäche des Abwehrsystems in Gefäßwänden festsetzen können. Sogar die Entstehung von Alzheimer, Diabetes und Herzinfarkt wird auf eine Schwäche des Abwehrsystems gegenüber Bakterien und Viren zurückgeführt.

Gerade unser Immunsystem schützt uns auch vor Krebserkrankungen. Dabei ist nicht nur wichtig, daß unser gestärktes Immunsystem bereits entstandene Krebszellen vernichtet, sondern daß der Kampf gegen Krebs eigentlich schon sehr lange vor Erscheinen der ersten Krebserkrankung anfängt und oft bereits Jahrzehnte dauert, bevor die eigentliche Erkrankung wirklich zum Ausbruch kommt.

Der Krebsprozeß beginnt mit der Auseinandersetzung mit einem sogenannten Carcinogen, einem Krebsauslöser. Als Carcinogene gelten ultraviolettes Licht, Tabak, Umweltgifte, Schwermetalle, chemische Substanzen, Radioaktivität, Röntgenstrahlen - aber auch zuviel Fett, Alkohol und Bewegungsmangel. Der Krebs beginnt eigentlich mit einer frühen Schädigung der Körperzelle. Erst Jahre oder Jahrzehnte später entstehen wirklich Krebszellen, wenn entweder mehrere Carcinogene zusammenkommen oder aber unser Abwehrsystem nicht stark genug ist, um diesen krebsauslösenden Prozeß im Zaume zu halten. Ein wichtiger Schutzfaktor gegen die Krebsentstehung ist dabei das DHEA, indem es die Funktion des Enzyms Glucose-6-Phosphatase-Dehydrogenase (G6PDH) hemmt. Wenn dieses Enzym nicht ausreichend gehemmt wird, wandelt es schlafende Carcinogene in sehr aktive Substanzen um, die den Krebsprozeß in Gang setzen. Wenn dieses G6PDH nicht gebremst wird, aktiviert es das sogenannte NHDPA und diese beiden lassen aus Carcinogenen hochexplosive Zeitbomben entstehen, die friedliche Körperzellen dazu bringen, sich in Krebszellen hoher Aggressivität zu verwandeln. DHEA schützt uns vor Krebs, indem es diese krebserweckenden Enzyme in ihrer Aktivität drosselt.

Eine Schlüsselrolle spielt DHEA auch, indem es eine besondere Gruppe von Enzymen in ihrer Aktivität hemmt, im normalen Stoffwechsel, und insbesondere bei körperlichen, seelischen und geistigen Hochleistungen, vermehrt Freie Radikale zu bilden. Diese Freien Radikale setzen hochaktive Sauerstoff-Ionen frei, die körpereigene Strukturen einschließlich der Erbmasse angreifen. Gerade diese Freien Radikale sind die eigentlichen Alt- und Krankmacher, aber darüber später mehr.

Wichtig ist, daß DHEA die Arbeit der Freien Radikale-Fänger, der sogenannten antioxidativen Nährstoffe, unterstützt. Diese Freien Radikale spielen nicht nur in der Krebsentstehung und im Alterungsprozeß eine Rolle, sondern sind Verursacher vieler Erkrankungen, wie z.B. der Arteriosklerose, Entzündungen, Autoimmunerkrankungen, rheumatischer Erkrankungen und vieles mehr. Doch damit sind die positiven Wirkungen des Super-Hormons DHEA für unseren Körper noch immer nicht erschöpft. DHEA setzt auch Reparaturprozesse an Hirnzellen in Gang und hilft einem Wiederaufbau der Merk- und Konzentrationsfähigkeit, insbesondere im Alter, indem es das verzweigte Netzwerk der Hirnzellen untereinander nicht nur gegen Abbau schützt, sondern sogar geschädigte Netzwerke wieder aufbauen hilft. Auch die sogenannte Altersdepression, die mit Erinnerungslücken verbunden ist, wird durch ausreichende DHEA-Mengen so gut wie beseitigt. DHEA schützt uns auch vor den Auswirkungen allzu großen Stresses, bei dem unsere Nebennieren Streß-Hormone (Katecholamine, gehören zu den Corticosteroiden) vermehrt produzieren. Diese Streß-Hormone sitzen im Körper in Alarmbereitschaft, indem sie die Herzfrequenz erhöhen, den Blutzucker-Spiegel steigern und alle Körperzellen dazu anregen, vermehrt Energie zu produzieren. Eigentlich versetzen uns die Streß-Hormone in die Lage, entweder einen Feind anzugreifen oder vor ihm wegzulaufen. Aber in unserem normalen Alltag versuchen wir, den Streß herunterzuschlucken und uns ihm ergeben auszusetzen. Wenn wir also diesen Streß-Hormonschub nicht in entsprechende körperliche Aktivität umsetzen, wirkt er destruktiv auf unsere Körpersysteme. Dabei greifen erhöhte Streß-Hormone auch unser eigenes Immunsystem an, insbesondere das T-Helfersystem, das uns gegen Infektionen schützt. Je älter wir werden, desto schlechter können wir die negativen Folgen des Stresses ausgleichen, da uns schützende Faktoren, wie z.B. DHEA-S, nicht mehr in jugendlicher Menge zur Verfügung stehen. Gerade übermäßiger Streß führt auch dazu, daß der DHEA-Spiegel und auch der weiterer Super-Hormone absinkt. Das Katastrophale daran ist, daß wir um so schneller altern, je niedriger unsere Spiegel an Hormonen und Super-Hormonen ist. Auf der anderen Seite kann uns DHEA direkt vor den Streß-Hormonen schützen, indem das DHEA übermäßige Streß-Hormone abbaut und unser Immunsystem direkt reparieren hilft - in enger Zusammenarbeit auch mit Melatonin (u.a. die Wiege der T-Lymphozyten aus der Thymusdrüse).

Mit einem ausreichenden DHEA-Spiegel können wir auch der Osteoporose (Abnahme der Knochendichte) vorbeugen sowie dem vorzeitigen Altern und der Entstehung vieler Krankheiten bzw. dem Verlauf einer vorzeitigen „Krankheitskarriere“.

Wenn wir aber genauer hinschauen erkennen wir, daß DHEA im Stoffwechsel des Körpers nicht allein wirken und für ein langes, vitales Leben in bester Gesundheit sorgen kann. Gerade das Zusammenspiel all der verschiedenen Regulationssysteme des Körpers und der vielen Hormone und Super-Hormone als Ganzes, arbeitet wie ein präzises Uhrwerk miteinander und gegeneinander. Als Beispiel sei auch das Zusammenspiel von DHEA und dem Super-Hormon Insulin aufgeführt. Insulin wird in der Bauchspeicheldrüse gebildet und ist verantwortlich für den Transport von Zucker in die Zellen hinein und somit auch für die Regulierung des Blutzuckers. Es gibt

Formen des Typ II Diabetes (auch Altersdiabetes genannt), bei denen Insulin einfach nicht effizient genug arbeitet und man von einer sogenannten Insulin-Resistenz spricht. Obwohl genügend Insulin vorhanden ist, wirkt es nicht bei dem Blutzuckertransport in die Zellen hinein. Bei dieser Form des Diabetes ist das Risiko für Arteriosklerose mit allen bekannten Folgen besonders hoch.

Interessanterweise zeigen Menschen, die an Insulin-Resistenz leiden, einen besonders niedrigen DHEA-Spiegel. Wird der DHEA-Spiegel angehoben, wird die Insulin-Resistenz gemildert und somit kann wieder ein normaler Blutzucker und Zellzucker reguliert werden. Damit sinkt das Risiko für Arteriosklerose und somit in der Folge für Herzinfarkt, Hirnschlag und Nierenerkrankungen erheblich.

Auch zwischen den Oestrogenen und DHEA gibt es interessante Wechselwirkungen. Eine Erhöhung des DHEA-Spiegels führt auch zu einer höheren Produktion von Oestrogenen und zum Teil von Testosteron. So geht ein DHEA-Mangel während der Wechseljahre mit vermehrten Wechseljahresbeschwerden einher. Wenn die Hormone DHEA, Oestrogen und Progesteron gut aufeinander abgestimmt sind, wird auch das Risiko für Frauen nach den Wechseljahren für vermehrte Arteriosklerose, Herzinfarkt und Schlaganfall deutlich gemindert. DHEA beugt zusammen mit Oestrogen und Progesteron der gefürchteten Osteoporose (Knochenerweichung) vor und stabilisiert auch die Funktion der Schleimhäute im weiblichen Genitale. Darüber hinaus schützt ein ausreichender DHEA-Spiegel, in Verbindung mit den Hautschutz-Vitaminen A und E und der Gabe von ungesättigten und mehrfach-ungesättigten Fettsäuren, die Haut von Frauen und Männern mit zunehmendem Alter vor dem Austrocknen und der sehr lästigen trockenen Bindehaut des Auges.

DHEA ist in Deutschland nicht als Medikament oder als Nahrungsergänzung zugelassen. Eine medikamentöse Gabe sollte auch nur kontrolliert und gezielt nach vorheriger Mengenbestimmung im Blut erfolgen. Eine Überdosierung kann bei Frauen zu Bartwuchs und einer tiefen Stimme führen. Es besteht sogar der Verdacht, daß eine lang-

fristige Überdosierung Leberkrebs und Prostatakrebs begünstigen könnte.
An dieser Stelle wird wiederum deutlich, daß die einzelnen körpereigenen Bausteine, wie Enzyme, Hormone und Super-Hormone nur in den optimalen Mengen gebildet werden können, wenn die Nährstoffe aus unserer Nahrung, einschließlich der pflanzlichen Enzyme, Wirk- und Heilstoffe, ebenfalls in möglichst optimalen Mengen angeboten und vom Körper entsprechend verarbeitet werden. Diese Bausteine aus unserer Ernährung können nur wie in einem Orchester optimal zusammenarbeiten, wenn dieses Orchester auch optimal besetzt ist. Wenn die einzelnen Teile dann noch durch optimale Regulierung harmonisch zusammenarbeiten, gibt es ein superharmonisches Ergebnis. Jedoch hat jede Disharmonie dieses gewaltigen Orchesters, durch Mangelbesetzungen an Bausteinen, enorme Auswirkungen auf unsere Gesundheit und unseren Alterungsprozeß.
Gesundheit und Jugendlichkeit hängen also insbesondere davon ab, daß es uns gelingt, unser Zellorchester möglichst lange in harmonischem Einklang zu erhalten.

V. 3. Geschlechts-Hormone bestimmen mehr als das Geschlecht

Geschlechts-Hormone bestimmen nicht nur, ob sich ein Mensch nach äußerlichen Merkmalen zur Frau oder zum Mann entwickelt. Die Geschlechts-Hormone greifen auch in den gesamten Stoffwechsel ein, letztlich aller Körperzellen. Mann und Frau sehen also nicht nur anders aus, sie sind auch „anders" in den Körperproportionen, den Denk- und Empfindungsstrukturen und im Verhalten. So haben Frauen in der Muskulatur durchschnittlich mehr Bindegewebe als ein Mann, im Gehirn dagegen haben Männer mehr Bindegewebe als die Frauen. Die Verbindung der Hirnzellen untereinander sind bei Frauen kürzer, weshalb sie auch eine „kürzere" Leitung haben und im allgemeinen schneller denken und reden können als Männer. Männer dagegen haben im allgemeinen einen besseren Orientierungssinn.
Pro Kilogramm Muskelmasse hat ein Mann ca. 30 % mehr Kraft als eine Frau. Frauen dagegen haben elastischere rote Blutkörperchen und haben nicht zuletzt deswegen, zumindest bis zum Erreichen der Wechseljahre, deutlich niedrigere Risiken für die meisten Zivilisationskrankheiten. Auch beim Kinderkriegen sind große Unterschiede bekannt. Nicht nur, daß die Frau in ihrer Gebärmutter das Kind austrägt, ihr ganzer Körper stellt sich über Hormonsteuerungen des Stoffwechsels auf dieses Wunder ein. Während es hingegen beim Mann für die Produktion von Samenzellen keiner Umstellung des Hormonhaushaltes bedarf, solange ausreichende Hormon-Spiegel vorliegen. Bekannt ist auch, daß bei Frauen nach Beendigung ihrer Wechseljahre keine Eizellen mehr reifen und ihr Körper sich hormonell nicht mehr auf eine Schwangerschaft umstellt, während hingegen die Samenproduktion beim Mann bis ins höchste Greisenalter erhalten bleiben kann.
Jugend allein garantiert leider nicht immer mit Sicherheit Nachkommen. Warum aber bleibt der Kinderwunsch vieler Paare unerfüllt? Voraussetzung für eine Befruchtung sind nicht allein ausreichende Spiegel an Hormonen und Super-Hormonen, damit Eizellen und Samen-

zellen reifen. Für die Beweglichkeit der männlichen Keimzellen fehlt es oft an Ausdauer, Kraft und Schnelligkeit. Zeugungskraft ist auch abhängig von dem Energiehaushalt und somit vom Zellmilieu. Auch für die Eireifung ist ein ausgeglichener Gehalt an Nährstoffen in den Eizellen eine der Voraussetzungen. Für die Fruchtbarkeit haben sich die Vitamine E, A und C sowie Magnesium, Zink und Mangan als besonders wichtig herausgestellt. Nach Ausgleich entsprechender Mangelprofile kommt es häufig zum ersehnten Kinderwunsch, indem auch die Hormonproduktion angekurbelt wird.
Die Geschlechts-Hormone regulieren auch die Libido und die Potenz. Während viele Männer Potenzstörungen erleiden, ist bei Frauen häufig das Lustempfinden beeinträchtigt. Dabei zeigen sich als Ursache besonders Mängel an Zink, bestimmten B-Vitaminen und essentiellen Fett- und Aminosäuren. Bei extremen Mängeln an Zink kommt es z.B. häufig vor, daß auch Geschlechtsorgane schon während der Schwangerschaft oder in der Pubertät nicht ausreichend ausgebildet werden. Entsprechende Hormon-Gaben und ein Ausgleich des Zellmilieus mit dem Quadro-Prinzip der Zell-Milieu-Medizin bewirken hier wahre Wunder. Entscheidend aber ist, daß ein Aufrechterhalten der Spiegel der Geschlechts-Hormone auf jugendlichem Niveau nicht nur vorzeitiges Altern und viele Erkrankungen verhindert. Bis ins höchste Alter gehört zu einer guten und vitalen Lebensqualität auch ein möglichst ungetrübtes Empfinden und aktives Handeln als Frau bzw. als Mann.

V. 4. Pregnenolon ist das „Mutter-Hormon“ vieler Hormone

Die meisten älteren Menschen, und bereits viele in mittleren Jahren, haben sich daran gewöhnt, daß ihre geistigen Funktionen von Jahr zu Jahr abnehmen und glauben, dies sei ein notwendiger und nicht umkehrbarer Alterungsprozeß. In den meisten Fällen sind erhebliche Störungen des Stoffwechsels von Hirnzellen Ursache für diese Störungen. Und genau hier setzt das Quadro-Prinzip der Zell-Milieu-Medizin an.
Nicht nur die einzelnen Nährstoffe, wie Vitamine, Mineralstoffe, Spurenelemente, Fettsäuren, Aminosäuren, Zucker und Wasser sind notwendig für einen gesunden Hirn-Stoffwechsel, sondern ebenso viele Hormone und Super-Hormone, einschließlich der Geschlechts-Hormone. Auch pflanzliche Enzyme, Hormone, Wirk- und Heilstoffe sind für einen optimalen Stoffwechsel aller Körperzellen notwendig.
Als besonders wirksam für die Hirnfunktion hat sich das Super-Hormon Pregnenolon herausgestellt. Es ist das gemeinsame Zwischenprodukt in der Biosynthese aller Steroid-Hormone, das dem ursprünglichen Cholesterin noch relativ ähnlich ist. Aus diesem Pregnenolon wird als nächstes Hormon das Progesteron, als wichtigste biologische Schlüsselsubstanz für die weiteren Steroid-Hormone, gebildet.
Viele Jahrzehnte dachte man, daß das Pregnenolon nur ein Zwischenprodukt dieser Steroidsynthese sei, aber in den letzten Jahren wurde die eigentliche Bedeutung des Pregnenolons, insbesondere für die Hirnfunktionen und speziell für Gedächtnis und geistige Funktionen, entdeckt. Es stellt die psychische Energie bereit und ist somit die wesentliche Voraussetzung für ein frohes und erfülltes, glückliches Leben - egal, ob Sie jung oder alt sind. Sicherlich ist Ihnen aufgefallen, daß sehr wesentliche Hormone aus Cholesterin synthetisiert werden (wie z.B. DHEA, Testosteron, Oestrogen etc.). Wenn man jetzt bedenkt, daß Cholesterin seit mindestens 3 Jahrzehnten als „böses Fett“ beschrieben worden ist, das den Menschen letztlich umbringt, können wir feststellen, daß dies die Wahrheit wesentlich

verzerrt. So nehmen wir Cholesterin nicht nur durch tierische Fette und ein wenig auch durch einige Pflanzen auf, sondern vor allem produziert unser Körper selbst Cholesterin, auch aus überschüssigen Kohlehydraten in stärkehaltigen Pflanzen.

Zum Schreckgespenst wurde Cholesterin erst gekürt als bekannt wurde, daß zu hohe Cholesterinwerte ein hohes Risiko für Herz-, Gefäß- und Kreislaufkrankheiten, insbesondere für Herzinfarkt und Schlaganfall, darstellen. Und da diese Krankheiten in den westlichen Industrienationen sehr häufig vorkommen, wurde aus dem so notwendigen Cholesterin das „böse" Cholesterin. Es ist sogar so, daß zuwenig Cholesterin ein sehr großes Risiko für vorzeitige Alterung, Krebsentstehung, Schwäche des Immunsystems und Schwäche des gesamten Energiehaushaltes, einschließlich eines Mangels an der Produktion der cholesterinabhängigen Hormone, darstellt. Es ist also mindestens genauso gefährlich, zu wenig Cholesterin zu haben als zu viel. Um es auf den Punkt zu bringen: Ohne Cholesterin könnte man nicht leben; es ist notwendig zur Bildung von Gallensäuren, zur Produktion von Vitamin D, für die Aufnahme von Calcium, zur Aufnahme von Fett im Darmsystem, für die Zellmembrane in Form von phosphorhaltigen Fettsäuren, für die Myelin-Scheiden, die die Nerven schützend und funktionsnotwendig umhüllen, und vor allem ist das Pregnenolon die erste Stufe in der Synthese von Steroid-Hormonen aus Cholesterin. Man könnte Cholesterin als die „Mutter-Substanz" und Pregnenolon als das „Mutter-Hormon" der Steroid-Hormone bezeichnen.

Interessanterweise wird besonders viel Pregnenolon sowohl in den Nebennieren als insbesondere auch im Gehirn selbst produziert. Mit zunehmendem Alter wird leider weniger Pregnenolon hergestellt und damit nehmen Alter und Krankheit ihren Lauf, mit allen oben angegebenen Folgen. Der Pregnenolon-Spiegel gibt also ein Maß für den Spiegel aller anderen nachfolgenden Steroid-Hormone. In den USA kann man Pregnenolon frei im Supermarkt kaufen. In Deutschland sind wir davon noch weit entfernt und vielleicht ist es auch gut so, denn die langfristige Einnahme von ungezielten höheren Dosierungen des Pregnenolons sind für den Menschen nicht ohne Risiko. Aber mit Hilfe des Quadro-Prinzips der Zell-Milieu-Medizin gibt es die Möglichkeit, die Voraussetzungen für eine ausreichende natürliche Biosynthese zu schaffen, indem wir das Zellmilieu möglichst optimieren - und genau hier können Sie selbst etwas tun oder sich bei Störungen und vorzeitigem Altern bzw. Gesundheitsstörungen an einen Spezialisten wenden, der sich mit der Altersforschung in Diagnose und Therapie besonders auskennt.

Erstaunlich ist, daß es so viele Jahre dauert, bis die Bedeutung des Pregnenolons allmählich auch in Fachkreisen bekannt wird. Denn bereits Mitte der 40-er Jahre dieses Jahrhunderts wurde Pregnenolon an freiwilligen Studenten und Arbeitern getestet. Das erstaunliche Ergebnis ist, Pregnenolon erhöht sehr deutlich die Lernfähigkeit und das Erinnerungsvermögen und dabei werden nur minimale Mengen des Super-Hormons eingesetzt. Als weiteres erstaunliches Ergebnis hat sich gezeigt, daß diese Resultate auch langfristig durch geringe kontrollierte Gaben von Pregnenolon aufrechterhalten werden können. Die nächste Überraschung ist: Wenn ein Übermaß vermieden wird, gibt es keine Nebenwirkungen. Pregnenolon ist also eine Substanz, die das Erinnerungsvermögen in idealer Weise steigert.

In Tierversuchen mit Mäusen konnte gezeigt werden, daß Pregnenolon auch das Lernvermögen für neue Verhaltensabläufe enorm und dauerhaft steigert.

In weiteren Studien konnte gezeigt werden, daß Pregnenolon die Sicherheit für schnelles Maschinenbedienen steigert sowie auch die Produktivität von Menschen, die unter Streß schnell und effektiv geistig arbeiten müssen. Und das Interessante ist, daß sich die Menschen bei dieser schnelleren und besseren Arbeit auch noch wohler fühlen als ohne Pregnenolon. In Testreihen mit alten Menschen, die 500 mg Pregnenolon pro Tag bekamen, konnte gezeigt werden, daß die Betroffenen verschiedene standardisierte Erinnerungs- und Konzentrationstests erstaunlich besser absolvieren können als ohne dieses Super-Hormon. Besonders interessant ist, daß das dreidimensionale Vorstellungsvermögen intensiv stimuliert wird. Dabei zeigen sich deutliche Unterschiede bei den weiblichen und männlichen Testpersonen; denn ältere Frauen haben besonders gute Ergebnisse im verbalen Erinnerungsbereich und Männer im visuellen Bereich. Das bedeutet, daß Pregnenolon bei Männern typisch männliche visuelle Bereiche fördert und bei Frauen typisch weibliche verbale Bereiche. Wirklich überraschend sind die Ergebnisse eigentlich nicht. Wenn wir uns zurückerinnern: Das Pregnenolon ist das „Mutter-Hormon“, auch der Sexual-Hormone, und deswegen ist es nicht verwunderlich, daß bei Frauen durch Pregnenolon mehr Oestrogene gebildet werden und bei Männern mehr Testosteron. Das wiederum läßt den Schluß zu: Wenn es uns gelingt, bei älteren Menschen wieder einen jugendlichen Spiegel an Pregnenolon zu erreichen, werden auch die folgenden Steroid-Hormone entsprechend gebildet, so wie in jungen Jahren.

Und genau deswegen ist Pregnenolon ein Schlüssel-Super-Hormon: Es stimuliert in physiologisch dosierter Menge die Eigenproduktion der spezifischen Geschlechts-Hormone und anderer Steroid-Hormone, ohne daß irgendwelche Nebenwirkungen zu befürchten sind. Am elegantesten ist natürlich die Lösung, daß jeder mit dem Quadro-Prinzip der Zell-Milieu-Medizin seinen Körper anregt, selbst genügend Pregnenolon herzustellen.

Bei vielen Therapeuten und in vielen Kliniken ist es leider immer noch üblich, bei älteren Leuten erhöhte Cholesterinwerte unbedingt bis auf jugendliche „Normwerte“ mit Medikamenten herunterdrükken zu wollen. Aber es hat sich gezeigt, daß ältere Menschen etwas mehr Cholesterin, z.B. für die Synthese der Steroid-Hormone, brauchen als junge Menschen. Wenn wir mit chemischen Cholesterinsenkern bei älteren Menschen Cholesterin blockieren, können diese automatisch weniger Pregnenolon und somit auch weniger der aus Pregnenolon gebildeten Geschlechts- und Steroid-Hormone selber herstellen. Nur extrem erhöhte Cholesterinwerte sollten etwas erniedrigt werden. Aber um tolerable Cholesterinwerte zu erreichen, genügt es in sehr vielen Fällen, das Zellmilieu zu normalisieren mit Nährstoffen, pflanzlichen Mitteln und einer cholesterinarmen Ernährungsweise. Nicht ganz zu vergessen ist allerdings, daß Pregnenolon auch die Produktion von Streß-Hormonen (die ebenfalls Steroid-Hormone sind) fördert, und zwar um so stärker, je mehr Disstreß man ausgesetzt ist. Disstreß ist die Streßmenge, die man nicht mehr locker wegstecken kann.

Nun haben wir im Zusammenhang mit DHEA gelesen, daß DHEA die Wirkung von Streß-Hormonen dämpft und genau deswegen ist DHEA auch ein Streßbekämpfer. Auch an diesem Beispiel von Pregnenolon und DHEA wird wiederum deutlich, daß sowohl die Super-Hormone als letztlich auch alle Bausteine, Wirk- und Heilstoffe harmonisch aufeinander abgestimmt sein müssen, damit ein optimaler Stoffwechsel in einem optimalen Zellmilieu ablaufen kann. Pregnenolon ist auch entscheidend wichtig für eine normale Funktion der Membrane der Nerven- und Gehirnzellen. In klinischen Studien konnte gezeigt werden, daß Menschen mit starken Depressionen einen erniedrigten Spiegel an Pregnenolon in ihrer Rückenmarksflüssigkeit haben (diese Flüssigkeit durchspült auch die Hirnkammern). Dabei hat sich herausgestellt, daß Pregnenolon auch den speziellen Neurotransmitter GABA (Gamma-Amino-Buttersäure) beeinflußt. Diese GABA schützt und kontrolliert den Aktivitätszustand von Nervenzellen, indem es Überaktivitäten bremst und Unterfunktionen anfeuert.

Nur wenn die Zellmembranen und der Stoffwechsel der Nerven- und Hirnzellen gut funktionieren, haben wir eine gute Waffe gegen Depressionen. Depressionen bedeuten auf der Ebene der Gehirnzellen immer Schwächung der Stoffwechselmöglichkeiten der Hirnzellen. Sehr häufig reicht es bereits, einige nervenwichtige Nährstoffe bei Depressionen gezielt zu geben und oft sind jahrzehntelange Depressionen deutlich gemildert oder sogar verschwunden - insbesondere wenn der Cocktail an den verschiedenen Maßnahmen individuell zugeschnitten und abgestimmt wird (siehe Kapitel: Gesunde Nahrung garantiert ein langes Leben). Genau dieses ist das Anliegen des Quadro-Prinzips der Zell-Milieu-Medizin.

Entscheidend für einen normalen Stoffwechsel und somit gesunde

Leistungen der Nerven- und Hirnzellen ist, daß jede Dysbalance der Nervenbotenstoffe (Neurotransmitter) und aller Enzyme, Bausteine, Hormone und Super-Hormone beseitigt wird. Denn diese Neurotransmitter bestehen aus Aminosäuren. Zu deren Bildung sind Enzyme notwendig, die wiederum durch Nährstoffe mit Hilfe und unter Steuerung der Hormone und Super-Hormone gebildet, aktiviert und reguliert werden.

Auf eine Kurzform gebracht: Wenn alle notwendigen Wirkstoffe in der richtigen Mischung vorhanden sind, funktionieren auch Nervenzell- und Hirn-Stoffwechsel optimal. Und genau von diesen sind auch die Leistungen wie Merkfähigkeit, Erinnerungsfähigkeit, Konzentration, Stimmungslage und Engagement für das eigene Leben abhängig.

Wie immer kommt es darauf an, daß wir den richtigen „Cocktail aller Möglichkeiten" für ein gesundes und langes Leben individuell mischen bzw. im Bedarfsfall, insbesondere bei Krankheiten, von einem Fachmann oder einer Fachfrau mischen lassen. In der Kombination der verschiedenen Möglichkeiten mit dem Quadro-Prinzip der Zell-Milieu-Medizin, einschließlich der Eigenproduktion bzw. therapeutischen Gabe von Super-Hormonen, liegt der eigentliche Schlüssel für einen tiefgreifenden, positiven Eingriff in den Gesamtstoffwechsel, auf daß dieser wieder funktioniere wie in jungen Jahren. Damit können Sie wirklich „jung alt werden" und frisch, gesund und fröhlich sein bis ins hohe Alter - ja, sogar Ihre Lebensspanne kann verlängert werden.

V. 5. Oestrogen und Progesteron machen Frauen weiblich

Die sogenannten weiblichen Hormone Oestrogen und Progesteron sind ebenfalls Steroid-Hormone und damit Abkömmlinge des Cholesterins bzw. des Pregnenolons. Genaugenommen sind sie keine rein weiblichen Hormone, denn sie kommen auch im Körper der Männer vor, wenngleich in weniger hohen Dosierungen. Dabei ist interessant, daß in jüngeren Jahren Frauen einen sehr hohen Spiegel an diesen Hormonen haben und Männer niedrige. Bei den Frauen lassen die Spiegel an diesen „femininen" Hormonen nach den Wechseljahren rapide nach, während die der Männer ziemlich konstant bleiben.

Immer mehr Frauen leiden an Hormonschwankungen mit Beschwerden bei der Regel (prämenstruelles Syndrom) und in den Wechseljahren. Andere kämpfen mit Übergewicht, Cellulitis, schlaffer Haut und brüchigen Nägeln und Haaren. Stimmungsschwankungen, Depressionen und Migräne breiten sich immer weiter aus und die Zunahme an Brust- und Gebärmutterkrebs versetzt immer mehr Frauen in Angst. Wissenschaftler haben inzwischen bewiesen, daß einseitige Ernährung, übermäßiger Streß und Umweltgifte zu Mängeln an Vitaminen, Mineralstoffen und Spurenelementen sowie Fett- und Aminosäuren führen. Die Eigenproduktion von Hormonen und Super-Hormonen ist auch abhängig von pflanzlichen Hormonen, Wirk- und Heilstoffen. Im Stoffwechsel der Zellen wirken alle diese Bausteine des Stoffwechsels zusammen wie die Zahnräder eines Super-Uhrwerks. Schon kleine Störungen haben große Folgen. Viele Frauen finden sich unnötigerweise damit ab, daß das Schwinden der Schönheit und zunehmende Frauenleiden als natürliches Schwinden ihrer Kräfte durch zunehmendes Alter zu betrachten seien. Es ist faszinierend, dieses mitzuerleben: Dieselben Frauen werden nach gezieltem Aufbau ihres Stoffwechsels wieder fröhlich und gesund. Sie fühlen sich frisch und energiegeladen, mit Haut und Haaren wieder jung und schön. Dies ist die Schönheit, die von innen kommt. Mit dem Quadro-Prinzip

der Zell-Milieu-Medizin regenerieren sich die Zellen wieder zu jugendlich vitaler Frische.
Der Weg zur Schönheit und Gesundheit bis ins hohe Alter beginnt in der Küche. Nicht strenge Ernährungsvorschriften und „Frust statt Lust“ am Essen sind die Wegweiser zu einem gesunden Zellmilieu, sondern eine ausgewogene Ernährung. Auf den Speisezettel gehören Lebensmittel, die reich sind an Nährstoffen, Ballaststoffen und frischen pflanzlichen Enzymen, Hormonen, Wirk- und Heilstoffen. Wird bei Krankheiten das Milieu der Körperzellen individuell mit der ZMM „aufgefüllt“, gerät der Stoffwechsel jeder einzelnen Zelle in Bestform und erstaunliche Heilungsschritte kommen in Gang. Überdosierte Eigendosierungen schaden dagegen mehr als sie nützen. Also bitte keine Selbsttherapie bei Krankheiten, denn zuviel des Guten schadet mehr als es nützt. Oestrogen und Progesteron werden seit mehreren Jahrzehnten, insbesondere Frauen nach den Wechseljahren, verschrieben, nicht zuletzt auch, um die Abnahme der Knochendichte und damit die Entstehung der Osteoporose zu verhindern. Von daher nehmen Frauen schon seit vielen Jahren an der eigentlichen Revolution der Super-Hormone teil, ohne daß es ihnen unbedingt bewußt geworden ist. Frauen, die diese Hormone einnehmen, bemerken an ihrem Körper, daß die Haut jugendliche Spannkraft für viele Jahre behält, daß Muskeln und Gelenke besser funktionieren, die Knochen stabiler bleiben und auch ihre Libido und Lebensfreude deutlich erhalten bleiben. Die Behandlung mit diesen Hormonen hat Frauen ab den mittleren Jahren wirklich Jahrzehnte eines jugendlicheren Lebens geschenkt. Einige Jahre war in der Diskussion, ob die Gabe dieser Hormone langfristig zu vermehrtem Brust- oder Gebärmutterkrebs führen könnte, aber diese Horrormeldungen konnten glücklicherweise widerlegt werden. Entscheidend ist, daß keine Überdosierung dieser Hormone stattfindet und vor der Behandlung mit diesen weiblichen Hormonen eine genaue Hormonanalyse stattfindet, die einmal alle 1-2 Jahre unter Hormontherapie wiederholt werden sollte. Diese Voraussetzung sollte auch für Frauen gelten, denen Hormone zur Schwangerschaftsverhütung („Anti-Baby-Pille“)

verordnet werden. Denn wie für alle Medikamente gilt: Entscheidend ist die individuell richtige Dosierung. Zuwenig nützt nichts und zuviel schadet mehr als es nützt. Wem ist zum Beispiel noch nie aufgefallen, daß Frauen sich um den Zeitpunkt des Eisprungs und bereits einige Tage vor Einsetzen ihrer Regel psychisch anders verhalten als in der übrigen Zeit. Genau dieses kommt durch plötzliche starke Änderungen des Spiegels der Geschlechts-Hormone zustande. Diese Schwankungen können besonders groß sein, wenn allein schon Vitamin B6 fehlt, das für die Bildung der Geschlechts-Hormone absolute Voraussetzung ist. Selbstverständlich ist es nicht das Vitamin B6 allein, sondern auch hier sei wieder an das große Orchester und das Zusammenspiel aller Teilnehmer erinnert. Von daher ist eine ausgewogene Gabe von Vitaminen, Mineralstoffen, Spurenelementen, Fett- und Aminosäuren in Verbindung mit pflanzlichen Enzymen, Hormonen, Wirk- und Heilstoffen sehr wirksam, um ein möglichst gleichmäßiges Profil an Hormonen herzustellen und aufrechtzuerhalten und extreme Schwankungen zu vermeiden, die eine Fehlsteuerung darstellen und die die Frauen in ihren Auswirkungen als sehr unangenehm empfinden.

V. 6. Oestrogen für ein langes Leben

Oestrogen war das erste Hormon, daß Frauen eingenommen haben - aber zunächst nicht mit dem Ziel, länger und jugendlicher zu leben, sondern um typische Krankheiten zu vermeiden, die sich vermehrt nach den Wechseljahren einstellen. Erst viele Jahre später wurde deutlich, daß diese Frauen ein Super-Hormon eingenommen haben, ohne daß es als solches erkannt war.

Zunächst wurde Oestrogen verschrieben gegen Beschwerden der Wechseljahre, als da sind Hitzewallungen, Kreislaufdysregulation und Kopfschmerzen. Nach den Wechseljahren leiden Frauen häufig an Osteoporose, Verlust der Libido, Trockenwerden der Scheidenschleimhaut etc. - und erst Jahre später wurde deutlich, daß die Gabe von Oestrogenen der Haut länger jugendliche Spannkraft erhält und die Frauen nach den Wechseljahren auch gegen die ansonsten zu beobachtende Zunahme von Herz-Kreislauf- und Gefäßerkrankungen geschützt werden. Die typisch weiblichen Hormone schützen Frauen vor den Wechseljahren auf natürliche Weise gegen die Hauptkiller Herzinfarkt und Gefäßkrankheiten. Daran sterben zunehmend bereits junge Männer in den Industrieländern. Oestrogene schützen insbesondere vor Herzinfarkt, weil sie das gute HDL-Cholesterin im Blut auf Kosten des schlechteren LDL-Cholesterins erhöhen und interessanterweise gehen niedrige Oestrogen-Spiegel parallel mit niedrigen HDL-Werten im Blut. Und genau dies ist ein Risiko für Herz-Kreislauferkrankungen. Studien weisen außerdem daraufhin, daß Oestrogene offensichtlich einen antioxidativen Effekt haben, was bedeutet, daß Gefäße und auch Körperzellen vor Beschädigung und Zerstörung durch aktivierte Sauerstoffsubstanzen schützen. In Verbindung mit den Antioxidantien sind Frauen von daher besser gegen Herz- und Kreislauferkrankungen und degenerative Erkrankungen, wie auch sogar die Alzheimersche Erkrankung, geschützt, solange sie genügend Oestrogene haben (siehe Kapitel VI).

Auf diese Weise werden offensichtlich sogar Gehirnzellen vor Beschädigung durch Freie Radikale geschützt. Erst nach den Wechsel-

jahren verlieren Frauen diesen besonderen Schutz und sind auch weniger geschützt vor den Folgen des Rauchens und Alkoholkonsums. Leider nehmen diese Erkrankungen in den letzten beiden Jahrzehnten auch bei den jüngeren Frauen zu, die die Emanzipation der Frau teilweise mißverstehen. Damit ist gemeint, daß diese Frauen Freiheit und Gleichberechtigung mißdeuten als Aufforderung, ebenfalls vermehrt Alkohol zu trinken und Zigaretten zu rauchen, wie viele Männer es sich leider seit vielen Generationen angewöhnt haben. Auch die Fastfood-Bewegung hat das Krankheitsrisiko für diese Zivilisationskrankheiten von Frauen bereits vor den Wechseljahren erhöht und dem der jüngeren Männer fast angeglichen (weitere Angaben zu Herz- und Kreislauferkrankungen im Kapitel „Fettsäuren“). Oestrogene stellen sogar einen Schutz vor mangelnder Bewegung dar, weshalb die meisten Frauen nicht so stark motiviert sind wie Männer, extreme körperliche und extreme sportliche Höchstleistungen zu unternehmen. Man kann auch einfach sagen, sie haben es weniger nötig - zumindest vor Erreichen der Wechseljahre. Inzwischen nehmen viele Frauen Hormone auch nach den Wechseljahren gerne weiter, weil sie festgestellt haben, daß sie nicht nur vor Osteoporose geschützter sind, sondern sie fühlen sich einfach jünger und vitaler, denn der Alterungsprozeß schreitet tatsächlich langsamer voran. Gleichzeitig mit der oben beschriebenen Senkung des Risikos von Herz-Kreislauferkrankungen und Schlaganfall läuft die biologische Altersuhr langsamer und schenkt die Chance für ein längeres Leben mit verbesserter Lebensqualität. Grundsätzlich gilt allerdings, daß jede Überdosierung mit Oestrogenen unbedingt zu vermeiden ist. Frauen, die unter Migräne leiden oder in deren Familien in der weiblichen Linie Brustkrebs vorgekommen ist, müssen in der Oestrogen-Dosierung besonders sorgfältig eingestellt werden.
Erstaunlicherweise ist auch das Risiko für die Alzheimer-Erkrankung unter der Oestrogen-Therapie deutlich geringer: Es vermindert sich auf etwa ein Drittel. Und das Risiko, an Dickdarmkrebs zu erkranken halbiert sich. Auch ausgezeichnete kosmetische Effekte werden beschrieben. Die Falten werden reduziert und die Haare bleiben fülliger.

Neuere Erkenntnisse zeigen, daß bereits leicht erniedrigte Oestrogenwerte ein Risiko für Gelenkerkrankungen darstellen, die rheumaähnliche Folgen und Beschwerden zeigen. Kurz gesagt: Mit Oestrogen sehen Frauen nach den Wechseljahren einfach besser aus und vor allem bleibt auch ihre Libido länger und besser erhalten. Eine Langzeitstudie an 454 Frauen, die zwischen 1900 und 1925 geboren wurden, belegt, daß die Hälfte der Frauen, die seit 1969 Oestrogene einnehmen, nicht nur länger leben als die Vergleichsgruppe, sondern vor allen Dingen auch gesünder - und sie sehen vor allem auch jünger und besser aus. Statistisch konnte belegt werden, daß die Oestrogen-Einnahme die altersvergleichende Sterberate um 46% reduziert. Da diese Langzeitstudie über einen derart großen Zeitraum bisher einmalig ist, ist die Erkenntnis so wichtig, daß die Einnahme dieses einen Super-Hormons bereits tatsächlich Leben verlängern kann. Umso mehr gilt diese Tatsache als ein hoffnungsfrohes Versprechen, daß der richtige „Cocktail für Ihr Zellmilieu" Sie „jung alt werden" läßt und zwar deutlich länger, als es statistisch zu erwarten wäre. Optimieren können Sie Ihr Zellmilieu mit Hilfe der Erkenntnisse des Quadro-Prinzips der Zell-Milieu-Medizin. Denn gezeigt hat sich in vielen Jahren, z.B. bei der Oestrogen-Therapie, daß die alleinige Gabe dieses Hormons oft starke Nebenwirkungen hat und erst durch die Kombination mit Progesteron konnten diese Nebenwirkungen weitgehend beseitigt werden. Genau hier zeigt sich das Quadro-Prinzip der Zell-Milieu-Medizin besonders deutlich. Entscheidend ist, daß alle Maßnahmen in einer individuellen Kombination eingesetzt und berücksichtigt werden müssen. Ein Riesenorchester kann nur eine wirkliche Symphonie erzeugen, wenn alle Teilnehmer in harmonischer Besetzung gleichzeitig anwesend sind und harmonisch aufeinander eingehen. Keines der Instrumente darf überbesetzt oder gar mangelbesetzt sein, denn sonst entsteht alles andere als eine Harmonie, die Voraussetzung ist für eine Symphonie.

Eine Steigerung der körpereigenen Produktion dieser Super-Hormone ist mit einer entsprechenden Ernährungsweise und der zusätzlichen Gabe von pflanzlichen Enzymen und Wirkstoffen möglich. Die in pflanzlichen Ballaststoffen besonders reichlich vorkommenden Isoflavone und Lignane (Pflanzenwirkstoffe) sind in ihrer Wirkung praktisch „Phyto-Hormone“, die wie Super-Hormone wirken. Auch in Sojaprodukten ist ein Phyto-Hormon (Genistein) als Super-Hormon wirksam.

Stellen Sie sich vor, welches Leid vermieden werden kann, wenn Herzinfarkt, Schlaganfall, Osteoporose und all die vielen Alltagserkrankungen und Zivilisationsleiden auf natürliche Weise und überwiegend zur Vorbeugung in Eigenregie deutlich reduziert, verhindert oder in bedeutenden Schritten gelindert oder geheilt werden können. Welch ein Zugewinn an Lebensqualität bedeutet jedes Vermeiden einer solch schrecklichen Erkrankung mit ihren oft jahrelangen oder jahrzehntelangen Folgen. Was diese segensreichen Möglichkeiten für jeden einzelnen von uns bedeuten, läßt sich kaum noch ausdenken. Dagegen wirkt die Aussage, daß auch volkswirtschaftlich damit erhebliche Kosten vermieden werden können, fast wie eine Nebensache. Lebensqualität ist das Schlagwort dieses Jahrzehnts und mit Hilfe des Quadro-Prinzips der Zell-Milieu-Medizin können Sie diese wirklich steigern und über Jahrzehnte verlängern.

Entscheidend ist, daß Sie alle Maßnahmen, die Sie in diesem Buch lernen können, harmonisch aufeinander abstimmen, auf Ihren persönlichen Bedarf, und daß spätestens im Erkrankungsfall eine gute Diagnostik und Therapie durch entsprechende Spezialisten stattfindet.

Genügend Oestrogene sorgen bei Frauen dafür, daß sie voller körperlichem und geistigem Schwung sind und sich glücklich und fraulich fühlen und voller Energie und Lebensfreude sind. In den Hirnzellen gibt es sogar spezielle Oestrogen-Rezeptoren, die dann zahlreiche biochemische Reaktionen im Stoffwechsel der Hirnzellen positiv in Gang setzen. Neuere Erkenntnisse zeigen darüber hinaus, daß Sexual-Hormone, wie Oestrogen, Progesteron und Testosteron auch auf die Funktion der Hirnzellen wirken, wie die sogenannten Neuroendokrine, die innerhalb des Gehirns für die Hirnfunktion gebildet werden. Damit nehmen diese Sexual-Hormone Einfluß auf die Stimmung, die Psyche, die Energie, das Gedächtnis und das Erinnerungsvermögen. So hat das Studium der embryonalen Entwicklung gezeigt, daß bereits ab dem 4. Schwangerschaftsmonat männliche bzw. weibliche Hormone vermehrt gebildet werden und diese Hormone sorgen dafür, daß sich bei Frauen durch die entsprechenden Testosterone andere Hirnteile stärker entwickeln als beim Mann. Der kleine Unterschied zwischen Mann und Frau besteht also auch im Gehirn. So haben Frauen eindeutig einen besseren Wortschatz und können sich auch verbal besser ausdrücken, buchstabieren Wörter schneller und mit weniger Fehlern und können auch besser rechnen. Auch das Erinnern von Wörtern, nachdem sie ihnen vorgelesen wurden, ist bei Frauen deutlich besser als bei Männern. Dafür haben Männer im allgemeinen einen sehr viel besseren Orientierungssinn, können Stadtpläne und Landkarten besser lesen und können sich in fremden Städten oder Ländern müheloser orientieren.

V. 7. Progesteron für die weibliche Balance

Progesteron hat eine gleich große Bedeutung für Gesundheit, Wohlbefinden und den kleinen Unterschied zwischen Frau und Mann wie Oestrogen. Genau genommen wirken Oestrogen und Progesteron Hand in Hand und ergänzen sich, so daß es kaum medizinische Indikationen gibt, bei denen eines der beiden Hormone allein verabreicht wird. Besonders wirksam ist dabei natürliches Progesteron mit vielen Vorteilen gegenüber dem synthetischen Progesteron - was im übrigen als Grundprinzip einer ganzheitlichen naturgemäßen Therapie gilt. Während über mehrere Jahrzehnte vermutet wurde, daß Krebs im typisch weiblichen Bereich durch zuviel Progesteron und Oestrogen gefördert wird, wurden neuerdings Erkenntnisse gewonnen, die das Gegenteil belegen, was insbesondere für Gebärmutterkrebs, aber auch Dickdarmkrebs, gilt.
Gerade bei diesen beiden Hormonen ist eine ausgewogene Balance besonders wichtig, denn eine Störung des empfindlichen Gleichgewichts verstärkt die Risiken für viele Erkrankungen, wie Herz-, Gefäß- und Kreislauferkrankungen sowie Osteoporose und Krebserkrankungen. Auch Befindlichkeitsstörungen während des Eisprungs und der Regel, sowie auch die Beschwerden während der Wechseljahre, beruhen meist auf einer Dysbalance von Oestrogen und Progesteron. Erst die richtige Kombination dieses Duos macht Frauen weiblich, vital, sexy und attraktiv. Nur dann fühlen sie sich wohl an Körper, Seele und Geist. Genau genommen ist Progesteron das Schwangerschaftsschutz-Hormon, das während einer Schwangerschaft in gewaltigen Mengen in der Placenta gebildet wird. Ein Mangel an Progesteron führt unweigerlich zur Frühgeburt. Genau dieser Zusammenhang brachte Prof. Dr. Etienne Emil Beaulieu aus Frankreich auf die Idee, einen Progesteron-Hemmer, das RU-486, zu entwickeln, das unmittelbar eine spontane Frühgeburt einleitet.
Außerhalb der Schwangerschaft wirkt Progesteron besonders antidepressiv und kann auch als Schönheits-Hormon bezeichnet werden. Es hebt die Stimmung und hemmt sogar Schmerzen. Genau

genommen ist der Menstruationszyklus (Regelzyklus) einer Frau eine Vorbereitung auf eine Schwangerschaft. Diese wird unterbrochen, wenn sich kein befruchtetes Ei in der Gebärmutterschleimhaut eingenistet hat. Für diesen ungeheuer komplizierten Vorgang ist ein harmonisches Aufeinanderabstimmen vieler Hormone notwendig, wobei aber Oestrogen und Progesteron den Ton angeben.
Ein Mangel an Progesteron wird auch für das prämenstruelle Syndrom (PMS) verantwortlich gemacht, das viele Frauen bis zu einer Woche vor der Regel bereits mit Stimmungsschwankungen, Kopfschmerzen, Bauchschmerzen, Wassereinlagerungen ins Bindegewebe und zum Teil Zwischenblutungen belästigt. Hierfür ist sehr oft auch ein extremer Vitamin B6-Mangel verantwortlich; denn ohne Vitamin B6 können die Geschlechts-Hormone nicht gebildet werden. Auch Schwangere und Frauen, die oestrogenhaltige Mittel zur Schwangerschaftsverhütung einnehmen, verbrauchen stark vermehrt Vitamin B6 sowie Folsäure und Niacin. Wenn allein Folsäure während der Schwangerschaft fehlt, kommt es sehr häufig zu Mißbildungen der Embryos, insbesondere im Bereich des Wirbelkanals und in Verbindung mit Vitamin B12-Mängeln auch zur sogenannten Hasenscharte oder Lippen-Gaumen-Kiefer-Spalte. Ein Ausgleich dieser Nährstoffe wirkt bei diesen Erkrankungen, Beschwerden und Mißbildungen oft wahre Wunder.
Bereits ab dem dritten Lebensjahrzehnt, beginnt der Progesteron-Spiegel bei Frauen abzunehmen. Häufig machen sich dadurch Störungen des Menstruationszyklus (Regelzyklus) bemerkbar. Zyklen, bei denen keine reifen Eier in den Eierstöcken produziert werden, sind Folgen von Progesteron- und Oestrogen-Mängeln. Progesteron ist das wichtigste Hormon zur Verhütung von Osteoporose, also dem Abbau von Knochensubstanz. Die Osteoporose trifft Frauen um ein vielfaches mehr gegenüber den Männern. Zur Verhinderung von Osteoporose gehören auch ausreichende Mengen an Vitamin D, Kalium, Calcium und Magnesium.
Interessanterweise bekommen Menschen im sonnigen Süden nur halb so oft Osteoporose, da das Sonnenlicht das Vitamin D aktiviert und

in die biologisch aktive Form des Vitamins umwandelt. Außerdem werden durch vermehrtes Sonnenlicht, und insbesondere auch durch Helligkeit, vermehrt Progesteron und Oestrogene gebildet.
Bei genauerem Beobachten des Knochen-Stoffwechsels stellen wir fest, daß Knochen von sogenannten Osteoblasten laufend aufgebaut und von sogenannten Osteoklasten laufend abgebaut werden - und genau dadurch der Knochen auch entsprechend der Belastung angepaßt werden kann. Deswegen ist viel Bewegung zum Erhalt der Knochendichte auch von herausragender Bedeutung. Solange also ein Gleichgewicht von Knochenabbau und -aufbau vorhanden ist, bleiben die Knochen stabil. Ab dem 35. Lebensjahr gewinnen die Osteoklasten langsam die Oberhand, so daß sowohl Frauen als auch Männer im Schnitt pro Jahr 1 % ihrer Knochenmasse verlieren. Nach den Wechseljahren verstärkt sich der Knochenabbau bei Frauen, so daß sie in dem darauffolgenden Jahrzehnt im Durchschnitt 2-4% ihrer Knochenmasse pro Jahr verlieren. Normalerweise flaut der Knochenabbau danach bei Frauen wieder ab und beträgt - wenn keine Störungen vorliegen - wieder ca. 1 % pro Jahr.
Die Wirkungen der Geschlechts-Hormone auf den Knochen erscheinen zunächst widersprüchlich: Einerseits gibt es in den Knochen Rezeptoren (Empfänger) für Oestrogen, das die Osteoklasten (Knochenabbauer) aktiviert - andererseits stoppt Oestrogen vermehrten Knochenabbau, wenn gleichzeitig genügend Progesteron vorhanden ist. Es gibt nämlich auch Rezeptoren für Progesteron in den Knochen, die die Aktivität von Osteoblasten (Knochenaufbauern) anregen. Deswegen können nur Oestrogen und Progesteron in harmonischen Mengenverhältnissen sowohl einen übermäßigen Knochenabbau stoppen als auch den Knochen sogar teilweise wieder aufbauen. Dafür müssen allerdings genügend Nährstoffe im Zellmilieu der Knochen vorhanden sein. Dafür ist eine besondere Ernährungsweise empfehlenswert, die besonders viel Calcium, Kalium und Magnesium enthält sowie Vitamin D, das allerdings durch Sonnenlicht oder UV-Licht aktiviert werden muß.
Besonders wirkungsvoll ist auch die Gabe von Lebertran. Für Frauen,

die aus Familien mit Osteoporose-Erkrankungen stammen, ist eine entsprechende Prophylaxe mit Nährstoffen besonders wichtig. Sie sollten auch rechtzeitig Knochendichtemessungen und gegebenenfalls eine begleitende Therapie durchführen lassen.
Entscheidend für die Knochendichte ist auch bereits in Jugendjahren die Menge des Calciums, die ein Mensch zu sich nimmt. Dieses ist besonders wichtig, da etwa 25 % aller Frauen mit dem Risiko einer fortschreitenden Osteoporose leben. Und Osteoporose bedeutet mit zunehmendem Alter auch Zunahme von Schmerzen, Verkrümmung der Wirbelsäule, hohes Risiko für Knochenbrüche und oft vorzeitiger Tod.
Dieses grausame Schicksal kann vermieden werden, wenn rechtzeitig eine gezielte Therapie nach den Kriterien der Zell-Milieu-Medizin stattfindet. Leider trinken immer weniger Menschen Milchprodukte, sondern bevorzugen Limonaden und Cola-artige Getränke, die wenig Calcium und dafür viel Phosphor enthalten. Jedoch durch ein Überangebot an Phosphor wird der Calciumgehalt der Knochen noch vermindert.
Die spannendsten und neuesten Forschungsergebnisse über Progesteron kommen von Prof. Dr. Etienne-Emil Beaulieu und seinem Forscherteam aus Frankreich.
Progesteron nimmt offensichtlich Einfluß auf den Verlauf verschiedener Nervenerkrankungen. Schon länger ist bekannt, daß Progesteron auch in Zellen des Gehirns produziert wird. Interessanterweise hilft es den Nervenzellen offensichtlich, untereinander zu kommunizieren. Damit gehört Progesteron, wie z.B. auch Oestrogen und Testosteron, zu den Stoffen, die ähnlich wie Neurotransmitter (Nervenbotenstoffe) wirken. Denn diese Neurotransmitter transportieren Botschaften von einer Nervenzelle zur anderen Nervenzelle und sind somit Teil des unvorstellbar komplizierten Kommunikationsnetzwerkes innerhalb des Körpers. Progesteron wird auch in den sogenannten Schwann'schen Zellen des peripheren Nervensystems gebildet und nimmt dadurch auch Einfluß auf das periphere Nervensystem und scheint eine bislang unidentifizierte Rolle bei den Funk-

tionen des Berührungs- und Tastsinnes sowie den motorischen Funktionen des Bewegungsapparates zu spielen.
Prof. Beaulieu und sein Team entdeckten, daß Progesteron die Schutzhüllen der Nerven (die sogenannten Myelin-Scheiden) schützt. Nur intakte Myelin-Scheiden können normale Funktionen der Nerven- und Gehirnzellen garantieren. Außerdem hilft Progesteron, Nervenverletzungen zu reparieren, was in Versuchen mit Mäusen gezeigt werden konnte.
Das Aufregende an diesen Entdeckungen ist, daß z.B. bei der Multiplen Sklerose eine Schädigung der Myelin-Scheiden der Nervenzellen die Hauptschädigung darstellt. Die Multiple Sklerose ist eine im allgemeinen schubweise verlaufende Erkrankung von Nervenzellen, die mit Empfindungsstörungen, zunehmender Muskelschwäche, Sehschwäche, Problemen der Koordination von Bewegungsabläufen und schließlich mit Paralyse von Nerven einhergeht. Obwohl in den letzten beiden Jahrzehnten sehr intensiv auf dem Gebiet der Multiplen Sklerose nach Ursachen und Therapien geforscht wurde, ist dieses Kapitel noch nicht abgeschlossen. Auf jeden Fall scheint Progesteron einer der wesentlichen Bausteine in der Gesamttherapie von der Multiplen Sklerose zu werden.
Bei all diesen Krankheiten zeigt sich, daß eine bewußte Ernährung zur Prophylaxe und ein Ausgleich von Mangelzuständen an Nährstoffen, Enzymen, Hormonen und Super-Hormonen, entsprechend dem tatsächlichen Bedarf bei dem individuellen Krankheitsbild, mit Hilfe des Diagnose- und Therapiekonzepts der ZMM in ausgewogener Dosierung sehr segensreich sind. Diese Prozesse werden durch die weiteren Säulen des Quadro-Prinzips der Zell-Milieu-Medizin sehr deutlich in Prophylaxe und Therapie verbessert. Auf natürliche Art kann die körpereigene Produktion der Super-Hormone und Hormone gesteigert werden, pflanzliche Enzyme, Hormone, Wirk- und Heilstoffe sorgen für einen jugendlichen Stoffwechsel.
Je mehr wir über die Wirkungen für Gesundheit und Lebensqualität sowie den Kampf gegen frühzeitiges Altern und Altersbeschwerden lernen, desto gezielter und individueller können wir das gesamte

Potential des Quadro-Prinzips der Zell-Milieu-Medizin individuell in optimalen Kombinationen einsetzen und das ganze Konzept eines erfolgreichen Kampfes für eine optimale Lebensqualität und ein deutliches Zurückstellen der biologischen Altersuhr auf der Basis einer gezielten Ernährungsweise aufbauen. Progesteron ist dabei nur eine sehr interessante Komponente in dem Gesamtorchester der Möglichkeiten.

V. 8. Testosteron macht den kleinen Unterschied

Testosteron wird als das eigentliche männliche Hormon angesehen und wird überwiegend in den Keimdrüsen des Hodens gebildet. Es ist ein Steroid-Hormon, für dessen Synthese ebenfalls Cholesterin und als weitere Zwischenstufe das Pregnenolon notwendig sind. Genau betrachtet wird das eigentliche Hoden-Hormon Testosteron in den Zwischenzellen des Hodengewebes gebildet. Ebenfalls männlich (= androgen) wirkende Hormone werden zusätzlich auch von der Nebennierenrinde produziert - im übrigen wird auch bei Frauen ein wenig Testosteron in der Nebennierenrinde und in den Eierstöcken gebildet. Genau betrachtet gibt es eine große Bandbreite der Produktionsverhältnisse von weiblichen und männlichen Hormonen bei Frauen und Männern, so daß man durchaus auch von recht „männlichen Frauen" und recht „weiblichen Männern" sprechen kann, bis hin zu den „extrem weiblichen" Frauen und den „extrem männlichen" Männern. Unter dem Einfluß von Testosteron entwickeln sich die sekundären männlichen Geschlechtsmerkmale, die mit der Pubertät einhergehen. Die Ausfallserscheinungen durch Kastration sind schon lange bekannt. Sie wurden früher bei Eunuchen als Haremswächter häufig beobachtet. Besonders begabte Sängerknaben wurden früher kastriert, damit sie ihre knabenhafte hohe Stimme behielten. Wenn die Kastration vor Einsetzen der Pubertät vorgenommen und somit der Testosteronschub verhindert wurde, entwickelten diese armen „männlichen" Menschen einen sehr weiblich anmutenden Körperbau. Allerdings waren deren Verhaltensauffälligkeiten teilweise auch psychisch bedingt, da sie sich nicht als „ganze" Männer fühlen konnten. Durch die Verwendung vieler chemischer Substanzen in der Umwelt findet eine erschreckend rasante „chemische Kastration" von männlichen Tieren und Männern statt. Viele Pflanzenschutzmittel, Medikamente und Hormone gelangen über unsere Abwässer in die Meere und somit in die Fische. Haustiere werden mit Hormonen behandelt, Obst, Gemüse und selbst Gewürze mit zahlreichen Chemikalien, die wir mit unserer Nahrung mit verzehren.

Viele dieser Substanzen wirken im Körper von Tier und Mensch wie die weiblichen Oestrogene oder als Antiandrogene (gegen die männlichen Hormone). Zahlreiche Mißbildungen werden zunehmend beobachtet, die letztlich dazu führen, daß das Leben auf unserem Planeten „verweiblicht". So hat sich beim Menschen in der Zeit von 1950 bis 1996 die Anzahl der männlichen Spermen mehr als halbiert. Immer mehr Spermen zeigen Mißbildungen und sind in ihrer Beweglichkeit gestört. Die männliche Unfruchtbarkeit nimmt immer schneller bedrohliche Ausmaße an. Auch an diesem Beispiel zeigt sich, daß der Mensch ist, was er ißt. Wir können nur einen gesunden Stoffwechsel haben, wenn wir auch „gesunde" Bausteine und natürliche Wirkstoffe in ausgewogenen Mengenverhältnissen mit unserer täglichen Nahrung zu uns nehmen.
Im ungestörten erwachsenen männlichen Organismus erfolgt eine kontinuierliche Produktion von Testosteron, das für die Reifung der Spermen und für die Tätigkeit vieler Drüsen im Genitaltrakt wichtig ist. Die Abbauprodukte des Testosterons (wie z.B. das Androsteron) nennt man Anabolika. Diese wirken außerhalb des Genitaltraktes ähnlich wie die männlichen Geschlechts-Hormone auf den allgemeinen Stoffwechsel ein. Sie fördern den körpereigenen Eiweißaufbau (Proteinaufbau) und erhöhen als Folge den Stickstoffgehalt. Man bezeichnet diese Wirkung als „anabole" Wirkung. Viele Kraftathleten haben chemisch abgewandelte Testosterone (die sog. Androgene) eingesetzt, um mehr Muskelmasse zu bilden und damit im Sportwettkampf bessere Leistungen zu erzielen. Bodybuilder benutzen diese Anabolika vielfach, um männlicher auszusehen.
Inzwischen hat man festgestellt, daß dieses „Doping" weitreichende Nebenwirkungen für den gesamten Hormonhaushalt, und insbesondere auch den Knochenbau und die Sexualfunktionen, hat, so daß der Einsatz deutlich kritischer gesehen wird und im Sport offiziell verboten ist.
In sehr vielen Organsystemen gibt es Testosteron-Rezeptoren (Bindungsstellen zum Andocken) und so auch im Gehirn. Das Gefühl, ein Mann zu sein, hängt gerade auch von der Funktion betroffener

Hirnzellen ab, denn die Libido entsteht nicht in den Sexualorganen, sondern ist primär eine mentale Funktion. Die sexuellen Wünsche beginnen im Kopf - oder genauer in der Phantasie - und nicht in den Genitalien. Das ganze männliche Gehabe, sein Auftreten und sein Imponierverhalten beginnen im Kopf und sind zugleich abhängig vom Testosteron. Ein Mangel an Testosteron hat also dramatische Auswirkungen auf die Stimmung und das Verhalten eines Mannes. Die Gesamteffekte sind vergleichbar den Veränderungen einer Frau während und nach den Wechseljahren. Nur fällt diese Veränderung beim Mann zunächst nicht so stark auf, weil er keine dramatische Veränderung wie die Frau in den Wechseljahren hat. Bei Männern geht dieser Abbau der jugendlichen Hormonprogramme langsamer, dafür aber kontinuierlicher vor sich. Im Endergebnis aber ist das Resultat bei beiden gleich.

Altern hat etwas mit Verlust an Lebensqualität zu tun und diesen Prozeß kann man mit den Erkenntnissen der Zell-Milieu-Medizin und der Hormonforschung deutlich abmildern. Jeder kann versuchen, möglichst „jung alt zu werden".

Natürliches Testosteron spielt allerdings eine bedeutende Rolle für Gesundheit und Wohlbefinden beider Geschlechter und diese Wirkungen gehen weit über die Vorstellung von Körperkraft und Sexualität hinaus. Leider nimmt die Testosteron-Produktion mit zunehmendem Lebensalter ab. Genau deshalb spielt Testosteron auch für die Jugendlichkeit bzw. den Alterungsprozeß eine sehr bedeutsame Rolle und gehört deshalb zu den Super-Hormonen, die dafür sorgen können, daß man „jung alt wird" und voller Lebenskraft und Lebensfreude bis ins hohe Alter bleibt.

Testosteron erhält nicht nur Männern ihre Energie, Körperkraft und ihre Libido, sondern zum Teil auch den Frauen - aber bei Männern ist Testosteron für die männliche Spielart dieser Eigenschaften verantwortlich. Auch gefühlsmäßig assoziieren wir Testosteron mit Körperkraft, mit Energie und Durchsetzungswillen - und wer möchte sich nicht vital fühlen und jünger und gesund aussehen und es auch tatsächlich in jeder einzelnen Körperzelle sein.

Wenn mit zunehmendem Alter der Testosteron-Spiegel bei Männern fällt, merken manche Männer ab Mitte 30, daß Potenzprobleme auftreten und ihr Interesse an sexueller Betätigung nachläßt. Bereits mit Mitte 40 ist eine erschreckende Anzahl von Männern impotent, worunter die Betroffenen meist extrem leiden. Ein Mangel an Testosteron allein ist nicht immer die Ursache für Impotenz. Häufig verlieren Männer mit einem Testosteron-Mangel einfach das wirkliche Interesse an Sexualität, weil der Sexualtrieb des Mannes etwas mit positiver Aggression zu tun hat und die Kraft des Aggressionsverhaltens von der Testosteronmenge abhängt. D.h. die Betroffenen fühlen sich impotent, obwohl sie es „technisch" gesehen eigentlich gar nicht sind. Eine Behandlung mit Testosteron kann die Potenz über Nacht zurückbringen, wobei Testosteron das gesunde Interesse an der Sexualität zurückbringt und damit indirekt die Potenz. Ganz anders sind die Ursachen der Potenzstörungen, die aufgrund von Gefäßveränderungen zustande kommen. Hier ist häufig chirurgische oder medikamentöse Hilfe möglich. Allerdings warnen viele Urologen vor einer dauerhaften Einnahme von Testosteron, da das Risiko an Prostatakrebs zu erkranken, steigen könnte. Diese Untersuchungsergebnisse sind aber noch nicht abschließend zu beurteilen. Glücklicherweise gibt die Anhebung der Eigenproduktion von Testosteron durch das Quadro-Prinzip der Zell-Milieu-Medizin die Chance, daß ein Mann auch im hohen Alter nicht auf ein freudiges Sexualleben verzichten muß. Denn auch ein befriedigendes Sexualleben gehört zu einer guten Lebensqualität. Weder für Frauen noch für Männer im höheren Lebensalter muß ein glückliches Sexualleben der Vergangenheit angehören. Es ist einfach nicht wahr, daß mit zunehmendem Alter automatisch das Interesse an beglückender Sexualität und seiner tiefergreifenden Komponente der Zärtichkeit abnehmen muß. Für Männer und Frauen sind die Chancen durch die individuellen Diagnose- und Therapiemöglichkeiten der ZMM, einschließlich der Eigenproduktion bzw. gezielten medikamentösen Dosierung der Super-Hormone Melatonin, DHEA, Pregnenolon und Testosteron, im Einklang mit einer ausgewogenen Ernährung und pflanzlichen Wirk-

stoffen die Basis, „jung alt zu werden“ und deutlich länger gut zu leben als bislang von Versicherungsmathematikern hochgerechnet wurde.
In den USA nehmen bereits sehr viele Männer Testosteron ein und es sieht so aus, als ob für Männer der gleiche Hormon-Boom einsetzt wie für Frauen, die bereits nach oder während der Wechseljahre Oestrogen (und Gestagen) einnehmen. Dabei geht es nicht nur um die sexuelle Funktion des Mannes, sondern Testosteron hat weitreichende Konsequenzen für die physische und geistige Gesundheit eines Mannes im höheren Lebensalter. Niedrige Testosteron-Spiegel führen dazu, daß ein Mann sich physisch und psychisch schwach fühlt und schneller alt wird. Die Knochendichte nimmt ab und das Risiko für Anämie („Blutarmut“) steigt. Betroffene Männer haben sehr wenig Appetit und nehmen dadurch zu wenig Nährstoffe auf - ein Kreislauf des schnelleren körperlichen Verfalls und somit eine Steigerung des vorzeitigen Alterungsprozesses nehmen ihren Lauf.
Einen besonderen Effekt hat Testosteron auch für die Figur. Nicht nur, daß das Testosteron eine männliche Ausprägung des Körperbaues verursacht, ein hoher Testosteron-Spiegel sorgt auch dafür, daß wenig Fett in das Bindegewebe und ins Unterhautfettgewebe eingelagert wird. Bei Männern wird Fett ab Mitte Vierzig, insbesondere im Bereich der Bauchhaut, gespeichert. So zeigte sich bei einem Mann, dem nach einer schweren Verbrennung im Alter von 25 Jahren Haut aus der Bauchregion auf seinen verletzten Handrükken transplantiert wurde, daß die Haut auf dem Handrücken ab dem 45. Lebensjahr langsam aber sicher ein Fettpolster bildete, vergleichbar der zunehmenden Fetteinlagerung in seiner Bauchhautregion, während hingegen die Originalhaut auf seinem anderen Handrücken fettarm blieb. Je geringer der Testosteron-Spiegel beim Mann wird, desto mehr Probleme bekommt er, sein Gewicht zu halten.
Wie schon erwähnt, führt Testosteron-Mangel auch zu körperlicher Schwäche und Antriebslosigkeit. Ein Betroffener verliert die Lust an Sport und körperlichen Aktivitäten. Statt Lustempfinden fühlt er Frust und den versucht er durch Essen und Trinken auszugleichen. Diese

negative Entwicklung ist ein Antiprogramm für Lebensqualität.
Andererseits sind Männer mit Steigerung des Testosteron-Spiegels vom Gefühl wieder jünger und agieren auch eher wie junge Männer. Sie haben wieder Freude an körperlicher Bewegung, ihre Libido steigt, sie brauchen weniger Ersatzvergnügen, wie Alkohol und Völlerei, und mit der jugendlichen Stimmung kehrt auch eine gesunde Eitelkeit zurück. Überschüssiges Gewicht wird abgebaut, der Körper wird wieder stark und der Mann sieht gut aus. Sein Selbstwertgefühl steigt und er lebt und fühlt wieder wie ein jüngerer Mann.
Das Gewicht eines Mannes in den mittleren Jahren, d.h. zwischen dem 45. und dem 65. Lebensjahr, hat auch etwas zu tun mit seinem Risiko, an einem Herzinfarkt oder Schlaganfall zu sterben. Entscheidend ist aber, daß nicht ein Risikofaktor allein zum Herzinfarkt oder Schlaganfall führt bzw. Arterien verschließt, sondern die Kombination der Risikofaktoren und der individuelle Risikofaktor aufgrund von familiärer Anfälligkeit bestimmen das Ergebnis. Dieses Risiko steigt mit zunehmendem Gewicht und zunehmend erhöhten Cholesterinwerten sowie bei Bewegungsmangel, Alkohol- und Zigarettenkonsum - das tatsächliche biologische Alter des Menschen ist insgesamt gesehen also auch eine Frage des Lebensstils.
Wenn Sie nun den durchschnittlichen Lebensstil eines jungen kräftigen Mannes mit dem eines Mannes mittleren Alters vergleichen, sind die Unterschiede offensichtlich und brauchen nicht weiter erläutert zu werden. Aber warum geben so viele Männer mit zunehmenden Jahren ihren jugendlichen Lebensstil auf? Eine dieser Antworten heißt: geringere Spiegel an körpereigenen Hormonen und Super-Hormonen mit zunehmendem Lebensalter - und damit auch Veränderung der Grundstimmung und der Zielsetzungen.
Eine weitere Antwort heißt: liebgewonnene aber gesundheitsschädliche Lebensgewohnheiten und zunehmende Bequemlichkeit - auch durch Mangel an Testosteron.
Und die dritte Antwort heißt: nährstoffarme Essgewohnheiten statt vollwertiger Ernährungsweise.
In den folgenden Kapiteln über Ernährungsmedizin und pflanzliche

Wirkstoffe werden Sie noch viel darüber erfahren, was Sie selbst für eine hohe Lebensqualität und die Senkung der Erkrankungsrisiken tun können. Auf jeden Fall gehört Testosteron mit zu den Voraussetzungen für ein gesundes und langes Leben, insbesondere für den Mann - aber auch für die Frau, da (wie am Kapitelanfang beschrieben) Frauen zwar weniger Testosteron produzieren, diese Mengen aber für den gesamten Stoffwechsel von großer Bedeutung sind.

V. 9. Insulin und Diabetes

Wie am Anfang dieses Kapitels über Hormone beschrieben, gibt es sehr viele verschiedene Hormone mit den unterschiedlichsten Wirkungen für den Körper.
Ich nannte
- die Steroid-Hormone;
- die von den Aminosäuren abgeleiteten Hormone;
- die Peptid- und Proteo-Hormone.

Obwohl bereits ein Großteil der Funktion dieser Hormone im Körper bekannt sind, ist die weltweite Forschung noch keinesfalls abgeschlossen. Im Vordergrund der Forschung stehen zur Zeit wohl die Bauchspeicheldrüsen- und Schilddrüsen-Hormone, weil Diabetes (Zuckerkrankheit) und Schilddrüsenerkrankungen in den Industrieländern einen rasanten Anstieg zeigen. Die Bauchspeicheldrüse produziert das Super-Hormon Insulin. Insulin hilft nach neuen Erkenntnissen dem Abwehrsystem, Interferon und T-Lymphozyten zu stimulieren, die das Immunsystem erst bei einem Angriff in Schwung bringen. Dabei ist Insulin vom Chrom abhängig (s. Spurenelemente). Das Super-Hormon DHEA steigert übrigens die Effektivität von Insulin. Zu hohe Insulin-Spiegel behindern dagegen die DHEA-Produktion, da Insulin im Übermaß ein wichtiges, die DHEA-Produktion anregendes, Enzym blockiert. Insulin ist eigentlich das wichtigste Super-Hormon, denn jede Körperzelle braucht für ihren Energie-Stoffwechsel unbedingt Zucker. Dieser kann nur in die Körperzellen gelangen, wenn Insulin als ein Transporteiweiß dem Zucker hilft, die Zellwandbarriere zu überwinden und auf diese Art und Weise in die Zellen hineinzugelangen. Insbesondere die Hirnzellen benötigen Zucker für ihre sehr hohen Energieleistungen. Daher ist Insulin als Transporteur des Zuckers absolut lebensnotwendig, wobei das Zuckergleichgewicht zwischen Blutzucker und Zellzucker vom Insulin normalerweise sehr sensibel gesteuert wird. Ein Mensch trägt bei Unterzuckerung sehr schnell massive Schäden in den Organen davon (z.B. hypoglykämischer Schock). Bei erhöhten Blutzuckerwerten

entwickelt sich die Zuckerkrankheit (Diabetes) mit vielen Folgestörungen. In unserer Nahrung muß Zucker aber nicht enthalten sein, da unser Stoffwechsel aus Kohlehydraten aus der pflanzlichen Nahrung immer genügend Zucker abspalten kann (siehe später).
Leider wird sehr vielen Lebensmitteln Zucker zugesetzt, so daß wir uns inzwischen an einen süßen Geschmack gewöhnt haben, ohne die enormen Zuckermengen zu realisieren. So enthält 1 Liter Cola-Getränk mindestens 43 Stückchen Würfelzucker und in Limonade sind es mehr als 35 Stückchen. Auch in Fertiggerichten wird sehr viel Zucker verwendet, den man nicht unmittelbar herausschmeckt. Der durchschnittliche Zuckerverbrauch ist seit dem Jahr 1900 bis jetzt um das 60-fache gestiegen, nämlich von 1 kg pro Jahr auf 60 kg jährlich. Diese ungeheuren Zuckermengen führen zu einer immer stärkeren Verarmung an Chrom im Stoffwechsel, was wiederum die Risiken für die genannten Zivilisationskrankheiten entsprechend steigert (Einzelheiten s. Chrom). Gerade am Beispiel des Hormons Insulin wird deutlich, was bereits ein kleiner Mangel an einem Super-Hormon bzw. an den Bausteinen zur Synthese eines Super-Hormons für den Gesamtstoffwechsel bedeutet und welche katastrophalen Folgen der Totalausfall der Produktion nur eines Super-Hormons hat. Bei leichtem Insulin-Mangel reicht es, Medikamente zu geben, die die Insulinproduktion des Körpers steigern. Wenn die Eigenproduktion nicht mehr ausreichend gesteigert werden kann, muß körperfremdes Insulin substituiert werden. In Deutschland leben zur Zeit mindestens 1 Million Diabetiker, wobei 2 Formen des Diabetes (Zuckerkrankheit) unterschieden werden:
Typ I ist die angeborene Form und betrifft in der Regel bereits kleine Kinder. Es liegt eine angeborene Störung der Insulinproduktion vor, das in den Zellen der Bauchspeicheldrüse von den Langerhans'schen Zellen gebildet wird. Meist ist die Störung derart stark, daß Insulin gespritzt werden muß.
Typ II stellt die erworbene Form des Diabetes dar, die meist erst im mittleren oder höheren Erwachsenenalter auftritt. Von daher spricht man volkstümlich auch vom „Altersdiabetes“.

Auch wenn die Patienten mit Insulin oder mit Medikamenten behandelt werden, die die Insulinproduktion steigern, liegt das Hauptrisiko für die Betroffenen in den langjährigen Folgen für die Gefäße. Deshalb dürfte sich die notwendige Behandlung nicht auf das Senken des Blutzuckers in die Nähe der Normalwerte beschränken, da das eigentlich nur die Symptome kuriert. Hierdurch wird nicht die Ursache der mangelnden Insulinproduktion behandelt und vor allen Dingen mit alleiniger Insulin-Gabe in keiner Weise auf die Besonderheiten des Stoffwechsels und deren Folgeerkrankungen bei Betroffenen Rücksicht genommen. Hier genau setzt das Diagnose- und Therapiekonzept der ZMM an, indem es chronische Mangelzustände an lebenswichtigen (essentiellen) Nährstoffen gezielt ausgleicht und allein dadurch häufig zu einer Verbesserung der Eigenproduktion von Insulin führt. Gerade mit einer individuellen Gabe der verschiedenen Nährstoffe, nach einer Analyse in den roten Blutkörperchen, ist eine individuelle und von daher gezielte Therapie möglich, durch die sogar bereits aufgetretene Schäden zum großen Teil rückgängig gemacht werden können. Besonders groß sind die Mängel an folgenden Nährstoffe: Vitamin B1, B6, Chrom, Mangan, Magnesium, Kalium, Methionin, Cystein, Glutamin und essentiellen (lebenswichtigen) Fettsäuren.
Vor allen Dingen aber ist die vorbeugende Behandlung zur Verhinderung dieser Schäden das erklärte und erreichbare Ziel - denn Diabetes-Patienten haben ein besonders hohes Risiko für Herz-Kreislauf- und Gefäßschäden sowie für die gefürchtete Polyneuropathie (Schäden an Nerven in vielen Körperbereichen). Auch heute noch werden gerade Diabetiker vom Typ I als Komplikation des Diabetes bereits in jungen Jahren blind durch eine Degeneration der Macula (Stelle des schärfsten Sehens).
Wieviel Leid kann Diabetikern mit dem Quadro-Prinzip der Zell-Milieu-Medizin erspart und wieviel Bypass-Operationen, Herzinfarkte und Schlaganfälle können verhindert werden. Auch chronische Nierenschäden sind eine häufige Spätfolge von Diabetes. Diese Komplikation ist eine der wesentlichen Ursachen für eine Dialyse-Behandlung

oder Nierentransplantation. Heutzutage sind die meisten Amputationen von Füßen oder Unterschenkeln nicht mehr allein Folgen übermäßigen Tabakkonsums, sondern sind Spätfolgen des Diabetes.

V. 10. Schilddrüsen-Hormone sind die Dirigenten des Stoffwechsels

Die Schilddrüsenzellen bilden ein besonderes Protein, das Thyreoglobin enthält. Mit Hilfe von Jod werden daraus die weiteren Schilddrüsen-Hormone, wie das Thyroxin und das Tri-Jod-Thyronin, gebildet, welches etwa 5mal stärker wirksam ist als das Thyroxin. Nach Maßgabe des Bedarfs bildet die Schilddrüse das richtige Mengenverhältnis dieser beiden Hormone, wenn die dafür notwendigen Bausteine vorhanden sind, wie insbesondere Aminosäuren und Jod, und weiterhin mehrere Enzyme, die wiederum aus Aminosäuren, Vitaminen, Mineralstoffen und insbesondere Spurenelementen (in den aktiven Zentren der Enzyme) bestehen.
Die Schilddrüsen-Hormone sind unentbehrlich für das Wachstum und die Entwicklung des Menschen und für einen jugendlichen Stoffwechsel. Deswegen, und weil sie die Dirigenten praktisch des gesamten Hormonhaushaltes darstellen, sind sie Super-Hormone. Zuwenig Schilddrüsen-Hormone bei Jugendlichen, oder gar deren Ausfall, führt zu schweren Entwicklungsstörungen, wie z.B. dem Kretinismus, bei dem der frühkindliche Organismus bereits im Mutterleib schwerwiegende Schäden davonträgt. Ursache ist eigentlich ein Jod-Mangel und damit eine Unterfunktion der Schilddrüse der Mutter, was überdurchschnittlich häufig in Jod-Mangel-Gebieten auftritt. Die Folgen für das Kind sind weitgehend irreparable Schädigungen und Entwicklungsverzögerungen, insbesondere der Hirnzellen und des Skelettes, oft mit Innenohrschwerhörigkeit oder Taubheit. Häufig zeigen diese Menschen eine flache Nase und eine sehr dicke Zunge. Eine Prophylaxe mit jodiertem Speisesalz in Jod-Mangel-Gebieten kann diese Krankheit verhindern.
Bei Erwachsenen führt eine Unterfunktion der Schilddrüse zur sogenannten Hypothyreose. Diese Menschen sind häufig in ihrem allgemeinen Antrieb stark gelähmt, nehmen leicht an Gewicht zu und zeigen in schweren Fällen starke psychische Auffälligkeiten. Die Haut ist meist trocken und rauh und oft gelblich gefärbt. Das Haar ist

glanzlos und struppig, die Stimme heiser und auffällig rauh und tief. Auch leiden diese Menschen oft unter extremer Obstipation (Verstopfung) und haben ständig das Gefühl zu frieren. Auch der Blutdruck ist sehr niedrig, der Puls sehr langsam und es zeigen sich bei vielen Betroffenen Muskelkrämpfe und Mißempfindungen in Armen und Beinen. Auch der Blutzucker-Spiegel ist häufig erniedrigt, weil die Schilddrüsen-Hormone auch die Insulinproduktion anregen sollten. Betroffene zeigen häufig erhöhte Cholesterin- und Homocysteinsäurewerte als Folge von Mängeln, insbesondere an Vitamin B12, Folsäure und Vitamin C. Auch Eisen und viele andere Nährstoffe werden schlechter aufgenommen, weil die Darmfunktion und somit der Zell-Stoffwechsel insgesamt schlechter funktioniert. Daher wird auch häufig eine Anämie (Blutarmut) beobachtet.
Allerdings gibt es auch eine Überproduktion der Schilddrüsen-Hormone, die sogenannte Hyperthyreose. Dabei wird der Stoffwechsel aller Körperzellen krankhaft überstimuliert. Hierfür gibt es verschiedene Ursachen von Autoimmunprozessen, bei denen sich körpereigene Eiweißverbindungen (Antikörper) gegen Schilddrüsengewebe richten. Eine Überfunktion kann auch Folge einer Schilddrüsenentzündung sein. In glücklicherweise selteneren Fällen steckt auch eine Krebserkrankung des Schilddrüsengewebes dahinter, weshalb im Verdachtsfall einer Schilddrüsenüberfunktion immer eine sorgfältige Schilddrüsendiagnostik stattfinden muß. Manche Menschen reagieren auf eine extreme Jod-Zufuhr ebenfalls mit einer Überfunktion der Schilddrüse, was relativ leicht therapiert werden kann. Schließlich gibt es noch eine familiär gehäuft vorkommende Wucherung von Schilddrüsengewebe mit der Folge von Überfunktion, deren Ursache noch nicht bekannt ist. Überfunktion der Schilddrüse führt zu motorischer und psychischer Unruhe und manchmal sieht man ein feinschlägiges Zittern der Finger. Die Menschen haben warmfeuchte Hände, schwitzen sehr leicht und sind trotz ständigen Heißhungers überschlank. Folge kann auch Haarausfall und eine Muskelschwäche sein sowie sehr schneller Puls und bei längerer Dauer Herzmuskelschäden. Betroffene Menschen altern schneller, da sie ihren Energie-

haushalt zu hoch fahren, so als wenn man eine Kerze an beiden Enden gleichzeitig anstecken würde. Das Aussehen und der Zustand von Haut und Haaren hängen auch von einer wohlregulierten Schilddrüse ab.
Viele sogenannte Altersdepressionen sind eigentlich nur Folge einer zu geringen Schilddrüsen-Hormonproduktion und sehr oft versuchen ältere Menschen, ihren psychischen Schwierigkeiten mit Alkohol und Tranquilizern (wie z.B. Valium oder Lexotanil) zu begegnen.
Da die Schilddrüsen-Hormone, wie gesagt, alle Körper-Stoffwechselfunktionen beeinflussen, gilt dieses selbstverständlich auch für das Immunsystem. Je niedriger Ihr Spiegel an Schilddrüsen-Hormonen ist, desto verletzlicher sind Sie gegenüber Bakterien, Viren und Pilzen. Auch sind die Entgiftungsleistungen aller Körperzellen vermindert mit den Krankheitsfolgen von Allergien über Herz-Kreislauf-Erkrankungen und Rheuma bis hin zu Krebs. Gerade die Immunzellen verbrauchen etwa ein Zehntel aller Nährstoffe für den täglichen Abwehrkampf und das, obwohl die Abwehrzellen nur ein Milliardstel ihrer etwa 70 Billionen Körperzellen ausmachen.
Mit Hilfe des Quadro-Prinzips der Zell-Milieu-Medizin, nämlich dem Ausgleich fehlender Nährstoffe und dadurch erhöhte Eigenproduktion der Schilddrüsen-Hormone (bzw. im Bedarfsfall Gabe zusätzlicher Schilddrüsen-Hormone) sowie pflanzlicher Enzyme, Wirk- und Heilstoffe, blühen diese Menschen wieder zu voller Energie, Frische und Jugendlichkeit auf. Die Eigenproduktion der Schilddrüsen-Hormone wird auf natürliche Weise besser reguliert. Bei vielen Menschen geht sogar der Kropf, bzw. die Struma (vergrößerte Schilddrüse), zurück.

Kapitel VI Enzyme bringen Leben in den Körper

Ohne körpereigene Enzyme läuft im Körper eigentlich nichts. Diese Eiweißmoleküle sind im Organismus an allen wichtigen Prozessen beteiligt oder machen diese vielfach überhaupt erst möglich. Zur Zeit sind mehr als 2.500 unterschiedliche körpereigene Enzyme bekannt. Wissenschaftler schätzen ihre tatsächliche Anzahl aber auf etwa 5.000. Enzyme sind Biokatalysatoren, d.h. sie sorgen dafür, daß biochemische Prozesse im Körper ablaufen können, wobei die einzelnen Enzyme ihre ganz spezifische Arbeit verrichten. Zum Beispiel sorgen sie für alle Verdauungsprozesse, die Sauerstoffaufnahme, Energie-, Reparatur- und Zellerneuerungs-Stoffwechsel sowie die Herstellung von Hormonen, Super-Hormonen und Nervenbotenstoffen. Auch die Blutgerinnung und die Wundheilung werden von Enzymen gesteuert. Enzyme vermitteln die Abwehr von Bakterien, Viren und Pilzen und aktivieren den Kampf gegen Krebszellen. Auch Gifte und Schadstoffe werden durch Enzyme gelöst und transportfähig gemacht. Genau betrachtet vermitteln Enzyme schwierige biochemische Prozesse, die ohne diese Vermittler entweder gar nicht oder viel zu langsam ablaufen würden. Ohne Verdauungs-Enzyme würden wir zum Beispiel über 1.000 Jahre brauchen, um ein einziges Steak zu verdauen. Allein dieses Beispiel macht deutlich, daß wir ohne unsere körpereigenen Enzyme nicht lebensfähig wären. Außerdem helfen uns Bakterien in Mund-, Magen- und Darmflora mit ihren Enzymen bei der schweren Verdauungsarbeit. Enzyme beschleunigen alle Stoffwechselprozesse im Körper um ein Vielfaches, die bei normaler Körpertemperatur nur sehr langsam oder gar nicht ablaufen könnten. Enzyme machen also im Körper biochemische Prozesse bei Temperaturen zwischen 35° C bis maximal 41° C möglich, die eigentlich erheblich höhere Temperaturen bräuchten; aber mehr als 41° C kann kein Mensch überleben.

Wie bereits erwähnt, laufen in jeder einzelnen der mehr als 70 Billionen Körperzellen in jeder Sekunde mehr als 360.000 enzymvermittelte Stoffwechselreaktionen ab. Jeder Mangel an Enzymen verschlechtert

unsere Stoffwechselmöglichkeiten und mindert somit unseren Gesundheitsgrad. Größere und längerwährende Enzym-Mängel führen zu vorzeitiger Alterung und haben Krankheit zur Folge.
Unser Körper muß täglich riesige Mengen an Enzymen herstellen. Die wichtigsten Bausteine dafür sind insbesondere Vitamine, Spurenelemente und Aminosäuren. Für die Herstellungsprozesse der Enzyme sind auch die Mineralstoffe und Fettsäuren indirekt notwendig. Etwa ab dem 40. Lebensjahr läßt die körpereigene Enzymproduktion oft erheblich nach. Erste Folgen sind Blähungen, Verdauungsstörungen, Durchfälle und Verstopfung. Sie sind häufig die zuerst erkennbaren Zeichen vorzeitiger Alterung, zunächst gefolgt von Hautfalten, schlaffem Bindegewebe, Energieverlust, Verstimmungen und Schlafstörungen. Als nächstes setzen dann die weiter lebensverkürzende Alterung und die „Krankheits-Karriere“ ein.
Der Körper kann nur genügend körpereigene Enzyme bilden, wenn er möglichst optimal mit den Bausteinen der Enzyme, den Vitaminen, Spurenelementen und Aminosäuren versorgt ist und gleichzeitig genügend Mineralstoffe und Fettsäuren vorhanden sind. Die körpereigene Enzymproduktion ist auch von ausreichenden Mengen an körpereigenen Hormonen und Super-Hormonen abhängig. Auch deren Produktion hat ebenfalls ausreichende Mengen an Vitaminen, Mineralstoffen, Spurenelementen, Fettsäuren und Aminosäuren zur Voraussetzung. Letztlich ist ein optimales Zellmilieu Vorbedingung für die Produktion optimaler Mengen an körpereigenen Enzymen, Hormonen und Super-Hormonen.
Defizite können mit Hilfe der **ersten Säule des Quadro-Prinzips der Zell-Milieu-Medizin**, der **ZMM,** aufgespürt und **individuell gezielt therapiert** werden. Mit Hilfe der ZMM bekommt man die Chance, auch bei fortgeschrittener vorzeitiger Alterung und bei Krankheit, entsprechend seiner Stoffwechselindividualität, ein ausgewogenes körpereigenes Enzymmuster aufzubauen und wieder die volle Lebensqualität durch Regenerationsprozesse zu erreichen. Seit der frühen Menschheitsgeschichte werden insbesondere pflanzliche und teilweise auch tierische Enzyme in der Heilkunde eingesetzt.

Medizinmänner und Schamanen benutzten frische Blätter und Mixturen aus frischen Pflanzenteilen zum Beispiel gegen Rheuma, Fieber, Schmerzen und zur Wundheilung. Die Indianer in Mittelamerika legten die Blätter oder Früchte der grünen Ananas (Bromelien) und der Papaya auf Entzündungen und Wunden und erzielten erstaunliche Heilerfolge, selbst bei schwersten Verletzungen. Afrikanische Heilkundige lösen mit den Enzymen der Papayafrucht auch in den Körper eingedrungene Dornen und Stacheln auf.
Die pflanzlichen Enzyme unterstützen die Selbstheilungskräfte des Körpers bei Entzündungen und Verwundungen und schützen vor übermäßiger Narbenbildung. Sie verbessern die Fließeigenschaften des Blutes und der Lymphe, lösen Blutergüsse, Thrombosen und Gefäßablagerungen auf und kämpfen direkt gegen Bakterien, Viren und Pilze und können sogar Altersflecken und Warzenbildung vorbeugen bzw. bei deren Therapie helfen. Enzyme sind wirksam gegen Herpes, Gürtelrose und bei der Multiplen Sklerose (MS). Auch bei Autoimmunerkrankungen, wie Polyarthritis, Rheuma, Diabetes, Allergien und selbst bei Krebserkrankungen leistet die Enzymtherapie wertvolle Hilfe.
Die zweite Säule des Quadro-Prinzips der Zell-Milieu-Medizin sorgt für eine **gezielte Therapie mit nicht körpereigenen pflanzlichen und tierischen Enzymen, Hormonen und Super-Hormonen** sowohl zur Vorbeugung als insbesondere auch gegen die Schäden vorzeitiger Alterung und gegen Krankheiten. Gerade die gezielte Therapie mit diesen Hilfsstoffen des Stoffwechsels sorgt für eine ausgezeichnete Lebensqualität bis ins höchste Alter. Zahlreiche Körperfunktionen können mit der **dritten Säule** des Quadro-Prinzips der Zell-Milieu-Medizin, dem **begleitenden Einsatz von Pflanzen mit Enzymen, Hormonen, Wirk- und Heilstoffen** harmonisiert und einem vorzeitigen Alterungsprozeß vorgebeugt werden.
Sowohl zum Erhalt der normalen Körperfunktionen als auch bei Befindlichkeitsstörungen und zur Unterstützung der therapeutischen Säulen I und II des Quadro-Prinzips der Zell-Milieu-Medizin kann jeder Leser die an pflanzlichen Enzymen, Hormonen, Wirk- und Heil-

stoffen reichen Gewürze, Kräuter und Heilpflanzen als Nahrungsergänzung und in Form von Tees, Extrakten etc. nutzbringend einsetzen.
Die **Ernährungstherapie des Zellmilieus** mit der **Drittel-Diät** stellt die **vierte Säule** des Quadro-Prinzips der Zell-Milieu-Medizin dar. Mit Hilfe einer wirklich ausgewogenen Ernährung werden dem Körper harmonische Mengenverhältnisse an Vitaminen, Mineralstoffen, Spurenelementen, Fett- und Aminosäuren zugeführt. Dieses ermöglicht meist eine ausreichende Grundversorgung des Menschen an diesen Bausteinen des Stoffwechsels und somit sowohl die grundlegende Bildung körpereigener Enzyme, Hormone und Super-Hormone als auch eine Grundversorgung an pflanzlichen und tierischen Enzymen, Hormonen, Wirk- und Heilstoffen.

Kapitel VII Können wir das Geheimnis des „Jungbrunnens" lüften? Einer der Hauptgegner sind die Freien Radikale

Das Altern beginnt eigentlich mit dem ersten Atemzug, indem wir Sauerstoff aufnehmen. Auf der einen Seite ist Sauerstoff für den Menschen absolut lebensnotwendig, da unser Zell-Stoffwechsel ohne Sauerstoff nicht funktionieren kann. Nach etwa einer Minute ohne Sauerstoff werden die meisten Menschen bereits ohnmächtig und nach 4-5 Minuten tritt spätestens der Tod ein. Ausnahmen hiervon kommen eigentlich nur vor, wenn der Mensch gleichzeitig extrem unterkühlt ist. Aber leider entstehen im Zell-Stoffwechsel bei der Sauerstoffverarbeitung auch stark aktivierte, sauerstoffhaltige Substanzen, die man Peroxide nennt, wie z.B. Superoxid, Wasserstoff-Peroxid und Hydroxil-Radikale. Diese Stoffe nennt man Freie Radikale. Als Eselsbrücke kann man sich merken, daß diese Substanzen die körpereigenen Zellstrukturen radikal angreifen und zerstören.
Als erster hat Prof. Dr. Denham Harman, von der Universität in Nebraska, bereits 1954 die Theorie aufgestellt, daß die Freien Radikale den Alterungsprozeß bedingen. Jahrzehntelang hatte man seinen Forschungen und Theorien keinerlei Aufmerksamkeit geschenkt. Außer durch den normalen Sauerstoff-Stoffwechsel werden extrem viele Freie Radikale auch durch Stickoxide, Smog und Ozon in der Atemluft sowie Schwefeldioxid und viele Medikamente gebildet, wie z.B. Zytostatika (Chemotherapie), Sulfonamide und andere Antibiotika. Auch Schwermetalle und Insektenvertilgungsmittel sowie radioaktive Strahlen, Röntgenstrahlen und UV-Licht setzen vermehrt Freie Radikale frei. Ganz allgemein kann man sagen, daß die meisten Umweltgifte zu einer Vermehrung von Freien Radikale im Körper führen. Der Körper versucht, sich gegen diese Schäden zu wehren, die heute allgemein als „oxidativer Streß" bezeichnet werden. Zur Entgiftung dieser schädlichen Substanzen und für die Reparaturprozesse werden enorme Mengen an Vitaminen, Mineralstoffen, Spurenelementen, Fett- und Aminosäuren benötigt.

Besonders geschützt werden wir durch die Zufuhr sogenannter Freie Radikale-Fänger, den antioxidativen Substanzen. Diese nehmen wir mit der Nahrung auf. Es handelt sich dabei insbesondere um die Vitamine A, C und E sowie das Provitamin ß-Carotin, die Spurenelemente Selen, Kupfer, Zink, die mehrfach-ungesättigten Fettsäuren und die Aminosäuren Methionin, Glutathion, Cystin und Glycin. Einige Wissenschaftler bezeichnen auch noch Eisen, Mangan und die Vitamine B2 und B3 als Freie Radikale-Fänger im weiteren Sinne. Wenn die Freien Radikale durch diese Wirkstoffe nicht gebunden werden, werden Zellstrukturen hochgradig gestört oder geschädigte Zellen sterben sogar ab. Das führt bereits bei Embryos zu Mißbildungen und zu Fehlgeburten, aber auch viele degenerative Erkrankungen, wie Arthrosen, Rheuma und Organverschleiß sind die Folgen. So konnten Prof. David G. Harrison aus Atlanta, USA, und Mitarbeiter nachweisen, daß vermehrte Freie Radikale Bluthochdruck (Hypertonie) auslösen. Diese Freien Radikale reagieren in den Zellen der Gefäßwände mit dort vorhandenem Stickoxid (NO) über eine Aktivierung des Rhenin-Angiotensin-Systems (RAS) mit einer Verengung von Gefäßen und Ablagerungen an Gefäßwänden. Die Antioxidantien (insbesondere Selen) wirken dieser Auslösung des Bluthochdrucks entgegen. Letztlich sind diese Freien Radikale die Alt- und Krankmacher, die das Leben verkürzen.

Damit komme ich auf das Altern zurück: Altern ist ein universelles Geschehen, genauso wie der Tod. Aber nicht nötig ist vorzeitiges Altern oder gar ein Tod vor Ablauf der eigentlichen biologischen Lebensspanne. Nach neuesten Erkenntnissen ist es sogar möglich, noch einige Jahrzehnte anzuhängen und zwar mit ausgezeichneter Lebensqualität voller Jugendlichkeit und Gesundheit. Der Traum vom „jungen Altern“ in voller Gesundheit wird Wirklichkeit. Die weltweiten Forschungen haben diese Revolution in der der menschlichen Geschichte ermöglicht, auf daß wir unsere vollen Möglichkeiten und Kapazitäten bis an das natürliche Ende unseres Lebens ausschöpfen können. Die natürliche Lebensspanne beträgt eigentlich mindestens 120 Jahre. Entscheidend ist, daß man sofort mit diesem Programm anfangen kann - egal, wie alt man jetzt ist - egal, wie schlecht der Gesundheitszustand jetzt ist. Mit dem Quadro-Programm der Zell-Milieu-Medizin kann jeder ab sofort seine Lebensqualität verbessern und eine bereits vorschnell abgelaufene Lebenszeit um mindestens 10 bis 20 Jahre zurückstellen. Wer frühzeitig für einen optimalen Stoffwechsel seiner Körperzellen sorgt, bleibt frisch und vital und hat die Chance, eine hervorragende Lebensqualität bis ins höchste Lebensalter zu behalten - und genau damit sind wir auf der richtigen Spur des Geheimnisses des „Jungbrunnens“.

VII. 1. Wir können nicht ewig leben – aber viele Jahrzehnte länger, wenn die Telomere lang bleiben

Trotz aller wissenschaftlichen Ergebnisse und freudigen Erkenntnissen der Altersforschung, steht wohl fest, daß wir nicht ewig leben können; denn der natürliche biologische Plan in unseren Genen sieht vor, daß wir irgendwann sterben müssen. Dieses ist also ein natürlicher biologischer Prozeß. Der uralte Traum der Menschheit ist zwar, unsterblich zu sein - aber wir kommen schon ein deutliches Stückchen in den „Jungbrunnen" hinein, indem es uns gelingt, wenigstens ein paar Jahrzehnte länger, vitaler und gesünder zu leben.
Bereits im Jahr 1995 haben Wissenschaftler der Geron-Company in Kalifornien interessante Neuigkeiten berichtet. Schäden an Chromosomen (in denen die lebenssteuernden Gene der Erbsubstanz lagern) sind in erster Linie dafür verantwortlich, daß die Körperzellen altern. Die Enden der Chromosomen werden von eiweißhaltigen Substanzen - den sogenannten „Telomeren" - geschützt, etwa wie Plastikhüllen die Enden von Schuhbändern schützen. Diese Telomere werden durch komplizierte Stoffwechselprozesse in den Zellen gebildet. Die Wissenschaftler haben festgestellt, daß sich durch Zellteilung und bei Mangelzuständen an Nährstoffen die Telomere schneller verkürzen und in der Folge schadhafte Gene entstehen. Diese sind die Verursacher von schweren Erkrankungen, wie Krebs, Herz- und Nierenerkrankungen. Daraus leiteten sie die Erkenntnis ab, daß ein ausreichender Schutz der Telomere dazu führt, daß die Menschen in einem besseren gesundheitlichen Gesamtzustand alt und sogar sehr viel älter werden könnten.
Auf dem Kongreß der Amerikanischen Akademie für Medizin der Alterungsprozesse (American Academy of Anti-Aging Medicine) in Las Vegas, berichtete ein Forscherteam unter Leitung des Zellbiologen Mike West im Januar 1996 die neuesten Erkenntnisse. Ihnen ist es in Versuchen gelungen, die Lebenserwartung von Tieren um durchschnittlich 50 % zu steigern, indem sie die „Telomere" stabilisierten.

Altern heißt also:
- der Telomerenschutz wird mit jeder Zellteilung kürzer
- die Zellteilung hört ganz auf, wenn eine gewisse Länge der Telomere unterschritten wird
- ein Aufhören des genetischen Informationsflusses der Zellen untereinander, weil die Telomerenlänge auch den Informationsfluß von Zelle zu Zelle mitreguliert
- je mehr Zellen betroffen sind, desto größer wird die Anfälligkeit für altersbedingte Krankheiten

Mit anderen Worten: Die Länge der Telomere bestimmt die Lebenszeit.

Vergleicht man die erfolgreichen Ergebnisse der Tierversuche mit den bereits bestehenden Möglichkeiten der Lebensverlängerung für den Menschen, wird deutlich, daß der Mensch viele Jahrzehnte länger leben und weitgehend frei von altersbedingten Gebrechen bleiben kann, wenn man das Schrumpfen der Telomere deutlich verlangsamt. - Und genau das ist möglich!
Erkenntnisse der Universität Michigan belegen, daß dem natürlichen Polypeptid „Glutathion" eine besondere Bedeutung für den Schutz der Telomere zukommt - denn Glutathion repariert sowohl an Zellmembranen die durch Freie Radikale entstandenen Schäden als auch Schäden an den Telomeren. Dieses Glutathion besteht aus den 3 Aminosäuren Cystein, Glutaminsäure und Glycin. Wenn also allein diese 3 Aminosäuren in ausreichenden und harmonischen Mengen dem Zell-Stoffwechsel zur Verfügung stehen und gleichzeitig das Zellmilieu möglichst optimal ist (d.h. mit allen anderen Nährstoffen ebenfalls ausreichend versorgt ist), so kann von den Körperzellen besonders viel natürliches Glutathion gebildet werden. Wie bereits gesagt, sind Freie Radikale aktivierte, stark sauerstoffhaltige Substanzen. Diese schädigen die Zellmembran, den Zellkern, die Erbsubstanz (DNS) und nicht zuletzt die Telomere. Wie bereits geschildert, fangen die Antioxidantien (bestimmte Nährstoffe) diese Freien Radikale ab. Die Antioxidantien sind sozusagen der „biologische Rostschutz". Wir brauchen nicht auf gentechnische

Eingriffe in die Haltbarkeit unserer Telomere zu warten, sondern mit Hilfe des Quadro-Prinzips der Zell-Milieu-Medizin können wir dafür sorgen, daß die Telomere stabiler werden und mehr Zellteilungen heil überstehen. Letztlich kann man sagen:

– Altern ist abhängig von der Anzahl der für die Zellen möglichen Zellteilungen
  – das ist das eigentliche Geheimnis des „Jungbrunnens"

Jahrzehnte länger leben und dabei gesund, vital und voller Lebensfreude alt werden, ist möglich!

Wir sind letztlich so alt wie der Zustand unseres Zell-Stoffwechsels und damit die Möglichkeiten der Zellen, für Energiebereitung, Entgiftung, Reparaturprozesse und den Schutz vor Zerstörung von Zellstrukturen zu sorgen. Alle diese Körperfunktionen können wir stabil halten und reparieren, wenn das Zellmilieu aller Körperzellen möglichst optimal ist. Die Qualität des Zellmilieus bestimmt Ihre Chancen, gesund und länger zu leben.

Durch eine Harmonisierung unserer Stoffwechselmöglichkeiten verhindern wir die Demontage unserer Zellfunktionen und das rasante Ansteigen von fehlerhaften Zellfunktionen mit zunehmendem Alter. Dabei gilt es, insbesondere die angeborenen oder im Laufe seiner Biographie persönlich erworbenen, Schwachstellen im individuellen Zell-Stoffwechsel zu stärken und Schäden möglichst vollständig zu reparieren. Vorzeitiges Altern ist bereits als Krankheit anzusehen. Die Lebensspanne eines Menschen ist abhängig vom Gesundheitszustand jeder einzelnen Körperzelle bzw. des Gesundheitszustands der Summe aller Körperzellen. Sie können sich darauf verlassen, daß jede einzelne Ihrer Körperzellen so lange wie möglich und mit allen Tricks darum kämpft, so gut wie möglich zu funktionieren. Aber Sie geben Ihren Zellen letztlich, entsprechend Ihrer Lebensweise und der Qualität Ihrer vorbeugenden Maßnahmen, die Chance, entsprechend gesund alt zu werden. Ihre unermüdlichen Körperzellen geben den Kampf von allein nicht auf. Jede Zelle kämpft bis zur letzten Chance ums Überleben und gegen Krankheiten.

Sie haben es in der Hand, ob Sie jeder einzelnen Zelle die Chance

geben, optimal zu funktionieren, indem Sie für ein optimales Zellmilieu sorgen oder nicht. Dazu gehört auch, daß Sie Ihre Körperzellen möglichst vor Giften schützen und auch mit Genußgiften bewußt und sparsam umgehen. Selbstverständlich darf man sich mit Freunden oder bei Festlichkeiten so manchen Ausrutscher leisten, aber achten Sie darauf, daß die Gesamtalkoholmenge möglichst nicht mehr als maximal ein viertel Liter Wein pro Tag oder einen halben Liter Bier ausmacht. Auch sollten Sie nicht jeden Tag Alkohol trinken, sondern, entsprechend der Menge der „Viertel“ Wein oder der „Halben“ Biere, eine entsprechende Anzahl von Tagen eine Alkoholpause einlegen. Ihre Zellen sind keine sauertöpfischen Spielverderber und können schon mal auch einen kleinen Rausch vertragen - aber auf Dauer und chronisch eben nicht.
Selbst Zigarettenrauch, zwischen 3-5 Zigaretten täglich, können Ihre Zellen ohne weiteres neutralisieren. Aber welcher Raucher bringt schon die Disziplin auf, wirklich im Schnitt nicht mehr zu rauchen. Leider ist es so, daß praktisch niemand für sich allein raucht, denn Raucher pusten den Qualm in die Atemluft der Mitmenschen - und Studien haben gezeigt, daß das passive Rauchen für Nichtraucher besonders gesundheitsschädlich ist. Dies gilt natürlich insbesondere für kleine Kinder. So wie eigentlich niemand auf die Idee kommen würde, seinen Kindern bewußt Gift in die Nahrung zu mischen, sollte eigentlich jedem bewußt sein, daß man Kindern auch keine Gifte in die Atemluft mengen sollte. Von daher gilt die dringliche Aufforderung für alle Raucherinnen und Raucher: Bitte niemals in geschlossenen Räumen im Beisein von Kindern rauchen!

VII. 2. Die Sensation ist perfekt: Herzinfarkt kann vermieden werden – nicht nur eine Cholesterin-Story

Cholesterin ist für einen gesunden Stoffwechsel notwendig. Es wird insbesondere benötigt zur Bildung von Gallensäuren und Hormonen sowie für die Zellmembrane und die Gehirnfunktion. Cholesterin ist die „Mutter-Substanz" des Super-Hormons Pregnenolon, welches wiederum das „Mutter-Hormon" der Steroid-Hormone, wie z.B. die Nebennierenrinden-Hormone und der Super-Hormone DHEA, Oestrogen, Progesteron und Testosteron ist (siehe Kapitel V „Super-Hormone").

Zuviel Cholesterin ist schädlich, besonders das Low-Density-Lipoprotein (LDL), das aus langkettigen verzweigten Fettsäureketten besteht. Das LDL ist Bestandteil tierischer Fette (siehe Fettsäuren). Auch der Mensch bildet selbst LDL, das bei einem erblichen Mangel an Cholesterin-Rezeptoren der Leber im Blut übermäßig angereichert wird, selbst wenn auf den Verzehr tierischer Fette verzichtet wird. Wenn zu erhöhtem LDL-Spiegel noch Mängel an Antioxidantien hinzukommen, wird das LDL von sogenannten Freien Radikale oxidiert, das LDL wird „ranzig" und lagert sich in den Gefäßwänden und somit auch den Herzkranzgefäßen ab. Damit beginnt die Entstehung von Arteriosklerose, Herzinfarkt und Schlaganfall. Antioxidantien sind die Vitamine A, C und E, das Beta-Carotin, Selen, Kupfer und Zink sowie die Aminosäuren Methionin, Glutathion, Cystin und Glycin sowie viele pflanzliche Wirk- und Heilstoffe. Diese Stoffe fangen Freie Radikale ab (aktivierte, sauerstoffhaltige Substanzen, wie Superoxid, Wasserstoff-Peroxid, Hydroxyl-Radikale).

Freie Radikale entstehen im normalen Stoffwechsel und vermehren sich durch erhöhten Streß, Smog, Ozon, Schwefeldioxid, Stickoxide, viele Medikamente, Schwermetalle, Insektizide, UV-Licht, Röntgen- und radioaktive Strahlen. Die Zellschädigungen führen zu degenerativen Erkrankungen wie Arthrose, Rheuma und Organverschleiß. Besonders geschädigt wird auch das Immunsystem, was Allergien,

Infektanfälligkeit und sogar Krebs zur Folge hat. Die biologische Lebensuhr wird enorm beschleunigt, wodurch wir schneller altern und viel zu früh sterben.
Neue Studien haben ergeben, daß die Therapie von erhöhtem Cholesterin mit chemischen Medikamenten auf der Basis von Fibraten und Statinen nicht nur häufig zu Depressionen führen (Dr. Mark Ketterer, Psychologe des Henry Ford Medical Center in Detroit), sondern auch die Rate an Herzinfarkten und Schlaganfällen nicht immer senken. Diese Medikamente stehen außerdem im Verdacht, langfristig eher Schäden als Nutzen zu verursachen, wenn sie bereits bei leichter bis mittelschwerer Erhöhung des Cholesterins eingesetzt werden (Dr. Thomas B. Neumann und Dr. Stephen B. Hulley, Kalifornien). Möglicherweise wird sogar Krebs ausgelöst, wie Experimente bei Nagetieren zeigten. Cholesterinsenkende Medikamente sollten aber verordnet werden, wenn bei Frauen über 55 und Männern über 45 Jahren hohe Risiken vorliegen, wie Herzleiden, Rauchen, Diabetes, Fettleibigkeit und hoher Blutdruck. Die neue CARE-Studie (Cholesterol and Recurent Events) vom Februar 1996 bestätigt diese Indikationen. Neu ist darin die Erkenntnis, daß der Maßstab, welche Cholesterinwerte zu hoch sind, individuell ganz unterschiedlich ist. Das persönliche Arteriosklerose-Risiko wird besonders bestimmt durch die Oxidierung der Fette, die entzündliche Immun-Antwort und die Mikrozirkulation (Ischämie).
Mängel an Bausteinen und pflanzlichen Wirk- und Heilstoffen, insbesondere aber Mängel an Antioxidantien, verstärken Entzündungsfolgen und erhöhen die Ischämierate. Damit beginnt die Entstehung von Arteriosklerose, Herzinfarkt und Schlaganfall.
Führen Betroffene mit erhöhtem Cholesterin strenge Diäten oder eine chronisch reduzierte Ernährung durch, leidet deren Versorgung an den genannten Nähr- und Wirkstoffen. Besonders durch Folsäure-Mangel in Verbindung mit Mängeln an den Vitaminen B6, B12 und C sowie Selen und Methionin etc. bildet sich zudem die für die Gefäßwände besonders schädliche Aminosäure Homocystein, die ein etwa dreimal höheres Risiko darstellt als erhöhtes LDL-Cholesterin

(Carol Boushey, Washington University, Seattle). Homocystein kommt in der Nahrung nicht vor, sondern wird als Zwischensubstanz im normalen Stoffwechsel in geringen Mengen gebildet. Wegen seiner hohen Toxizität (Giftigkeit) wird es sofort mit Hilfe von Folsäure, Vitamin B6 und B12 in die Aminosäuren, Methionin und Cystein abgebaut. Homocystein wirkt selbst als aggressives Freies Radikal und trägt zur Bildung anderer hochreaktiver Freier Radikale bei. Es schädigt auch direkt die Gefäßwandzellen und in den Zellen Enzyme, Eiweiße und die Erbsubstanz. Homocystein fördert die Oxidation des schädlichen LDL-Cholesterins („ranzig werden"), greift die Muskelwände der Gefäße direkt an und sorgt für Gefäßablagerungen (Plaques).

Werden Dysbalancen an Nährstoffen individuell, entsprechend dem Krankheitsbild, mit dem Diagnose- und Therapieprinzip der Zell-Milieu-Medizin (ZMM) gezielt ausgeglichen, normalisieren sich meist das Homocystein und die Cholesterinwerte, Entzündungsfolgen und Ischämie werden reduziert. Hilfreich ist dafür die Feststellung der Grundversorgung eines Menschen an Nährstoffen, mit deren Analyse in roten Blutkörperchen als schwimmende Körperzellen. Oft reicht nach einer Therapie mit der ZMM, selbst in schweren Fällen, die Hälfte bzw. ein Drittel der chemischen Medikamente, wodurch langfristig Nebenwirkungen minimiert werden. Die Folge sind weniger Herzinfarkte, Schlaganfälle, Altersdemenz (Verwirrtheit), Angina Pectoris, Herzrhythmusstörungen und weniger Verschlüsse von großen und kleinen Gefäßen. Die Durchblutung wird besser und oft wird auch erhöhter Blutdruck gesenkt. Selbst Verengungen (Stenosen) von Herzkranzgefäßen, die zuvor mehrfach mit Hilfe eines Ballonkatheders geweitet (dilatiert) wurden und sich dennoch mehrfach wieder weitgehend verschlossen hatten, konnten mit Hilfe des Diagnose- und Therapiekonzepts der ZMM nachweislich wieder zu normaler Weite, mit jetzt wieder glatten Gefäßinnenwänden, regenerieren. Dieses Ergebnis ist für die Fachwelt eine absolute Sensation.

Auch Sie können Ihren Zell-Stoffwechsel mit dem Quadro-Prinzip der Zell-Milieu-Medizin optimieren. Dadurch werden Energiebereitung, Zellreparatur und Zellerneuerung verbessert. Das ist die beste Vorbeugung gegen chronische Erkrankungen. Der Mensch ist auch so alt wie seine Gefäße - und nur ein gesunder Kreislauf und ein gesundes Herz können Ihnen und Ihrem Leben bis ins höchste Alter störungsfrei dienen.

VII. 3. Ein schwaches Immunsystem verkürzt das Leben

Etwa 29 % aller weltweit im letzten Jahr gestorbenen Menschen verstarben an Infektionskrankheiten. Die WHO gibt dazu bekannt, daß wir durch die erhebliche Zunahme von Infektionskrankheiten vor einer globalen Krise stehen. Neue Forschungen von Wissenschaftlern der Universität North Carolina zeigen, daß Nährstoff-Defizite nicht allein die Abwehrkräfte beeinträchtigen, sondern auch gefährliche Veränderungen bei Krankheitserregern begünstigen. Forscher gehen davon aus, daß hierdurch auch immer neue Grippeviren entstehen und zum Beispiel selbst die Mutationen des Aids-Virus und des Ebola-Virus ermöglicht wurden. Außerdem werden Mikroben zunehmend gegen Medikamente resistent und dadurch gefährlicher. Mit Hilfe gezielter Nährstoff-Gaben kann ein geschwächtes Abwehrsystem weitgehend regenerieren.
Seit vielen Jahren wissen wir, daß schlecht oder falsch ernährte Menschen auffällig häufig erkranken. Dabei fällt auf, daß neue gefährliche Viren und besonders aggressive Virusstämme zunächst in Gebieten auftreten, in denen Mangelernährung vorherrscht. Von dort ausgehend starten derart entartete Erreger dann ihre Verbreitung über den Globus. Allein in den letzten zwei Jahrzehnten wurden sogar 14 bis dahin unbekannte gefährliche Bakterien und Viren identifiziert. Erst kürzlich wurde das Hepatitis E-Virus entdeckt, das in Ländern der Dritten Welt Epidemien von Leberentzündungen auslöst und nun auch in andere Erdregionen übertragen werden kann. Um dieser dramatischen Entwicklung entgegenwirken zu können, muß die Zunahme der bösartigen Erregermutationen eingedämmt werden.
Aber nicht nur in den armen Ländern treten Nährstoff-Defizite auf. Auch in den westlichen Industrienationen haben erschreckend viele Menschen auffällige Mangelzustände an Bausteinen des Lebens. Um sich vor Infektionskrankheiten zu schützen, ist eine ausgeglichene Nähr-, Wirk- und Heilstoff-Gabe sinnvoll. Die inzwischen breit einsetzende Forschung bezüglich der Nährstoffe zeigt, daß in den Nahrungsmitteln

nicht nur Nährstoffe sind, sondern es darüber hinaus auch in der Nahrung viele Stoffe gibt, die als pharmakologisch wirksame Stoffe und somit als Medikamente angesehen werden müssen.
Die Erkenntnis der biologischen Wirksamkeit dieser Heilstoffe hat in den letzten 10 Jahren eine völlig neue Begeisterung in der Wissenschaft ausgelöst. In den letzten Jahren wurden immer neue Wirkungsweisen von Nahrungsmitteln entdeckt. Alle diese pflanzlichen Stoffe wirken den zerstörerischen Zellaktivitäten - die letztlich Krankheit und Alterung bedeuten - entgegen. Voraussetzung ist, daß sie wohltuend und in richtigen Kombinationen eingesetzt werden.
Dabei ist interessant, daß viele dieser Pflanzenstoffe auf die Zellaktivität über Rezeptoren in der Zellmembran wirken. An diesen Rezeptoren machen körpereigene Moleküle, wie Hormone, Super-Hormone, Enzyme und andere lebenswichtige Substanzen fest - bildlich gesprochen, wie ein Schiff an einer Anlegestelle. Nur wenn die „angedockten" Substanzen mit der Zelle eine Einheit bilden, können biochemische Prozesse an der Zelle ausgelöst werden. Nun kann aber nicht jedes Schiff an jeder beliebigen Anlegestelle andocken. Sondern nach einem Schlüssel-Schloß-Prinzip gibt es viele Rezeptoren, die spezifisch genau zu den anlegenden Substanzen passen. Auf diese Art und Weise wird eine genaue biochemische Wechselwirkung ausgewählt. Schwimmende körpereigene Einzelzellen, wie z.B. die Abwehrzellen, können ebenfalls nur mit Hilfe der Rezeptoren an andere Zellen andocken. Leider haben Bakterien und Viren im Verlaufe der Evolution das Schlüssel-Schloß-Prinzip kopiert und können ebenfalls über die Rezeptoren an Körperzellen andocken. Wenn diese Ankoppelung der Krankheitserreger verhindert werden könnte, wäre es diesen Krankmachern nicht möglich, die Zellwände zu durchbrechen und eigentlich die Zellen dazu zu überreden, sich selbst zu zerstören. Es wäre auch nicht möglich, gesunde Zellen dazu zu überreden, daß sie Viren praktisch sogar herstellen.
Interessanterweise müssen viele Virenarten und auch krebsfördernde Substanzen (Carcinogene) im Körper erst aktiviert oder reaktiviert werden, bevor sie an gesunde Zellen ankoppeln können und den

Körper letztlich dazu überreden, „krank zu werden“.
Interessanterweise kann diese Aktivierung der Krankheitserreger durch pflanzliche Enzyme, Hormone, Wirk- und Heilstoffe verhindertwerden, wenn wir sie in ausreichenden Mengen mit der Nahrung zu uns nehmen.
Die Pharmaforschung hat sich in den letzten Jahren zunehmend mit diesen Rezeptoren und deren Blockierungen beschäftigt. Wenn Rezeptoren gezielt blockiert werden, kann auch der Andockmechanismus für Bakterien und Viren an gesunden Körperzellen blokkiert werden. Viele pflanzliche Substanzen verfügen über ähnliche Rezeptoren wie menschliche Zellen, an die sich die Bakterien und Viren leichter ankoppeln als an menschliche Zellen. Wenn dieses z.B. bereits im Magen-Darm-Trakt passiert, werden die Krankheitserreger wieder ausgeschieden, ehe sie dem menschlichen Körper Schaden zufügen konnten. Andere pflanzliche Wirk- und Heilstoffe helfen den menschlichen Abwehrzellen in ihrer Aktivität, die bereits in den eigentlichen Körper eingedrungenen Krankheitserreger zu vernichten.
Ganz neu sind Erkenntnisse, daß sehr viele Krankheiten Folge von unauffällig, über Jahre ablaufenden Auseinandersetzungen des Körpers mit Bakterien und Viren sind. Zu diesen Krankheiten gehören Arteriosklerose mit der Folge von Herzinfarkt und Apoplexie (Hirnschlag), aber auch die Autoimmunkrankheiten, wie Diabetes, Multiple Sklerose, Alzheimersche Krankheit und Myasthenia gravis (bei der die neuromuskuläre Reizübertragung in Folge der Blockade von Acetylcholin-Rezeptoren zerstört wird). Diskutiert wird auch, ob der Lupus erythematodes dazugehört. Auf jeden Fall ist die Virusursache für viele Krebsarten bewiesen.
Letztlich ist die Krankheitsentstehung über Erreger auf eine Schwäche des Immunsystems zurückzuführen, das für den täglichen Abwehrkampf ungefähr ein Zehntel aller Nährstoffe verbraucht, obwohl es nur ein Milliardstel aller Körperzellen ausmacht. Offensichtlich aber können insbesondere Viren Teile des Immunsystems blockieren und krankheitsauslösende Faktoren aktivieren. Genau hier setzen

pflanzliche Wirk- und Heilstoffe aus den Nahrungsmitteln ein und stabilisieren das Immunsystem.
Auch die Alterungsprozesse des Körpers werden enorm beschleunigt, wenn das Immunsystem Schwächen zeigt. Hinzukommt, daß diese Krankheitserreger vermehrt Freie Radikale im Körper freisetzen, die Zellmembrane und Zellstrukturen zerstören und Enzyme, Hormone und Eiweiße blockieren.
Die Summe dieser Schäden in Zellen und Organen hat schwere Stoffwechselstörungen zur Folge. Freie Radikale sind die eigentlichen Krank- und Altmacher. Dabei ist der Mensch so jung wie die Qualität seines Stoffwechsels. Leider nehmen wir mit unserer Nahrung auch zunehmend Umweltgifte auf, die unser Zellorchester empfindlich stören und krankheitserregend sind. Diese Gifte müssen neutralisiert und entsorgt werden. Dafür sind besonders große Mengen bestimmter Nährstoffe notwendig. Viele Pflanzen enthalten Substanzen, die als natürliche Gegengifte eingesetzt werden können. Hinzukommt, daß viele Pflanzen antioxidativ wirkende Substanzen enthalten, die Freie Radikale direkt neutralisieren können. Viele Nahrungsmittel enthalten sogar krebsneutralisierende Stoffe (Antimutagene), mit deren Hilfe wir das Risiko für viele Krebserkrankungen senken können. Besonders wirksam sind dabei Broccoli, Ingwer, Kohl, Äpfel, grüner Pfeffer, Ananas, Auberginen und Schalotten. Ein wenig Antimutagene essen Sie auch mit einer ausgewogenen überwiegenden Pflanzenkost, die sehr viel frisches Obst und möglichst frisches, rohes Gemüse enthält. Aber darüber später bei den einzelnen Nahrungsmitteln. Mit der richtigen Zusammenstellung unserer Ernährung komponieren wir auch ein entsprechendes Schutzschild für unsere Gesundheit und für ein langes Leben.
Von einer längerfristigen ungezielten Einnahme zusätzlicher Vitamine, Mineralstoffe, Spurenelemente sowie Fett- und Aminosäuren ist allerdings abzuraten, da sowohl gravierende Unter- als auch Überdosierungen zahlreiche Stoffwechselfunktionen stören und somit nicht nur dem Immunsystem schaden. Eine ausgewogene Ernährung mit viel frischem Obst und Gemüse, viel Pflanzenkost und ein wenig

Fleisch oder Fisch kann bereits vor Infekten schützen - reicht aber nicht in jedem Fall, und insbesondere nicht bei bestehenden Krankheiten, als Therapie aus.

VII. 4. Verwirrtheit im Alter muß nicht sein

Immer mehr unserer alten Mitbürger gehen in Seniorenheime. Die Großfamilie ist „out". Doch leider scheint dieses Phänomen auch nicht der Weisheit letzter Schluß zu sein. Den Senioren geht es weder dort noch allein lebend sehr gut. Sie sind häufig „tüdelig" oder - wie der Fachausdruck heißt - verwirrt. Was kann man dagegen tun?
Wenn wir uns in der Gesellschaft umschauen, müssen wir feststellen, daß sehr häufig Menschen mit zunehmendem Alter auch zunehmend Erkrankungen des Körpers und der Psyche erleiden. Analysiert man die Ursachen, so kann man feststellen, daß Schäden an Körperzellen und Nervenzellen insbesondere Ursache für diese Störungen sind, letztlich also Stoffwechselstörungen der Körperzellen. Nun können ältere Menschen die Nahrung im allgemeinen schlechter verdauen, so daß sie auch weniger essen. Hinzu kommt, daß ihr Stoffwechsel nicht mehr so effektiv arbeitet wie der Stoffwechsel eines jungen Menschen. Von daher ist also der Nutzungsgrad der Nährstoffe und pflanzlichen Wirk- und Heilstoffe geringer. Genau hier beginnt eine fatale Spirale. Ältere Menschen essen weniger, nehmen also weniger Stoffe auf, aber gerade ältere Menschen brauchen mehr Nähr- und Wirkstoffe für einen ausreichenden Stoffwechsel als jüngere Menschen. Zu diesen Bausteinen des Lebens zählt natürlich auch Wasser - und gerade ältere Menschen neigen dazu, weniger zu trinken. Dabei braucht ein Mensch etwa 2,5 Liter Flüssigkeit pro Tag. Man kann also sagen: Die Summe der Schäden des Stoffwechsels und somit der Körperzellen nimmt mit zunehmenden Lebensjahren zu, woraus sich die Störungen im Alter und das vorzeitige Altern ergeben. Analysiert man die Schäden im Einzelnen, so zeigen ältere Menschen insbesondere Störungen von Organfunktionen, des Nervensystems bis hin zu starken Verwirrtheitszuständen. Wenn wir uns in Altersheimen umsehen, können wir auch sehen, daß die Pflegebedürftigkeit von alten Menschen zunimmt. Bei entsprechender Versorgung und dem Ausgleich des Zellmilieus mit dem Quadro-Prinzip der Zell-Milieu-Medizin kommt es zu weitreichenden Regenerations-

und Heilungsprozessen, so daß Pflegestufen sehr häufig zurückgestuft werden können. Hieraus ergibt sich nicht nur ein besseres Wohlbefinden der älteren Leute insgesamt, sondern auch ein erheblicher volkswirtschaftlicher Aspekt. Entscheidend für jedes Individuum aber ist, daß wir möglichst spät alt werden und auch im hohen Alter eine jugendliche Lebensqualität erleben dürfen. Außer den Bausteinen des Lebens sind dafür auch Bewegung und eine positive Lebenseinstellung - die Fähigkeit, ein glücklicher Mensch zu sein - wichtig.

VII. 5. Stoppt Sport den Alterungsprozeß?

Grundsätzlich gilt: Sport ist gesund - und gleichzeitig gilt: Sport läßt Sie schneller altern.

Wie so vieles im Leben, ist auch dieses eine Frage der Dosierung und des Umganges mit Sport. Großangelegte Studien haben weltweit gezeigt, daß eine Ausdauerbelastung des Körpers für alle Organsysteme sehr positive Auswirkungen hat. Dieses gilt insbesondere für das Herz-Kreislaufsystem und auch für Knochen, Muskeln und die Atmungsorgane. Wer im Durchschnitt mindestens viermal pro Woche entweder einen Dauerlauf von 30 Minuten oder eine strammen Spaziergang von einer Stunde macht, hat bereits nach 12 Wochen Training etwa ein Drittel mehr feinster Blutgefäße (Kapillaren) als untrainierte Mitbürger. Außerdem werden alle Gefäße elastischer und für Nährstoffe und Sauerstoff durchgängiger. Die Körperzellen werden besser mit diesen Stoffen versorgt.

Schädlich wird Sport im Übermaß erst in dem Moment, in dem aktuell durch ungewohnte Höchstleistungen die Stoffwechselmöglichkeiten der betroffenen Körperzellen erschöpft werden und es vermehrt auch zur extrem gesteigerter Milchsäurebildung in den Muskelzellen kommt. Wenn sehr große Sauerstoffmengen für Hochleistungen verbraucht werden, entstehen sehr viele Freie Radikale. Zu deren Neutralisation müssen dann, im entsprechenden Maß, die ebenfalls vermehrt benötigten Antioxidantien im Zell-Stoffwechsel zur Verfügung stehen. Diese Antioxidantien sind insbesondere die Vitamine A, C und E, das Provitamin ß-Carotin, die Spurenelemente Selen, Kupfer und Zink, einige mehrfach-ungesättigte Fettsäuren und die Aminosäuren Methionin, Glutathion, Cystin und Glycin (im weiteren Sinne auch Eisen, Mangan und die Vitamine B2 und B3). Vermehrt anfallende Freie Radikale (also aktivierte, stark sauerstoffhaltige Substanzen) schädigen Zellstrukturen und die Erbsubstanz (DNS) nachhaltig, wenn sie nicht ausreichend neutralisiert werden können. Gerade die Freien Radikale verursachen viele Krankheiten und lassen ihre Lebenszeit viel zu schnell ablaufen.

Außerdem begünstigt intensiver Sport den Verschleiß der Gelenke, insbesondere wenn zuwenig Kupfer vorhanden ist. Kupfer ist notwendig für die ausreichende Zähigkeit der „Gelenkschmiere". Die Gelenkflüssigkeit wird zu dünn, wenn Kupfer fehlt. Nach einer ungewohnt starken körperlichen Belastung wird das Immunsystem unmittelbar in seiner Abwehrbereitschaft geschwächt. Viele Sportler leiden nach plötzlicher Erhöhung ihrer Trainingsmenge innerhalb von 1-4 Tagen insbesondere an Infektionen im Halsbereich.
Die Quadro-Prinzipien der Zell-Milieu-Medizin neutralisieren Freie Radikale hervorragend, schützen gegen Schäden durch intensiven Sport und reparieren die Zellstrukturen. Wenn Sie Ihrem Körper die notwendigen Bausteine für seinen Stoffwechsel geben und den Sport Ihrem momentanen Trainingszustand anpassen, stoppt Sport in der Tat nicht nur den Alterungsprozeß, sondern macht und erhält Sie um Jahre bis Jahrzehnte jünger.

VII. 6. Jeder ist seines Glückes Schmied – Glücklichsein ist erlernbar

Was ist eigentlich Glück? Welche Menschen sind glücklich? Wozu ist es wichtig, welche Grundeinstellung ein Mensch hat? Welche Macht haben die Gedanken und kann man seine Einstellung ändern oder gar verbessern? Die Art der Gedanken programmiert die Grundeinstellung eines Menschen zu seinem eigenen Leben. Man könnte sagen, wir geben unserem Leben durch die Art unserer Gedanken ein entsprechendes Vorzeichen. Viele Menschen laufen mit Leitsätzen durchs Leben, die ihnen nicht bekommen, wie z.B. „das kann ich nicht“ oder „mir geht immer alles schief“ oder „das schaffe ich nicht, das ist mir zu schwer“, „mir wird alles zuviel“, „ich will nur meine Ruhe haben“. Umgekehrt zeigt sich, daß positive Denkweisen den Menschen helfen, auch über schwierige Phasen besser hinwegzukommen. Positive Einstellungen helfen dem Menschen, sich selbst zu motivieren, Schwierigkeiten zu überwinden und Dinge des Alltags zu bewältigen.
An den Kernsätzen eines Menschen kann man seine Grundmotivation und Grundeinstellung zum eigenen Leben erkennen. Diese Motivationen sind der körperliche, seelische und geistige Motor eines Menschen. Positive Einstellungen lauten z. B.: „Das Kind werden wir schon schaukeln“ oder „alles halb so wild“, „da kommen wir schon durch“, „woanders wird auch nur mit Wasser gekocht“. Entscheidend ist, als was ich mein Leben empfinde. Empfinde ich es als positives Abenteuer oder als mühsamen, leidvollen Weg, den ich zu Ende gehen muß. Das Erstaunliche ist, daß man seine Grundmotivation über Bewußtwerdungsprozesse grundlegend ändern kann - im Sinne des Bibelwortes: „Der Glaube kann Berge versetzen“. Der Glaube an sich selbst und an ein positives Leben, an eine Aufgabe, einen Sinn, an ein Ziel im Leben stellt die Weichen der Lebensbahn und entscheidet darüber, ob ich mich als glücklichen oder unglücklichen Menschen empfinde.
Seit den 70-er Jahren dieses Jahrhunderts beschäftigen sich auch

Psychologen intensiv mit der Frage, ob Glücklichsein meßbar und vor allem machbar ist. Die Glücksforscher werden auch liebevoll „Happylogen“ genannt. Prof. Richard Davidson, Madison Universität Wisconsin, USA, konnte nachweisen, daß die Hirnaktivität glücklicher Menschen eine höhere Gehirnstromaktivität aufweist als bei unglücklichen Menschen. In der linken vorderen Hirnhälfte, unter der linken Augenbraue, ist das besonders aktive „Glückszentrum“. Dabei ist Glück definiert als eine anhaltende Wahrnehmung des eigenen Lebens, als erfüllt, sinnvoll und angenehm. Nicht der Glücksrausch oder der „Lottogewinn“ sind gemeint, nicht das, was einem zufällt - sondern glückliche Menschen investieren viel Zeit und Energie in soziale Beziehungen, haben ein ausgeprägtes Selbstwertgefühl, sind optimistisch und oft extrovertiert. Sie fühlen sich selbst als „Macher“ ihres Glücks und übernehmen gerne schwierige und anspruchsvolle Arbeiten - ohne Workaholics (Arbeitssüchtige) zu sein. Dabei können sie sich sehr gut und schnell entspannen.
Das Besondere für Glückskinder ist: Für sie ist nicht das Ziel erst Glück, sondern der auch herausfordernde Weg zum Ziel ist das Glück. Dabei sind sie zugleich ausgesprochene Realisten und keineswegs Traumtänzer. Sie suchen und finden ihr Glück in der Vielzahl der kleinen Glücksmöglichkeiten zu jeder Zeit und bei jedem Anlaß im Alltag. Die Forschungen belegen: Man wird nicht als Glückskind geboren, vielmehr muß sich jeder die Fähigkeit selbst erarbeiten und sie trainieren.
Die erhöhte Hirnaktivität der Glückskinder benötigt auch größere Mengen an Nährstoffen, Enzymen, Hormonen, Super-Hormonen und Neurotransmittern - die letztlich aus den Nährstoffen im Zell-Stoffwechsel gebildet werden. Verbessert werden diese Prozesse durch pflanzliche Hormone, Enzyme, Wirk- und Heilstoffe, besonders mit zunehmendem Alter. Das Quadro-Prinzip der Zell-Milieu-Medizin gibt Ihnen die natürlichen Bausteine für ein glückliches und langes Leben an die Hand. Für eine positive Grundeinstellung Ihrer Gedanken können Sie sofort anfangen zu trainieren, indem Sie jedem Lebensaugenblick möglichst die gute Seite abgewinnen. Gesund, vital,

aktiv und glücklich ist, wer dafür sorgt, daß er in einem harmonischen Milieu lebt - sowohl für den Körper als auch für die Seele und für den Geist.

Kapitel VIII Bausteine zum Leben schenkt die Lebensmittel-Apotheke

Bereits seit den Anfängen der Menschheit werden Nahrungsmittel auch zum Erhalt der Gesundheit und gegen Krankheiten eingesetzt. Selbst bei vielen Säugetieren konnten Forscher beobachten, daß sie gegen Krankheiten und Schmerzzustände gezielt Pflanzen und Kräuter einsetzen. Unsere Nahrung stellt ein Riesenangebot an lebenserhaltenden und lebensverlängernden rezeptfreien biologischen Naturheilmitteln dar, die wir auch als biologische Lebensmittel-Apotheke bezeichnen können. Bereits Hippokrates im alten Griechenland sagte: „Laß Nahrung deine Arznei sein und Arznei deine Nahrung". Essen und Trinken sind nicht nur dazu da, daß wir satt werden - vielmehr stellen sie die Grundlage unseres Lebens dar. Die Energiebereitung, Zellerneuerung, Reparaturprozesse, und insbesondere der Kampf gegen Bakterien, Viren, Pilze und Umweltgifte, bestimmen unseren Gesundheitszustand und somit auch die Spanne unserer biologischen Lebensuhr und damit letztlich unsere Lebensqualität. Pflanzenkost und Kräuter schenken uns eine riesige Lebensmittel-Apotheke. Eine bewußte, vollwertige Ernährungsweise ist der beste Schutz unseres Lebens gegen Krankheit und Verlust von Lebensfreude. Letztlich schenkt uns unsere Nahrung alle Lebensbausteine, die Vitamine, Mineralstoffe, Spurenelemente, Fettsäuren, Aminosäuren, Zucker und Wasser und darüber hinaus eben pflanzliche Enzyme, Hormone, Wirk- und Heilstoffe, die einen unerschöpflichen Reichtum für ein aktives, vitales Leben für etwa 120 Jahre bereitstellen. „Der Mensch ist, was er ißt" ist eine Erkenntnis, die jeder strengen wissenschaftlichen Überprüfung standhält. Es ist schnell einsehbar, daß der Körper eines Menschen nur aus den Bausteinen bestehen kann, die er mit der Nahrung durch Essen und Trinken aufgenommen hat. Der gesamte Stoffwechsel jeder einzelnen Zelle ist abhängig von den Nährstoffen, die wir mit der Nahrung aufnehmen, also von Vitaminen, Mineralstoffen, Spurenelementen, Fettsäuren, Aminosäuren, Zucker und Wasser. Im Stoffwechsel wirken diese Lebensbausteine wie unendlich viele kleine Zahnräder eines Super-Uhrwerkes. Um dieses Uhrwerk optimal abzustimmen, brauchen wir auch eine optimale Zusammensetzung der Lebensmittel, mit entsprechend ausgeglichenen Mengen, in harmonischen Mischungsverhältnissen. Leider aber essen wir überwiegend nach unseren Gewohnheiten - und die sind nicht immer optimal für unseren Stoffwechsel. Außerdem ist den meisten Menschen nicht ausreichend bewußt, in welchen Lebensmitteln welche Nährstoffe enthalten sind, so daß sie gar keine Chance haben, sich ausgewogen zu ernähren. Wir ernähren uns mehr nach ästhetischen Gesichtspunkten als nach Notwendigkeiten. Dabei können auch Notwendigkeiten ausgezeichnet schmekken. Hinzukommt, daß viele Lebensmittel durch die Arbeitsmethoden und industrielle Produktion immer mehr an lebensnotwendigen Nährstoffen abnehmen. Dies gilt insbesondere auch für die sogenannte Fast-Food-Bewegung, die selbst in dem klassischen Gourmet-Land Frankreich auf dem Vormarsch ist. Leider werden auch immer mehr Lebensmittel bestrahlt, um die Reifungsdauer und Lagerfähigkeit zu verlängern. Bestrahlung tötet zwar viele Bakterien und Schimmelpilze ab (aber leider nicht alle), vernichtet Ungeziefer, z.B. in Getreide, verhindert das Auskeimen von Gemüsesorten, z.B. bei Kartoffeln, Zwiebeln oder Knoblauch und erhöht die Saftausbeute bei der Herstellung von Obstsäften. Für die Lebensmittelbestrahlung kommen überwiegend drei Strahlungsquellen in Betracht.

1. **Gamma-Strahlen** werden überwiegend durch radioaktives Kobalt-60 erzeugt.
2. **Elektronen-Strahlen** sind negativ geladen Teilchen, die von Elektronenbeschleunigern erzeugt werden.
3. **Röntgen-Strahlen** werden durch einen Röntgen-Strahlen-Generator erzeugt, in dem beschleunigte Elektronen in einem Konverter abgebremst werden.
   Die Strahlen erzeugen in den Lebensmitteln elektrisch geladene Ionen, d.h. die Lebensmittel werden nicht selbst radioaktiv, aber es werden viele biologische

Vorgänge negativ beeinflußt, wodurch die Qualität unserer Lebensmittel erheblich verschlechtert wird.

- **Vitaminverluste** sind besonders zu beklagen an den Vitaminen A, B1, C, E und K;
- **ungesättigte Fettsäuren** werden so verändert, daß sie im Körper nicht mehr genutzt werden können;
- **Freie Radikale** entstehen in besonders hohem Maße und sind von besonders starker Aggressivität für alle Zellstrukturen und das Erbmaterial;
- **schädliche Nebenprodukte** entstehen in zahlreichen Mengen, deren Wirkungen noch lange nicht alle geklärt sind, sowohl Enzyme als auch pflanzliche Hormone und Eiweißstrukturen werden nachweislich verändert;
- **krankheitserregende Bakterien** werden durch die Bestrahlung nicht vollständig abgetötet, so daß das natürliche Keimspektrum auf Lebensmitteln zugunsten von strahlenresistenteren Arten verschoben wird. So können sich z.B. die gefährlichen Botulinus-Sporen sogar noch vermehren. Schimmelpilze sind auf den Lebensmitteln nicht mehr sichtbar. Deren giftige Aflatoxine sind aber trotzdem in und auf den Lebensmitteln enthalten und stellen ein großes Risiko für den Verbraucher dar.

Der Verbraucher wird also getäuscht, indem ihm scheinbar frische Ware angeboten wird, die in Wirklichkeit bereits sehr viel älter ist als sie aussieht. Verkeimtes Flüssig-Ei wird zum Teil durch Bestrahlung wieder „verkehrsfähig“ gemacht, indem die Bakterien abgetötet werden. Aber die für den Stoffwechsel schädlichen Abbauprodukte der Bakterien bleiben im Lebensmittel erhalten und werden somit verzehrt. Die Palette der bestrahlten Lebensmittel, die auf unseren Tellern landet, wird immer größer, insbesondere da wir auch immer mehr Lebensmittel aus fremden Ländern beziehen. Bestrahlt werden viele Sorten an Obst, Gemüse, Getreide, Kartoffeln, Gewürzen sowie Fleisch und Fleischprodukte, zum Teil aber auch industriell verarbeitete

Fertig- und Tiefkühlkost. Die Lebensmittelbestrahlung ist besonders in Deutschland ein umstrittenes Thema und die Antwort auf die Frage, ob Lebensmittelbestrahlung eine „lebensrettende" Konservierungstechnologie darstellt, die uns vor verkeimten Lebensmitteln schützt, oder sie eine unzulässige Verbrauchertäuschung darstellt, die uns vormacht, daß alte Lebensmittel noch frisch seien, ist noch nicht endgültig ausdiskutiert. Deswegen sind Bioprodukte eindeutig vorzuziehen, um möglichst natürliche, giftfreie Lebensmittel zu bekommen.
Unsere Nahrung enthält also längst nicht mehr alle Bausteine, die wir wirklich brauchen. Hinzukommt, daß durch zunehmende Belastung im Beruf und Haushalt, in Verbindung mit Streß, Bewegungsmangel und dem immer weiter verbreiteten Genuß von Zigaretten, Alkohol und Drogen, immer mehr Nährstoffe zur Entgiftung benötigt werden. Hinzukommt die zunehmende Zahl von Giften in unserer Welt. Allein in jedem Haushalt der Bundesrepublik haben wir im Durchschnitt mehr als 70 verschiedene Umweltgifte in Möbeln, Teppichböden, Teppichen, Holzverkleidungen, Parfums, Deodorantien, Textilien etc. - Smog, Pestizide, Konservierungsstoffe, künstliche Farb- und Aromastoffe verstärken dieses Horror-Szenario noch.
Aber der Erhalt unserer Lebensqualität ist auch von der Qualität unserer Lebensmittel abhängig. Anstatt, daß wir uns gesund essen, essen wir uns leider zunehmend krank. Für ein gesundes Leben voller Lebensfreude und Vitalität bis ins hohe Alter hinein und eine Lebensverlängerung brauchen wir eine ausgewogene Ernährung - und eine ausgewogene Ernährung darf auch schmecken!
Unsere Lebensmittel heißen so, weil sie die Mittel zum Leben geben - zu einem langen, vitalen und gesunden Leben bis ins höchste Alter hinein. Entscheidend ist, daß wir unsere Ernährungsweise in einer für unsere Lebensqualität bestmöglichen Zusammensetzung von Nährstoffen, Wirk- und Heilstoffen komponieren, damit unsere Speisen gleichzeitig möglichst schmackhaft und bekömmlich sind. Dabei ist erfreulich, daß wir uns nicht an starre Regeln halten müssen, die uns wie ein Korsett einschnüren, sondern die Natur schenkt uns ein überreiches Angebot, so daß jeder auf seine persönliche individuelle

kulinarische Entdeckungsreise gehen kann. Lassen Sie sich dabei leiten von Ihrem natürlichen Empfinden, in Kombination mit den Erfahrungen, mit dem Empfinden und dem Wissen anderer. Wichtig ist, daß Sie dieses fremde Wissen mit Ihren eigenen Bedürfnissen und Wünschen kombinieren, denn letztlich ist Ihre Ernährungsweise Ihre ganz persönliche und zugleich gesunderhaltende und lebensverlängernde Angelegenheit.
Nur eine ausgewogene und vollwertige Ernährung schenkt Ihnen auch ein ausgewogenes und vollwertiges Leben. Nur, wenn Ihnen Ihre Nahrung die Lebensbausteine in den richtigen und ausreichenden Mengen zuführt, können Sie die Fülle der in Ihrem Stoffwechsel angelegten Lebensmöglichkeiten körperlich wie seelisch und geistig nutzen und entfalten und dadurch Ihre Lebensuhr in hoher Lebensqualität um Jahrzehnte verlängern.
Eine gute Ernährung ist eine Kombination aus Wissenschaft, persönlicher Erfahrung und Fingerspitzengefühl. Somit ist Ernährung letztlich Medizin. Die Nahrung schenkt uns dafür die Lebensbausteine, wie Nährstoffe, pflanzliche Enzyme, Hormone sowie Wirk- und Heilstoffe. Essen macht nur Spaß, wenn alle Möglichkeiten von individuellen Geschmacksrichtungen von Tag zu Tag unterschiedliche Betonungen erfahren, insgesamt aber eine harmonische Symphonie der Essens- und Lebensmöglichkeiten darstellt. Naturwissenschaftlich ist für unsere Lebensmittel ihre Nährstoffdichte entscheidend. Das bedeutet, daß ein Nahrungsmittel möglichst einen hohen Gehalt an Vitaminen, Mineralstoffen, Spurenelementen, essentiellen Fett- und Aminosäuren enthalten sollte, bei gleichzeitig möglichst niedrigem Kaloriengehalt. Vollkornprodukte, Fisch, Fleisch, Eier, Milchprodukte, Gemüse und Obst haben eine hohe Nährstoffdichte. Dagegen haben ausgemahlene Mehle, Süßigkeiten, tierische Fette, Wurst, Schinken, fetter Käse, Schlagsahne und Alkohol einen hohen Kaloriengehalt und leider eine niedrige Nährstoffdichte. Außerdem sollten wir pro Tag etwa 50 g Ballaststoffe mit den nicht verdaulichen Nahrungsanteilen der Pflanzenkost zu uns nehmen, damit die Darmtätigkeit optimal abläuft und Verdauungsenzyme gebildet und ausge-

schüttet werden. Viele Darmerkrankungen sind Folge von Mängeln an Ballaststoffen. Ballaststoffreiche Kost senkt auch erhöhte LDL-Cholesterin- und Triglyceridwerte. Auch vielen Krebserkrankungen, insbesondere dem Dickdarmkrebs und Prostatakrebs, wird durch Ballaststoffe vorgebeugt. Ballaststoffe binden krebserregende Substanzen im Darminhalt. Auch überschüssiges Fett im Darm wird durch einen hohen Fasergehalt in seiner schädlichen Wirkung zum Teil neutralisiert. Für Männer ist besonders wichtig, daß etwa 2 % des männlichen Sexual-Hormons Testosteron bei Mangel an Ballaststoffen im Blut ungebunden vorliegen und in die Prostatazellen aufgenommen werden. Das Enzym 5-Alpha-Reduktase wandelt dieses Testosteron in das für die Prostata schädliche Dehydro-Testosteron um, welches krebsauslösend wirkt. Ein hoher Anteil an gesättigten Fettsäuren im Blut erhöht den prozentualen Anteil des freien Testosterons und damit das Risiko für Prostatakrebs. Die Pflanzenwirkstoffe Lignane, die besonders in Hülsenfrüchten, Getreide und Ballaststoffen vorkommen, sowie Isoflavone vermindern den freien Anteil des Testosterons und haben gleichzeitig eine oestrogene Wirkung, d.h. wirken wie das Super-Hormon Oestrogen.
Für eine normale Verdauung und für den Stoffwechsel des gesamten Körpers ist es wichtig, daß man pro Tag mindestens 2-2,5 Liter Flüssigkeit aufnimmt, denn bei Wassermangel kommt es nicht nur leicht zur Verstopfung (Obstipation), sondern der Stoffwechsel jeder einzelnen Zelle ist von einem ausreichenden Wassergehalt abhängig. Prof. Günter Schlierf, vom Geriatrischen Zentrum Bethanien in Heidelberg, stellte fest, daß 60 % der Patienten über 75 Jahre, die in ein Krankenhaus eingeliefert werden, gravierende Anzeichen von Mangelernährung zeigen. Von 300 älteren Patienten war ein Viertel unterernährt, fast alle zeigten erhebliche Mängel an essentiellen Nährstoffen, wie Vitaminen, Mineralstoffen, Spurenelementen und Aminosäuren und eher ein Zuviel an gesättigten Fettsäuren. Übrigens brauchen ältere Menschen etwas mehr Zucker als junge Menschen, da die Hirnzellen ihre wesentliche Energie aus Zucker bereiten. Ein Zucker-Mangel in den Hirnzellen führt zu Antriebslosigkeit,

Schwächegefühl, Merk- und Konzentrationsstörungen bis hin zu Depressionen. Zu warnen ist auch vor dem Zuckerersatzstoff Aspartam, der vielen Lebensmitteln zugesetzt wird, die dann als „zuckerfrei“ gepriesen werden. Prof. H.J. Roberts, vom Palm Beach Institute for Medical Research, Florida, und Mitarbeiter konnten nachweisen, daß der Konsum aspartamhaltiger Lebensmittel Kopfschmerzen, Depressionen, Verwirrtheitszustände und sogar neuropsychiatrische Krämpfe auslösen kann. Es gibt sogar Hinweise darauf, daß der Konsum aspartamhaltiger Lebensmittel Hirntumore auslösen kann. So stieg bereits in den 80-er Jahren die Anzahl der Hirntumore schlagartig, nachdem Aspartam in vielen Lebensmitteln, Bonbons und insbesondere sogenannten „Diät-Erfrischungsgetränken“ verwendet wurde. Zahlreiche Wissenschaftler fordern inzwischen, Aspartam aus dem öffentlichen Verkehr zu ziehen.
Viele ältere Menschen leiden unter Appetitlosigkeit als Folge von Depressionen, die zu einem veränderten Hungergefühl und frühzeitigem Sättigungsgefühl führen. Diese Mangelernährung führt nicht nur zu einer Erhöhung des Risikos für Knochenbrüche, sondern zu antriebsloser, allgemeiner Schwäche, mangelndem Energie-Stoffwechsel, verminderten Reparaturprozessen, verminderter Zellteilung, zu einem mangelnden Schutz der Telomere und damit folgt vorzeitige Alterung und ein erhebliches Risiko für zahlreiche Alterserkrankungen. Grundsätzlich läßt sich sagen, daß erniedrigte Nährstoffwerte in Ihren Körperzellen Zeitbomben für Erkrankung und frühzeitigen Tod sind, die um so eher hochgehen, je gravierender diese Mangelzustände sind und je länger sie bereits bestehen. Optimieren können Sie Ihren Stoffwechsel noch mit einer gezielten Gabe pflanzlicher Enzyme, Wirk- und Heilstoffe, die Sie mit einer ausgeglichenen Ernährungstherapie des Zellmilieus mit Hilfe der Drittel-Diät ergänzen können. Gerade auch mit Gewürzen und Kräutern lassen sich die Kräfte der Natur für unsere Gesundheit nutzbar machen. Störungen des Zellmilieus verkürzen Ihr Leben und zerstören Ihre Gesundheit. Entscheidend ist, daß Stoffwechselstörungen bereits so frühzeitig normalisiert und ausgeglichen werden, bevor sie irreparable

Schäden anrichten. Warum braucht man insbesondere mit zunehmendem Alter mehr Vitamine, Mineralstoffe, Spurenelemente, Fett- und Aminosäuren? Warum ist der Bedarf an Enzymen, Hormonen und Super-Hormonen größer als zu Jugendzeiten? Wozu brauchen alte Körperzellen viel mehr pflanzliche Enzyme, Hormone, Wirk- und Heilstoffe? Erstens werden diese Bausteine mit zunehmendem Alter schlechter aus der Nahrung verwertet, weil viele Stoffwechselfunktionen und Aufnahmeprozesse im Verdauungstrakt langsamer ablaufen und von daher das Nahrungsangebot nicht mehr so effektiv ausgenutzt wird wie im jugendlichen Alter. Hinzukommt, daß viele ältere Leute weniger Appetit haben, weil ihr Gesamtstoffwechsel abnimmt und sie deshalb auch tatsächlich weniger essen. Außerdem werden alle Bausteine aus dem Blut über aktive Transportsysteme durch die Membrane der Körperzellen geschafft, wofür viel Energie notwendig ist. Gleichzeitig benötigen diese Transport-Enzyme (Carrier-Proteine) wiederum für ihre Synthese die entsprechenden Bausteine in möglichst optimalen Verhältnissen. Gerade allein lebende Menschen und Menschen in Altersheimen werden häufig nicht ausgewogen genug ernährt. Ihr Speiseplan ist einfach nicht abwechslungsreich genug. Und im Laufe der Jahrzehnte haben sich bei vielen Menschen Nahrungsgewohnheiten eingeschlichen, die allein nach Vorlieben ausgerichtet sind und nicht unbedingt ernährungsphysiologische Mindestanforderungen erfüllen. Auch wird die Aufnahme der Bausteine häufig durch zahlreiche Arzneimittelgruppen behindert, was insbesondere die Aufnahme von Vitaminen im Magen-Darm-Trakt betrifft. Gerade viele ältere Menschen müssen häufig viel zu viele Medikamente schlucken.
Auch Frauen, die eine oestrogenhaltige Pille einnehmen, bekommen sehr starke Mängel an den Vitaminen B6, Niacin und Folsäure und als Folge auch Mängel an Vitamin B12 und Eisen. Wenn diese Bausteine über längere Zeit fehlen, kommt es zu einer immer weiteren Ausdehnung der Mängel, da die einzelnen Nährstoffe zum Teil nur Hand in Hand aufgenommen werden können, wie z.B. die Vitamine C, B12 und Folsäure. Andererseits gibt es auch Bausteine, die in

besonders starkem Maße aufgenommen werden, wenn andere fehlen, weil sie sich sozusagen in die Zellen hineinmogeln können. Diese verdrängen dann andere Bausteine oder behindern deren Aufnahme zusätzlich. Dadurch gerät das Bausteingefüge immer weiter durcheinander und die körpereigene Produktion von Enzymen, Hormonen und Super-Hormonen und der gesamte Stoffwechsel geraten durcheinander. Das ist auch der Grund, weshalb Sie keine Nährstoffpräparate in hohen Dosierungen ungezielt und ohne ärztliche Kontrolle über längere Zeit in Eigenregie einnehmen dürfen oder gar versuchen sollten, sich bei Krankheiten selbst mit Nährstoffen zu behandeln. Grundlage einer ausgewogenen Ernährung ist die Ernährungstherapie des Zellmilieus (siehe Kapitel IX).

Nicht zu vergessen sind auch Schäden im Zahnbereich und Erkrankungen des Magens und Darmes. Bei vielen Erkrankungen können zahlreiche Bausteine nicht richtig aufgenommen werden, wodurch hochgradige Mängel an diesen Bausteinen entstehen können, die zunächst zu Funktionsstörungen und desweiteren zu Krankheiten und vorzeitigem Altern führen. Aber die Vitamine und die anderen Nährstoffe sowie pflanzliche Enzyme, Hormone, Wirk- und Heilstoffe sind nicht nur dazu da, um uns täglich zu sättigen, sondern diese Lebensbausteine sind die Grundlage für ein langes und gesundes Leben. Die Erkenntnisse über die segensreichen Wirkungen dieser Bausteine des Lebens sind die eigentliche Revolution der letzten zwanzig Jahre in der Wissenschaft. Ein ausgewogenes Angebot an diesen Lebensbausteinen mit unserer täglichen Nahrung ist also der Schlüssel für den Schutz gegen Krankheit und vorzeitiges Altern. Diese Nährstoffe sind letztlich die Basis für jede Lebensverlängerung.

Im Kapitel X erfahren Sie, welchen Reichtum an Nährstoffen, pflanzlichen Enzymen, Hormonen, Wirk- und Heilstoffen uns Obst, Gemüse, Gewürze, Kräuter und Heilpflanzen schenken. Im Anhang können Sie nachschlagen, welche Bedeutung die einzelnen Vitamine, Mineralstoffe, Spurenelemente, Fettsäuren und Aminosäuren für einen harmonischen Stoffwechsel unserer Körperzellen haben und welche Reparatur- und Heilprozesse sie in Gang setzen.

Kapitel IX Gesunde Nahrung garantiert ein langes Leben – Ernährungsmedizin des Zellmilieus

Wie bereits gesagt: „Der Mensch ist, was er ißt“, d.h. der Körper ist nur aus den Bausteinen zusammengesetzt, die er zuvor zugeführt bekommt. Die Ernährung nimmt also für die Gesundheit des Menschen eine enorm wichtige Rolle ein - sie ist der Garant für ein langes, vitales und aktives Leben mit hoher Lebensqualität.
Es gibt viele weltanschauliche Ernährungsformen, die nicht unbedingt den tatsächlichen Bedarf des Menschen decken. Wer sich z.B. fleischlos ernährt, muß sein Eisen den Pflanzen entnehmen. Um jedoch diese Leistung zu vollbringen, wäre ein stundenlanges „Wiederkäuen“ der Nahrung nötig; denn nur eine aufgespaltene, aufgemahlene Pflanzenzelle gibt ihre Schätze an den Menschen weiter. Aber unsere Lebensmittel bieten so reichhaltige Auswahlmöglichkeiten an Nährstoffen, Enzymen, Hormonen, Wirk- und Heilstoffen, daß wir uns gut versorgen können (siehe Kapitel X „Frische Lebensmittel sind die Mittel für die Lebensfrische“).
Eine ausgewogene vollwertige Ernährung heißt nicht: freudloses Körnerpicken oder gar ständiger Verzicht auf Gaumenfreuden.
Ihre tägliche Nahrung sollten Sie wie ein großes Menü betrachten, das Sie in Harmonie mit Ihren persönlichen Bedürfnissen zubereiten bzw. zubereiten lassen. Die Freude am Essen lebt von der Kunst der Komposition. Essen und Trinken gehören mit zu den ursprünglichsten Grundbedürfnissen und diese müssen unbedingt befriedigt werden, wenn wir im Einklang mit unserem Körper, mit unserer Seele und unserem Geist leben wollen. Für diese Befriedigung sind vor allem auch Farbgestaltung der Zubereitungen sowie insbesondere auch Geruch und Geschmack wichtig. Auch die Zubereitungsart und Konsistenz müssen so aufeinander abgestimmt sein, daß wir die Speisen gerne zu uns nehmen, denn nur dann essen wir mit Freude und Appetit. Das Essen ist also nicht nur eine Angelegenheit von Erkenntnissen und Erfahrungen bezüglich der Inhaltsstoffe - Essen ist auch

eine Geschmacks- und Herzensangelegenheit. Wir essen sowohl für den Leib als auch für die Seele - und nicht zu vergessen - für den Geist. Genau deswegen wird das Zubereiten von Speisen auch als Kochkunst bezeichnet - und die Küche eines Meisterkochs gleicht durchaus der geheimnisvollen Welt eines Zaubermeisters.
Erleben Sie Essen und Trinken als eine kulinarische Entdeckungsreise, die Ihnen die Möglichkeit schenkt, dem Körper neue Energie, Frische und Vitalität zu schenken.
Als Empfehlung für den gesunden täglichen Speiseplan habe ich die Ernährungstherapie des Zellmilieus mit ihrer komprimierten Kurzform „Drittel-Diät“ entwickelt. Diese gesunde Grundernährung basiert auf wissenschaftlichen Erkenntnissen aufgrund des durchschnittlichen Bedarfes eines gesunden Menschen.

IX. A. Die „Drittel-Diät“ für die richtigen Bausteine im Speiseplan

Eigentlich kann nicht genügend betont werden, wie wichtig eine ausgewogene Ernährung ist. Die häufigsten „Ernährungssünden“ sind schnell genannt: Wir essen zu viel, zu fett, zu salzig, zu süß, zu schnell, zu kalt, zu heiß, zu zerkocht und zu spät am Abend (nach Professor Claus Leitzmann). Die „Drittel-Diät“ gibt ein leicht zu merkendes Grundgerüst für eine ausgewogene Ernährung. Es bleibt im einzelnen Ihrem persönlichen Geschmack vorbehalten, sich auch mit Hilfe der folgenden Kapitel gut mit Vitaminen, Mineralstoffen, Spurenelementen, Fettsäuren, Aminosäuren, pflanzlichen Enzymen, Hormonen, Wirk- und Heilpflanzen zu versorgen. Entscheidend für ein gesundes, vitales und aktives Leben voll höchster Lebensqualität, mit der Chance etwa 120 Jahre alt zu werden, ist, daß Sie Ihren Körperzellen helfen, einen optimalen Stoffwechsel zu ermöglichen für Energiebereitung, Entschlackung, Reparaturprozesse und Zellerneuerung. Geben Sie Ihrem Körper die Chance, genügend körpereigene Enzyme, Neurotransmitter, Hormone und Super-Hormone zu bilden. Dann schützt Ihr Körper Sie vor Krankheiten und Gebrechen und verhindert nicht nur vorzeitiges Altern, sondern stellt eine bereits vorschnell ablaufende Lebensuhr wieder um Jahre und Jahrzehnte zurück:

- jeder ist letztlich so alt wie sein Stoffwechsel
- jeder ist so alt wie seine Nerven- und Gehirnzellen
- jeder ist so alt wie seine Gefäße
- jeder ist so alt wie sein Immunsystem
- jeder ist so alt wie seine Telomere (Chromosomenschutz) noch lang sind

Das Quadro-Prinzip der Zell-Milieu-Medizin gibt Ihnen eine realisierbare Chance auf ein langes, glückliches und gesundes Leben und läßt Sie den „Traum vom Jungbrunnen“ um Jahrzehnte länger träumen.

Die „Drittel-Diät" lautet:
Ein Drittel pflanzliche Frischkost:
Obst, Nüsse, Salate, rohes Gemüse, Kräuterkeimlinge und Samen (zum Beispiel Alfalfa, Kresse, Mungbohnen usw.), möglichst frisch geschrotetes Müsli. Frischkost - soweit passend - mit Ölen anreichern, die einen hohen Anteil an mehrfach-ungesättigten Fettsäuren haben (zum Beispiel Sojaöl, Sonnenblumenöl, Distelöl, Traubenkernöl).
Rohes Gemüse kann auch in variierenden Kombinationen mit etwas Bio-Brühe und abgekochtem Wasser versetzt, in einer Küchenmaschine zerkleinert, als hervorragender Träger frischer pflanzlicher Enzyme, Hormone, Wirk- und Heilstoffe verwendet werden. Ähnliches gilt für zerkleinertes frisches Obst, das allerdings mit Fruchtsaft oder Milch verflüssigt wird (bei erhöhtem Cholesterin bitte fettarme Milch verwenden).
Ein Drittel pflanzliche gebackene und gegarte Lebensmittel:
Vollkornbrot, gekochtes oder gedünstetes Gemüse, Kartoffeln, Vollkornreis, Vollkornnudeln, Obst, geröstete Erdnüsse, Trockenobst
Ein Drittel tierische Frisch- und Garkost:
Milch und besonders Rohmilchprodukte, Käse, 2 bis 4 Eier in der Woche, 3mal Fleisch oder Fisch in der Woche (je 150 bis 200 Gramm)

Die Drittel-Diät ist keine Diät zum Ab- oder Zunehmen, sondern eine ausgewogene Ernährungsweise (so wie im Amerikanischen „diet" auch Ernährungsweise bedeutet). Ihr Essen sollten Sie immer mit reichlich frischen und getrockneten Kräutern und Gewürzen anreichern, die erstaunlich viele Enzyme, Hormone, Wirk- und Heilstoffe für ein langes und gesundes Leben schenken (siehe Kapitel „Gewürze würzen das Leben").

Kapitel X Frische Lebensmittel sind die Mittel für Lebensfrische

Je frischer die Lebensmittel auf unseren Tisch kommen, desto reichhaltiger sind sie an Vitaminen, Mineralstoffen, Spurenelementen, Fettsäuren, Aminosäuren, pflanzlichen Enzymen, Hormonen, Wirk- und Heilstoffen. Mit der Zeitdauer der Lagerung gehen, trotz Kühlketten, viele wertvolle Bausteine des Lebens kaputt oder werden weniger wirksam. Auch beim Erhitzen verlieren bereits ab 60° C viele Inhaltsstoffe ihre Wirkung - und ab 100° C werden viele sogar endgültig zerstört. Genau deswegen ist ein möglichst großer Anteil an Frischkost so sehr zu empfehlen. Mit den Nahrungsmitteln werden uns unglaublich viele Bausteine in sehr großer Kombinationsbreite geschenkt - es gilt, diese Lebensbausteine auch sinnvoll und selbstverständlich nach individuellem Geschmack zu variieren und zu kombinieren. Deswegen werde ich Ihnen zunächst vorstellen, was uns das Füllhorn an Sorten bei Gemüse, Getreide, Obst, Kräutern und Gewürzen zu bieten hat. Sie werden staunen, welche Kraft diese Nahrungsmittel einem jeden von uns für ein langes Leben voller Gesundheit, Lebenskraft und Lebensqualität für etwa 120 Jahre geben. Pflanzen schenken uns sogar einen intensiven Schutz gegen Krankheitserreger, die natürlichen Antibiotika.

Als erster hat Sir John Flemming in den 40-er Jahren entdeckt, daß Schimmelpilze einen Stoff abgeben, der Bakterien direkt abzutöten vermag. Dieser Stoff wurde Penicillin genannt. Inzwischen sind viele weitere Antibiotika entwickelt worden. In der Volksmedizin ist schon seit Jahrhunderten bekannt, daß Nahrungsmittel auch einen wirksamen Schutz gegen Bakterien und Viren darstellen und zwar verhindern Pflanzenwirkstoffe, daß sich die Erreger an die Zellen andokken können. Solche natürlichen Antibiotika sind in Getreide, Bier, Rotwein, Knoblauch, Zwiebeln, Rettich und vielen Gewürzen und Kräutern vorhanden. Besonders reich sind Preiselbeeren, Ingwer, Peperoni (Chili-Pfefferschoten), Äpfel, Buchweizen, Rettichpflanzen, Joghurt und einige Teesorten. Diese Wirkstoffe werden auch

Polyphenole genannt, die nicht nur vor Erregern schützen, sondern auch gegen Krebs sowohl prophylaktisch als auch in der Krebstherapie unterstützend wirken. Es gibt mindestens 200 verschiedene Phenole und deren Kombination entfaltet erst die volle Wirksamkeit. Ein besonders wichtiges Phenol ist das Tannin, das in Rotweinen besonders reichlich vorkommt und in Weißweinen deutlich weniger. Interessanterweise enthalten italienische Rotweine mehr Tannine als französische Rotweine. Polyphenole schützen auch direkt vor Krebs und sind auch als Antioxidantien wirksam, die Freie Radikale neutralisieren und deren Schäden reparieren. Die antimutagene Wirkung der Polyphenole konnte besonders intensiv in grünem Tee nachgewiesen werden, aber auch andere Teesorten und selbst Kaffee schützen unsere Zellen vor Entartung. Im grünen Tee ist besonders das Phenol Catechin enthalten. Dieses schützt insbesondere das Gefäßsystem vor Arteriosklerose und verhindert somit Herzinfarkt und Schlaganfall. Außerdem senken Catechine den Blutdruck und wirken der Entstehung von Thrombosen entgegen. Grüner Tee hat sogar eine therapeutische Wirkung bei Infektionskrankheiten, insbesondere auch bei Entzündungen des Magen-Darm-Traktes. Grüner Tee wirkt prophylaktisch gegen Kopfschmerzen, regt die Nierenfunktion an und aktiviert die Blutbildung. Wichtig ist grüner Tee vor allen Dingen auch durch die Catechine, die erhöhte Cholesterin-Spiegel senken, den Abbau überflüssigen Fettes fördern, das Immunsystem stärken und insbesondere den frühzeitigen Alterungsprozeß verlangsamen. Rotwein enthält sehr viel Gallussäure, Weizen- und Gerstenkörner Ferolinsäure, Äpfel, Trauben, Kirschen, Pflaumen und Birnen enthalten sehr viel Zimtsäure.

X. A. Joghurt und Kefir verlängern das Leben

Unter den Milchprodukten sind Joghurt und Kefir wirklich lebensverlängernde Nahrungsmittel. Entscheidend für diese Wirkung ist die Aktivität von Bakterien beim Joghurt und Pilzen beim Kefir. Das Milchsäurebakterium Lactobacillus acidophilus spaltet Milcheiweiße in Eiweißbruchstücke, die der Mensch besonders gut verdauen kann. Viel wichtiger aber ist, daß er ein natürliches Antibiotikum produziert, das schädliche Erreger im Magen-Darm-Trakt bekämpft. Insgesamt wurden mindestens 7 verschiedene natürliche Antibiotika im Joghurt nachgewiesen, von denen das Acidophilin das wichtigste ist. Hinzukommt, daß in Joghurt und Kefir natürliche Immunstimulantien enthalten sind - das sind Stoffe, die unser Immunsystem in ihrer Aktivität anregen und stärken und das Immunsystem sogar zu vermehrter Bildung von Immunzellen „überreden". Besonders wirksam sind Joghurtprodukte, die mit dem rechtsdrehenden Lactobacillus bulgaricus hergestellt wurden. Dieser Bakterienstamm gibt Immunstimulantien ab, die die Anzahl der sogenannten Killerzellen erhöhen und sie aktivieren, vermehrt Interferon herzustellen, das gegen Infektionen sehr wirksam ist.
Da gerade das Immunsystem im täglichen Abwehrkampf ungefähr ein Zehntel aller Nährstoffe benötigt, können Joghurt und Kefir in der täglichen Nahrung dem Menschen helfen, das eigene Immunsystem davor zu schützen, sich zu verausgaben. Genau diese so einfache Maßnahme im täglichen Leben verlängert Ihr Leben garantiert.
In einer Studie wurde festgestellt, daß Joghurt auch Krebs verhindern kann. Frauen, die täglich Joghurt essen, der sowohl die Bakterien Lactobacillus bulgaricus und acidophilus enthalten, zeigen ein deutlich verringertes Brustkrebs-Risiko. Stoffe des Lactobacillus acidophilus schützen Enzyme davor, bei Störungen im Verdauungstrakt krebserregende Substanzen zu bilden. Milchprodukte, und insbesondere Schafskäse sowie Bier- und Bäckerhefe, enthalten Brotsäure, die den Nieren bei der Ausscheidung von Harnsäure und

Giften hilft.
Daß diese Ergebnisse richtig sind, weiß die Volksmedizin, insbesondere in Ländern des Balkans, seit Jahrhunderten. Die Menschen dort verzehren reichlich Joghurt und Kefir, insbesondere in Bulgarien. Daher wird Bulgarien auch das Land der 120-jährigen genannt.

X. B. Gemüse ist der wichtigste Lebensspender

Gemüse ist reich an Ballaststoffen und Zellulose, die für eine normale Verdauung unentbehrlich sind. Sie regulieren die Magen- und Darmtätigkeit, verhindern Eiweißfäulnis und damit Giftbildung im Darm. Diese unverdaulichen Nahrungsbestandteile regulieren auch die Blutfette, Cholesterin und die Produktion einiger Enzyme, Hormone und sogar Super-Hormone.
Gemüse und Salate sind reich an dem grünen Pflanzenfarbstoff (Chlorophyll). Chlorophyll hat für die Pflanzen ähnliche Aufgaben wie bei uns der rote Blut- und Muskelfarbstoff. Mit Chlorophyll vollbringen die Pflanzen das Wunder, aus Kohlendioxid (CO_2) der Luft und Wasser zusammen mit Sonnenlicht (UV-Licht) Zucker und Stärke aufzubauen. Stärke ist für uns eine Lebensgrundlage. Chlorophyll enthält viel Magnesium, fördert die Bildung unseres roten Blut- und Muskelfarbstoffes und die Anzahl unserer roten Blutkörperchen, stärkt Herz, Kreislauf, Muskeln, Nerven- und Hirnzellen, normalisiert erhöhten Blutdruck, reguliert den Wasserhaushalt und die Gebärmutterfunktionen und regt viele Hormone und Super-Hormone zu voller Bildung und Aktivität an. Chlorophyll wirkt als „Zündgeber" für alle Körperzellen, macht jung, aktiv und vital und ist ein hervorragendes biologisches Kosmetikum, das von innen wirkt.

X. B. 1. Artischocken für den Zell-Stoffwechsel

Die Artischocken sind mehr Heilmittel als Lebensmittel. Zwar enthalten sie sehr viel Vitamin C und B-Vitamine sowie Magnesium und Eisen, aber entscheidend sind der Bitterstoff Cynarin und andere Bitterstoffe, die den Stoffwechsel, insbesondere der Leber, anregen und den Gallenfluß regulieren. Nicht nur die Bildung von Gallensteinen wird behindert, sondern der Gesamtcholesterin-Spiegel wird gesenkt, der Blutzucker-Spiegel günstig beeinflußt und die Verdauung, insbesondere der Fette, normalisiert. Artischocken greifen regulierend in den gesamten Zell-Stoffwechsel ein und erhalten sehr jung, weil sie die Synthese von Hormonen und Super-Hormonen anregen.

X. B. 2. Auberginen als Heilmittel

Die Aubergine ist in den letzten Jahren zu einem interessanten Heilmittel avanciert. So scheint sie Gefäße direkt vor Schäden durch erhöhtes Cholesterin zu schützen. Außerdem enthält sie Scopoletin und Scoparon, die nervöse Erregungszustände und sogar epileptische Anfälle lindern und vermeiden helfen. Auberginen sind auch reich an Protease-Hemmstoffen (Trypsin), die Carcinogene neutralisieren und viele Virusstämme direkt bekämpfen können.

X. B. 3. Bohnen als Mineralstoff-Bomben

Wie alle Hülsenfrüchte sind Bohnen besonders wichtig wegen ihres hohen Gehaltes an essentiellen (lebenswichtigen) Aminosäuren. Außerdem enthalten sie von allen Pflanzen mit die reichsten Mineralstoffe, insbesondere Kalium, Calcium und Eisen sowie viele Vitamine. Der hohe Gehalt an Ballaststoffen reguliert die Verdauung, senkt Cholesterin und Triglyceride und den Blutdruck. Mangan ist ein wichtiger Co-Faktor bei sehr vielen biochemischen Prozessen und stimuliert die Super-Enzyme Insulin und die Produktion von Glutaminsäure für die Herstellung der Glutathion-Peroxidase, die unsere Telomere und somit die Zellteilungsrate schützt. Von dieser Zellteilungsrate ist auch die Lebensdauer abhängig. Glutaminsäure wird außerdem benötigt für die Synthese vieler Nervenbotenstoffe und greift daher ein in das seelische und geistige Befinden, insbesondere auch im höheren Lebensalter. Mangan spielt auch eine große Rolle für die Knorpel- und Knochenbildung. Da Mangan auch den Zink-Stoffwechsel belebt, beugen diese beiden Elemente Bandscheibenschäden vor und Depressionen, was besonders mit zunehmendem Alter sehr wichtig ist. Da Bohnen auch besonders viel Molybdän enthalten, sind sie besonders wichtig zur Entgiftung von Sulfiden in gepökelter Wurst und Schinken sowie geschwefelten alkoholischen Getränken. Molybdän greift in den Fett-Stoffwechsel ein und mobilisiert Eisen und Kupfer. Bohnen wirken insgesamt harmonisierend auf den Zell-Stoffwechsel, halten alle Zellen jung und fit und kräftigen insbesondere auch Herz und Kreislauf. Sie beugen auch Gicht vor. Bohnen enthalten auch sehr viele Protease-Hemmstoffe, die solche Enzyme in ihrer Aktivität hemmen, die die Entstehung von Krebs begünstigen. Alle Hülsenfrüchte enthalten sehr viele Protease-Hemmstoffe und schützen offenbar sogar vor der Entstehung von Krebsmetastasen (Tochtergeschwüren).

X. B. 4. Erbsen – die Aminosäuren-Spender

Erbsen gehören zu den Hülsenfrüchten und sind von daher ideale Spender der Aminosäuren, insbesondere der essentiellen Aminosäuren, aus denen die Eiweiße, Hormone, Super-Hormone, Enzyme und Muskelfasern und vieles andere mehr gebildet werden. Sie sind auch besonders reich an Vitamin C, Magnesium und Ballaststoffen, Vitamin A, B1, B3 und Eisen. Erstaunlich ist auch der hohe Zinkgehalt in Erbsen, der insgesamt für Haut, Schleimhäute, Bindegewebe, Haare und Fingernägel sowie das Immunsystem wichtig ist. Erbsen stärken insgesamt den Körper und geben ihm jugendliche Kraft bis ins hohe Lebensalter. Sie sind auch besonders wichtig für die Kraft von Herz und Muskeln sowie der Augen und senken erhöhte Cholesterin- und Triglycerid-Spiegel. Da nur wenige Wochen frische Erbsen auf dem Markt sind, sollten Sie tiefgekühlte Ware unbedingt den Erbsen aus Konservendosen vorziehen.

X. B. 5. Gurken – nicht nur für schöne Haut

Daß Gurken Hautfalten wegbügeln, wissen viele Frauen, die sich eine Gurkenscheibenmaske zur Hautregeneration auflegen. Tatsächlich enthalten Gurken sehr viel Vitamin E, das nicht nur zu den Antioxidantien gehört, die Freie Radikale neutralisieren, sondern auch eine der wesentlichen Speerspitzen gegen Arteriosklerose, Herzinfarkt, Hirnschlag, Rheuma und Krebserkrankungen ist. Vitamin E ist auch ganz besonders wichtig im Kampf des Immunsystems gegen Bakterien, Viren und Pilze und schützt die Gefäße vor Arteriosklerose, Herzinfarkt, Schlaganfall, Durchblutungsstörungen und frühzeitigem Tod. Unterstützt wird das Vitamin E auch durch das Silicium (Kieselsäure), das für den Menschen ein lebensnotwendiges Spurenelement darstellt. Besonders ältere Menschen brauchen zur Festigung aller Zellen besonders viel Silicium, das gleichzeitig sehr gut gegen Magen-Darm-Störungen und Blähungen wirkt. Auch Knochen und Zähne sowie Haut, Haare und Bindegewebe brauchen für ihre Stabilität Silicium. Von daher wirkt es auch der gefürchteten Cellulitis entgegen. Gurken enthalten darüber hinaus besonders viel Erepsin, ein Enzym, das für den Eiweiß-Stoffwechsel besonders wichtig ist und den Darm gegen krankheitserregende Bakterien, Pilze und Parasiten schützt.

X. B. 6. Karotten sind wahre Wunderwaffen gegen Krankheiten und vorzeitiges Altern

Karotten sehen nicht nur appetitlich aus, sondern sind die wirksamste Waffe gegen die Freien Radikale, dem Hauptübel für Erkrankungen und vorzeitige Alterungsprozesse. Sie reparieren sogar wieder Schäden an Erbsubstanz und Zellstrukturen und sind eine der wichtigsten Waffen gegen den Krebs. Karotten insbesondere - aber auch gelbes und rotes Gemüse und Obst - enthalten über 3.000 verschiedene Carotinogene, deren bekanntestes das Beta-Carotin ist. Gerade die Carotinoide machen deutlich, daß erst das harmonische Zusammenspiel sehr vieler Faktoren einen wirksamen Schutz der Zellen vor Krankheit und Alterung bewirken. Denn je mehr verschiedene Carotinoide der über 3.000 bekannten in unserer Nahrung vorhanden sind, desto stärker ist der Schutz. Besonders viel Carotinoide enthalten außer Karotten alle Kohlsorten, insbesondere Grünkohl und Broccoli sowie Spinat, Tomaten, Süßkartoffeln und vor allem getrockenete Aprikosen. Auch viele Obstsorten enthalten Carotinoide verschiedenster Art, aber jeweils nur in geringen Mengen. Aber auch viele grüne Gemüse- und Obstsorten enthalten Carotinoide, nur ist deren gelbe oder rote Farbe durch das grüne Chlorophyll überdeckt. Karotten enthalten außerdem sehr viel Selen, das wichtigste Spurenelement gegen die Freien Radikale.
Karotten verbessern auch das Sehvermögen und schützen vor Nachtblindheit. Sie geben der Haut nicht nur eine schöne Farbe, sondern

festigen das Bindegewebe, schützen vor Faltenbildung und stärken Nägel und Haare. Carotinoide brauchen immer ein wenig Fett, um aufgenommen werden zu können.

Carotinoide
- bewirken den Schutz aller Zellmembrane gegen die zerstörerische Wirkung von aktiviertem Sauerstoff, den Freien Radikale;
- bräunen die Haut schon vor Sonneneinstrahlung;
- beugen Sonnenbrand und Sonnenschäden an der Haut vor;
- sind eines der wichtigsten Antioxidantien;
- sind eine der wirksamsten Waffen gegen die Entstehung von Krebs;
- können frühe Stufen des Krebs und Vorstufen des Krebs beseitigen;
- stützen das Immunsystem, indem sie körpereigene Freßzellen (Makrophagen) anregen, Krebszellen während deren Zellteilung zu fressen;
- sind einer der wirksamsten Schutzmechanismen gegen vorzeitiges Altern;
- werden von Rauchern in extrem hohem Maße benötigt, zur Entgiftung und gegen die vermehrten Freien Radikale.

- Besonders wichtig im Kampf gegen Krebs ist auch das Carotinoid Lutein, das besonders in Grünkohl und Spinat vorkommt. Lutein stoppt die unkontrollierte Vermehrung strahlungsgeschädigter Zellen, besonders auch der Haut.
- Ein weiteres wichtiges Carotinoid ist Kanthaxanthin, das Zellen vor Entartung zu Krebszellen schützt.
- Aus Beta-Carotin wird im Körper Vitamin A gebildet, das sonst fast ausschließlich in tierischer Nahrung, wie Leber, Milch, Fischen und Lebertran vorkommt.

X. B. 7. Kartoffeln – sind auch Heilmittel

Kartoffeln sind ein sehr wichtiges Nahrungs- und Heilmittel. Sie schenken uns sehr wichtige Kohlehydrate in einer ausgezeichneten Zusammensetzung und darüber hinaus sehr viel Calcium, Kalium, Magnesium, Natrium, Phosphor, Chrom und Molybdän. Die besonders wertvollen Nährstoffe stecken unter der Schale, wie Vitamin B3 (Niacin), B9 (Folsäure), Zink und einige wenige weitere B-Vitamine. Darüber hinaus sind sie voller guter Ballaststoffe, die nicht nur die Verdauung regulieren, sondern auch Cholesterin und Blutfette sowie den Blutdruck senken. Deswegen sollte man Kartoffeln am besten mit der Schale essen oder zumindest als Pellkartoffeln verzehren, wobei Biokartoffeln in diesem Falle besonders zu bevorzugen sind. Molybdän ist ein lebenswichtiges Spurenelement, das besonders wichtig ist für den Fett-Stoffwechsel und die Verwertung von Eisen und Kupfer. Außerdem kann Fluor nur in den Zahnschmelz eingelagert werden, wenn genügend Molybdän vorhanden ist.
Molybdän-Mängel führen also zu Karies und vorzeitigem Zahnverlust. Es ist auch Bestandteil wichtiger Enzyme im Stoffwechsel, insbesondere für die Sulfid-Oxidase, die für den Stoffwechsel giftige Sulfide aus gepökelter Wurst und Schinken sowie vielen geschwefelten Weinen neutralisiert. Auch Alkohol kann nur in der Leber entgiftet werden, wenn die molybdänhaltige Aldehyd-Oxidase ausreichend gebildet werden kann. Das Enzym Xanthin-Oxidase beugt erhöhter Harnsäure und somit Gichtanfällen vor. Chrom reguliert den Zuckerhaushalt und schützt vor Diabetes, Arteriosklerose, Herzinfarkt und Schlaganfall. Wer viel Zucker ißt, braucht sehr viel Chrom, das besonders reichlich in Bierhefe (nicht im Bier) enthalten ist. Es reguliert auch den Cholesterin-Spiegel und ist insbesondere auch wichtig für Glutathion, das unsere Telomere bei der Zellteilung schützt, und je länger die Telomere sind, desto länger läuft unsere biologische Lebensuhr.

Kartoffeln enthalten in hoher Konzentration Protease-Hemmstoffe, die bestimmte Viren und krebsauslösende Substanzen bekämpfen bzw. neutralisieren. Kartoffeln enthalten in der Schale Chlorogensäure, ein Polyphenol, das der krebsigen Entartung von Zellen entgegenwirkt. Es ist nicht die Kartoffel, die dick macht, sondern die fette Soße.

X. B. 8. Knoblauch vertreibt nicht nur Vampire

Knoblauch wird seit Jahrhunderten, insbesondere in der Mittelmeerküche, nicht nur für den Geschmack, sondern dort als Schutz gegen erhöhte Blutfette und elastische Gefäße eingesetzt.
In früheren Jahrzehnten ist Knoblauch sehr erfolgreich gegen Tuberkulose eingesetzt worden.
Neue Studien haben belegt, daß Knoblauch direkt Bakterien abtötet, was Sie auf Reisen in fremde Länder vor Darmentzündungen und Durchfällen schützt. Dabei hat Knoblauch keine schädlichen Nebenwirkungen, wie z.B. Antibiotika.
Der Hauptwirkstoff des Knoblauchs heißt Alliin. Das Alliin bleibt weitgehend erhalten, wenn man frische ganze Knoblauchzehen verzehrt. Alliin wirkt verstärkt als Heilmittel und es riecht deutlich schwächer als Allicin, dessen Duft nicht jedermanns Sache ist. Das Alliin wird leider durch den Sauerstoff der Luft beim Schneiden und Zerstampfen der Knoblauchzehe oder durchs Erhitzen in das etwas weniger wirksame Allizin umgewandelt. Allizin erzeugt leider auch den typischen Geruch, der auch am nächsten Tag in der Atemluft noch konzentriert ist und aus allen Poren des Körpers strömt. Bei den alten Ägyptern war Knoblauch eine heilige Pflanze und der römische Naturhistoriker, Plinius der Älteste, sah bereits im ersten Jahrhundert n. Chr. Knoblauch als Mittel gegen 61 Krankheiten. Tatsache ist, daß Knoblauch auch erhöhten Blutdruck senkt und Thrombosen (Blutgerinnseln) vorbeugt. Die ältesten Knoblauchrezepte sind bereits über 6.000 Jahre alt und wurden insbesondere gegen Herzkrankheiten und Rheuma eingesetzt. Auch neuere Studien haben bewiesen, daß er tatsächlich gegen Arteriosklerose mit folgenden Herzkrankheiten, Schlaganfall, zur Stärkung des Immunsystems und in der Vorbeugung gegen Krebs hilfreich ist. Sowohl roher Knoblauch als auch Knoblauchextrakt aktivieren offenbar die sogenannten

natürlichen Killerzellen, die Krebszellen im Stadium der Zellteilung zerstören. Knoblauch senkt nachweislich erhöhte Cholesterinwerte, insbesondere den LDL-Cholesterinwert und schützt somit vor Gefäß- und Herzkrankheiten. Die Gefäße bleiben elastisch, was Krampfadern und Hämorrhoiden vorbeugt. Das nützliche HDL-Cholesterin steigt auf Kosten des schädlichen LDL-Cholesterins und der Triglyceride an. Erhöhter Blutdruck sinkt nach Knoblauch in höheren Dosierungen im systolischen Blutdruckbereich (der obere Wert) um 20-30 Punkte (Millimeter-Quecksilbersäule) und im diastolischen Bereich (unterer Wert) um 10 bis 20 Punkte. Auch bei Entzündungen, insbesondere der Atemwege, reguliert Knoblauch die Schleimhaut im Sinne von vermindertem Schleim und vermehrter Abschwellung. Knoblauch ist also eine Prophylaxe gegen chronische Bronchitis und chronische Nasennebenhöhlen-Entzündung. Besonders interessant ist, daß Knoblauch auch als sehr starkes Antioxidans gegen die Freien Radikale sowie das „Ranzigwerden" (Oxidation) der Fette schützt. Dabei ist frischer Knoblauch in seiner Wirkung deutlich den Knoblauchextrakten überlegen. Gegen den für manche unangenehmen Geruch sollte man frische Petersilie essen und Kardamomkörner zerkauen. Leider gibt es einige wenige Menschen, die gegen Knoblauch allergisch sind. Diese können aber auch auf Zwiebeln ausweichen, die dann allerdings in sehr großen Mengen gegessen werden müßten, um einen entsprechenden Heileffekt zu erzielen. Verwandt mit dem Knoblauch ist auch Schnittlauch. Knoblauch baut sogar Ablagerungen in Gefäßen bei Arteriosklerose zum Teil wieder ab. Auch wird Knoblauch bei Ausleitung von Blei mit Erfolg eingesetzt, das sich in Körperfetten und in Nerven- und Hirnzellen ansammelt. Bei Verletzungen wirkt Knoblauch entzündungshemmend. Der Geschmack von Knoblauch im Essen kann durch Zusatz von etwas Minze neutralisiert werden. Knoblauch bewirkt eine vermehrte Hautdurchblutung, was nicht nur besser aussieht, sondern die Haut jung und frisch macht und der Cellulitis entgegenwirkt.

X. B. 9. Die ganze Familie der Kohlsorten spielt die erste Geige beim Kreuzzug gegen den Krebs

Durch die richtige Ernährung können Sie sich vor Krankheiten schützen - insbesondere auch vor Krebserkrankungen. Eine Arbeitsgruppe an der John Hopkins University in Baltimore hat biochemisch abgesichert, daß Broccoli, Rosenkohl, Kresse und Blumenkohl besonders vor Krebs schützen. Diese Gemüse aus der Familie der Kreuzblütler schützen vor krebsauslösenden Substanzen. Verantwortlich für diese Schutzwirkung ist die Substanz Sulforaphan. Es regt die Aktivität sogenannter körpereigener Phase-II-Entgiftungs-Enzyme in der Zelle an. Solche Entgiftungs-Enzyme spielen eine wichtige Rolle bei der chemischen Bearbeitung und Auflösung körperfremder Verbindungen. Phase-II-Enzyme (z.B.Glutathion-S-Tranferase und Quinon-Reduktase) haben in erster Linie eine Entgiftungsfunktion. Bei der Vorbeugung gegen Krebs spielen auch alle anderen Antioxidantien aus Kohlsorten eine bedeutsame Rolle.

Die vielfältigen Pflanzenwirkstoffe der Kohlsorten können Krebs nicht nur im Vorfeld bekämpfen, sondern wirken auch als zusätzliches Medikament in jedem Stadium der Krebserkrankung. Menschen, die besonders viel Gemüse essen und des öfteren Kohlsorten, haben eine deutlich reduzierte Wahrschcinlichkeit, an Krebs zu erkranken. Das gilt natürlich insbesondere für rohes Gemüse. Gut läßt sich rohes Gemüse verzehren, wenn es in einer Küchenmaschine zerkleinert und mit heißer Gemüsebrühe verflüssigt wird. Wir sollten unbedingt frische und getrocknete Kräuter hinzufügen, um die gesamte Wirkungsbreite der unterschiedlichen Pflanzenstoffe zu kombinieren (siehe „Gewürze würzen das Leben“).

In einer Studie konnte gezeigt werden, daß allein schon der einmalige wöchentliche Genuß von Kohlsorten das Risiko für Dickdarmkrebs auf ein Drittel herabsenkt - und zu Kohl gehören natürlich auch Weißkohl, Chinakohl, Wirsingkohl, Rosenkohl, Grünkohl, Spitzkohl, Broccoli und Blumenkohl, aber auch Kohlrabi, Steckrübe (Kohlrübe), Rettichsorten, wie Meerrettich, Kresse und Senf. Diese Pflanzengruppe heißt Kreuzblütler, weil die Pflanzen vierblättrige

Blüten haben, die einem Kreuz ähnlich sehen. Rotkohl ist besonders selenhaltig, wenn er auf selenreichem Boden wächst. Selen ist der Dirigent des Immunsystems und der Taktgeber des Herzrhythmus. Damit ist Selen auch einer der wichtigsten Nährstoffe für die Gesunderhaltung und als Schutz gegen vorzeitiges Altern. Auch die Produktion der Super-Hormone der Schilddrüse und der Abwehrzellen durch unsere Thymusdrüse ist selenabhängig. In den letzten Jahren haben Studien gezeigt, daß sicher mehr als 90 % aller Krankheiten die Folge eines zu schwachen Immunsystems sind.
Besonders hervorzuheben ist auch Sauerkraut. Es enthält durch die Fermentation mit Milchsäurebakterien sehr viel Vitamin B12, das wir sonst überwiegend durch tierische Nahrungsmittel erhalten. Für Vegetarier, und insbesondere Veganer (Menschen, die nur Pflanzen essen und auf Milch und Eier verzichten), ist Sauerkraut deswegen ein absolutes „Muß".
Grünkohl enthält - wie auch Zwiebeln - das relativ neu entdeckte Quercetin, das das Wachstum von Bakterien hemmt und körpereigene Enzyme aktiviert, die Viren direkt vernichten können.

Kohl schützt vor Krebs

Alle Kohlarten
- enthalten Indole, die anticancerogen wirken und schädliche Hormonwirkungen abschwächen;
- enthalten Isothiozyanate, die anticancerogen wirken;
- enthalten Sulforaphan, das Ihre Körperzellen besonders gut entgiftet;
- enthalten Glucosinolate, die im Magen die Umwandlung von Nitrat (aus gepökelten Lebensmitteln) in das krebserregende Nitrosamin verhindern;
- verlangsamen bereits bestehende Krebserkrankungen durch Behinderung der Zellteilung;
- schützen vor Bestrahlungen, Röntgenstrahlung, natürlicher Strahlung, Pestizide, Smog;
- schützen die Erbsubstanz, die DNS;

- schützen die Glutathione, die die Telomere vor vorzeitiger Verkürzung bewahren und somit lebensverlängernd wirken;
  - Glutathione neutralisieren Carcinogene;
- enthalten Dithiothione (Pflanzenwirkstoffe);
  - Dithiothione
    - schützen körpereigene Enzyme;
    - schützen die Körperzellen vor dem starken Lebergift und Zellgift, den Aflatoxinen, die insbesondere in Schimmelpilzen vorkommen;
    - unterdrücken die Aktivierung von krebserregenden Substanzen. In Tierversuchen konnte nachgewiesen werden, daß Kaninchen und Meerschweine dadurch sogar Bestrahlungen mit einer tödlichen Strahlendosis überleben können.

- Kreuzblütlergemüse schützt den Dickdarm vor der Entstehung von Polypen, die sehr häufig zu Krebsgeschwulsten entarten.
- Krebsbekämpfend wirken Chlorophyll, bestimmte Flavonoide, Phenole, Pherolinsäure und sogar eine coffeinartige Substanz.

X. B. 10. Blumenkohl für die Entgiftung

Blumenkohl ist ein besonders kalorienarmes und dafür vitamin-, mineralien- und spurenelementhaltiges Nahrungsmittel. Besonders wichtig sind auch seine 18 Aminosäuren für den Eiweiß-Stoffwechsel, ebenso wie sein Gehalt an Sulforaphan, das dem Stoffwechsel bei den Entgiftungsprozessen hilft sowie an Indolen, die schädliche Hormonwirkungen abschwächen und anticancerogen, also vor Krebs schützend, wirken. Blumenkohl enthält auch einige wenige Isothiozyanate, die ebenfalls anticancerogen wirken.

X. B. 11. Broccoli repariert Zellschäden

Broccoli ist zusammen mit anderen Kohlsorten ein besonders guter Schutz gegen Krebs, durch den pflanzlichen Heilstoff Sulforaphan, das die Aktivität körpereigener Phase-II- Entgiftungs-Enzyme in der Zelle anregt. Zu diesen Enzymen gehören die Glutathion-S-Transferase und Quinon-Reduktase, die die Zellen hervorragend entgiften. Hinzukommen noch die Isothiozyanate, die anticancerogen wirken und Indole, die schädliche Hormonwirkungen abschwächen und ebenfalls anticancerogen wirken. Sehr reich ist Broccoli auch an Beta-Carotin und vielen hundert anderen Carotinoiden, die Freie Radikale neutralisieren. Beta-Carotin baut sogar Schäden an Zellstrukturen und am Genmaterial (DNS, RNS) wieder ab. Broccoli bringt Ihnen auch reichlich Vitamin C, das das Immunsystem stärkt, Haut, Schleimhäute und Gefäße kräftigt und für die Produktion von Hormonen und Super-Hormonen Voraussetzung ist. Aber damit nicht genug - Broccoli ist reich an Kalium und Magnesium, die insbesondere sehr wichtig sind für den Stoffwechsel der Muskeln und Nervenzellen, für die Nierentätigkeit, die Muskel- und Herzkraft sowie wiederum auch für die Produktion von Hormonen und Super-Hormonen. So manche Depression im Alter ist nichts weiter als ein Mangel an Kalium oder Magnesium.

X. B. 12. Kohlrabi schützt vor Krebs und Übergewicht

Frischer Kohlrabi schmeckt roh und gekocht wirklich gut und bei Kohlrabi darf man reichlich hinlangen, denn der hat sehr wenig Kalorien. Was er dafür um so mehr hat sind Vitamine, Mineralstoffe, Spurenelemente und die schmackhaften Senföle, die Isothiozyanate, die vorbeugend gegen Krebs wirken. Seine Indole wirken ebenfalls anticancerogen. Seine Glucosinolate verhindern die Umwandlung von Nitrat aus gepökelten Fleischprodukten in das krebserregende Nitrosamin. Durch die künstliche Düngung gelangt leider auch immer mehr Nitrat in das Grundwasser und somit zunehmend in unser Trinkwasser. Entgiftend wirkt Kohlrabi mit seinen Sulforaphanen. Kohlrabi enthält erstaunlich viel Vitamin B3, B5 und B6 und ist eine wahre Vitamin C-Bombe. Kohlrabi schenkt uns auch sehr viel Kalium, Magnesium, Eisen und Mangan. Auf selenhaltigen Böden reichert Kohlrabi auch etwas Selen an, das ein idealer Freie Radikale-Fänger ist und somit vorzeitigem Altern und Erkrankungen entgegenwirkt. Selen ist auch der Dirigent des Immunsystems. Es sorgt für die Blutbildung und transportiert den Sauerstoff zu unseren Zellen. Insgesamt regt Kohlrabi den Stoffwechsel aller Zellen an, schützt insbesondere Herz und Hirn und sorgt für schöne Haare und glatte Haut. Kohlrabi gibt neuen Schub an Energie und Vitalität und hält Sie bei Laune.

X. B. 13. Radieschen für das Abwehrsystem

Radieschen sehen nicht nur appetitlich aus, sie sind auch ein hervorragendes Heilmittel. Sie enthalten Isothiozyanate, die anticancerogen wirken und Bakterien und Pilze bereits im Verdauungstrakt aktiv bekämpfen. Durch ihre Glucosinolate verhindern sie die Umwandlung von Nitrat aus gepökelten Fleischprodukten und Trinkwasser in krebserregende Nitrosamine. Radieschen sind reich an Vitamin C, B9 und Selen. Diese Kombination stärkt das Immunsystem, senkt erhöhte Cholesterin- und Triglycerid-Spiegel und aktiviert die Bildung von Nervenbotenstoffen sowie Hormonen und einigen Super-Hormonen. Da Radieschen viele Ballaststoffe enthalten, fördern sie auch die Verdauung und helfen gerade bei älteren Menschen gegen Verstopfung (Obstipation).

X. B. 14. Rettiche für gute Nerven

Rettiche haben eine sehr ähnliche Wirkung wie Radieschen, zeichnen sich aber durch einen besonders hohen Kaliumgehalt aus. Deshalb regulieren Rettiche den Wasserhaushalt des Menschen und fördern alle Nerven- und Gehirnfunktionen. Damit beugt Rettich auch Herzarrhythmie und Herzstillstand vor und ist wirksam gegen Muskelschwäche, Müdigkeit und Kopfschmerzen. Rettiche regen auch den Appetit an und helfen, Zucker in den Zellen in Energie umzuwandeln.

X. B. 15. Linsen spenden ideale Nährstoffe

Linsen sind bedauerlicherweise ein wenig aus der Mode gekommen, gehören aber eigentlich zu den wertvollsten Nahrungsmitteln, die wir haben. Diese Hülsenfrüchte bestehen zu etwa 50 % aus Kohlehydraten und fast 30 % aus essentiellen (lebenswichtigen) Aminosäuren, weshalb Vegetarier Fleisch durch Linsen und andere Hülsenfrüchte sowie Sojabohnen fast ersetzen können. Darüber hinaus sind Linsen noch reich an Calcium, Kalium, Zink und Eisen. Diese Nährstoffkombination spendet unseren Zellen optimale Kraft und schenkt Vitalität für Körper, Seele und Geist. Die Bildung von Blut, von Hormonen und Super-Hormonen wird angeregt, was uns optimal vor Krankheiten schützt und unsere biologische Lebensuhr verlängert. Linsen schenken auch im hohen Alter eine ausgezeichnete Lebensqualität und erhalten die Libido und Potenz.

X. B. 16. Mais als Verjüngungsmittel

Mais ist das Hauptnahrungsmittel in vielen Ländern der Erde. In Mexico nennen sich die heutigen Nachkommen der Mayas oft noch die „Maismenschen“. Mais hat einen unwahrscheinlich hohen Gehalt an Vitamin B1, B3, B5, B9 und Biotin.

Recht hoch sind auch die Anteile an Magnesium, Eisen, Zink und Selen. Diese erstaunliche Kombination macht Mais, außer zu einem wertvollen Lebensmittel, gleichzeitig zu einem guten Heil- und Verjüngungsmittel. Mais regt den Stoffwechsel der Zellen an und kräftigt neben Herz und Muskeln insbesondere auch Haut, Haar, Fingernägel und Bindegewebe. Wer viel Mais ißt, hat ein gutes Immunsystem, bleibt geistig frisch und bester Laune und erfreut sich im hohen Alter noch bester Libido und Potenz. Regelmäßiger Maisverzehr erhält Hormon- und Super-Hormon-Spiegel auf jugendlichen Werten und schenkt eine hohe Lebensqualität und lange Lebensdauer. Mais enthält auch zahlreiche Protease-Hemmstoffe, die jene Enzyme hemmen, die gesunde Zellen dazu veranlassen können, zu Krebszellen zu entarten.

X. B. 17. Porree für jugendliche Gefäße

Porree oder auch Lauch genannt, gehört zu den Zwiebelgewächsen, wie auch Knoblauch. Da es ebenfalls sehr viel Allizin enthält, hat es auch ähnlich gute Wirkungen. Allizin bekämpft Bakterien, Viren und Pilze im Verdauungstrakt sowie auch in Nieren und Harnblase und hilft bei den Verdauungsfunktionen. Es hält Gefäße und damit Herz und Hirn jung, senkt erhöhte Cholesterin- und Triglycerid-Spiegel. Da es außerdem noch blutverdünnend wirkt, ist es auch ein idealer Schutz vor Krampfadern und Hämorrhoiden. Porree ist auch reich an Zink, Mangan und Selen. Diese Kombination sorgt für eine starke Immunabwehr, schöne Haut und Haare und kurbelt die gesamte Hormon- und Super-Hormonproduktion an.

X. B. 18. Rote Beete für Hormone und Super-Hormone

Rote Beete oder auch rote Rübe genannt, ist die reinste Medizin. Sie ist besonders reich an Vitamin B9 (Folsäure), Silicium und Kalium. Diese ideale Kombination bietet praktisch keine andere Pflanze und genau deshalb ist Rote Beete ideal für die Produktion von Nervenbotenstoffen, Hormonen und Super-Hormonen, die Körper, Seele und Geist bis ins höchste Alter vital und frisch erhalten. Darüber hinaus kräftigt Rote Beete Bindegewebe, Knochen, Haut, Fingernägel und Haare, fördert die Entgiftung und Verdauung und wirkt der Anämie entgegen.

X. B. 19. Salat und Feldsalat lassen Sie länger leben

Salat enthält nicht nur reichlich Ballaststoffe, sondern auch Magnesium und zwar je dunkler das Grün, desto wertvoller der Salat. Deshalb ist Feldsalat dem Kopfsalat unbedingt vorzuziehen. Je grüner die Pflanze, desto mehr Beta-Carotin und andere Carotinoide sind im Salat enthalten und diese sind Freie Radikale-Fänger und schützen die Zellen vor Entartung und damit vor Krebs. Diese sehr gute Kombination der Inhaltsstoffe des Salates kräftigt den Stoffwechsel jeder Körperzelle und wirkt, insbesondere durch das Magnesium, sehr beruhigend auf das Nervensystem. Diese Kombination regt auch die Produktion von Hormonen und Super-Hormonen besonders gut an und steigert die Konzentrations- und Merkfähigkeit des Gehirns. Wer viel Salat ißt, lebt garantiert deutlich länger. Der Kopfsalat enthält besonders viel Carotinoide und Vitamin B9. Folsäure bringt den Stoffwechsel aller Zellen und die Stimmung in Schwung. Sie ist auch besonders wichtig für die Blutbildung und die Synthese des Erbmaterials. Auch die weißen Blutzellen unseres Abwehrsystems können ohne Folsäure nicht gebildet werden. Folsäure hält Nerven, Haut und Schleimhäute frisch und jung und schützt die Gesundheit und das Gedeihen von Mutter und Kind, insbesondere auch in der Schwangerschaft. Folsäure sorgt auch für einen ausgeglichenen Schlaf und wirkt vorzeitiger Senilität entgegen. Besonders wichtig ist die Folsäure auch für die Bildung der Super-Hormone für die Frau und etwas auch für den Mann, denn ohne Folsäure können Oestrogene nicht gebildet werden. Zusammen mit den Vitaminen B6 und B12 senkt Folsäure zu hohe Spiegel von Homocystein, dem stärksten Risiko für Gefäßerkrankungen, Herzinfarkt und Hirnschlag.

X. B. 20. Sellerie hält Sie bei guter Laune

Sellerie sollte viel mehr roh als gekocht verzehrt werden, weil im Rohzustand die ätherischen Öle und B-Vitamine besonders gut erhalten bleiben. Sellerie enthält Therpene, die ansonsten in Zitronen und Limonen vorkommen. Diese Therpene steigern die Entgiftung des Körpers, insbesondere die der Leberzellen. Andere ätherische Öle fördern die Verdauung, steigern die Salzsäureproduktion im Magen für die Zerlegung der Eiweiße in Aminosäuren, regulieren den Fluß der Gallensäuren und wirken auf Niere und Blase entwässernd. Außerdem haben diese ätherischen Öle eine schleimlösende Wirkung bei Husten und Schnupfen. Deswegen ist auch der Saft aus Selleriewurzeln sehr zu empfehlen. Die ätherischen Öle greifen Bakterien, Viren und Pilze im Magen-Darm-Trakt direkt an und wirken sogar noch in den Harnwegen desinfizierend. Da Sellerie bis auf Vitamin B12 sehr viele B-Vitamine enthält, baut es die Funktionen von

Nerven- und Hirnzellen besonders gut auf und hält Sie auch im hohen Alter bei bester Laune und fördert die Merk- und Konzentrationsfähigkeit. Man sagt Sellerie auch nach, daß es die Libido und die Potenz steigere.

X. B. 21. Sojabohne als Fleischkonkurrent

Die Sojabohne ist ein besonders vollwertiges, vitalstoffreiches Grundlebensmittel. Soja enthält praktisch alle wichtigen Aminosäuren und viele mehrfach-ungesättigte (essentielle) Fettsäuren sowie wertvolle Kohlehydrate. Soja stellt insofern eine Ausnahmepflanze dar, da der menschliche Körper fast 100 % ihrer Nährstoffe aufnehmen kann, was wirklich nicht für alle Lebensmittel gilt. An Vitaminen bietet Soja Vitamin B1, B2, B3, B5, B6, Biotin, Vitamin E, D, K und Beta-Carotin. Außerdem enthält es hochwertige Lecithine, die für das Nervensystem und Gehirnzellen besonders wichtig sind. Soja ist zusammen mit etwas Gemüse, Obst, Nüssen und Getreide eine fast vollwertige Ernährung des Menschen, insbesondere da Soja auch recht viel Eisen und Kalium enthält. Rohe Sojabohnen enthalten leider das Saponin, welches das Verdauungs-Enzym Trypsin aus der Bauchspeicheldrüse blockiert. Saponin wird durch Kochen der Bohnen unwirksam gemacht. Sojaprodukte werden in Reformhäusern in großen Variationen angeboten, von Sojawürstchen über Sojabratlinge bis hin zu Tofu, Miso, Okara, Tempeh etc. sowie Sojaöl, Sojamilch, Sojapulver und insbesondere auch Sojabohnensprossen. Soja ist auch reich an Vitamin E und den pflanzlichen Wirkstoffen Phosphatidylcholin und Inosithol. Soja sättigt also nicht nur hervorragend, sondern ist absolut wichtig für den gesamten Eiweiß-Stoffwechsel und schützt somit Körper, Seele und Geist - über besonders gute Anregung auch der Nerven- und Hirnfunktion. Soja erhält den Menschen insbesondere vital und schützt vor Krankheiten. Da Sojabohnen auch natürliche Oestrogene enthalten, die zu den Super-Hormonen gehören, ist Soja einer der besten Garanten für ein langes, gesundes Leben. Soja repariert Schäden an Zellen und Gefäßwänden und ist dadurch auch belebend für Herz und Hirn. Es senkt erhöhte

Cholesterinwerte und entgiftet durch den hohen Gehalt an Ballaststoffen den Körper. Bekanntermaßen regulieren Ballaststoffe auch die Blutzuckerwerte in hohem Maße. Der Teil der japanischen Bevölkerung, der täglich einen Teller Miso (eine Sojabohnensuppe) ißt, hat ein um über 30 % niedrigeres Risiko für Magenkrebs. Sojabohnen enthalten Saponine, die das Immunsystem aktivieren und überschüssige Gallensäuren reduzieren, womit auch Darmkrebs verhindert wird. Das Genistein in den Sojabohnen verhindert das Einnisten von Krebszellen in gesundem Gewebe und wirkt somit der Bildung von Krebsmetastasen (Tochtergeschwüren) entgegen. Genisteine schützen auch vor der Entstehung von Brustkrebs und verhindern die Osteoporose sowie Wechseljahresbeschwerden. Sie senken auch erhöhte Cholesterin-Spiegel. Soja liefert auch das Super-Hormon, als sogenanntes Phyto-Hormon, in Form des Genisteins.

X. B. 22. Spargel ist der Weltmeister an Folsäure-Reichtum

Spargel ist eine sehr beliebte Delikatesse, wobei der weiße beliebter ist als der grüne. Diese Köstlichkeit ist sehr reich an Vitamin C, Beta-Carotin, Vitamin B1, B3, B5, B6 und B9. In Bezug auf Vitamin B9 ist Spargel wohl das gehaltvollste Gemüse der Welt. Gerade die Folsäure hat einen verjüngenden und lebensverlängernden Effekt, indem es Zellstrukturen repariert und für die Bildung von Hormonen und Super-Hormonen unerläßlich ist. Aber auch Kalium und Zink sind im Spargel reichlich vorhanden. Kalium mobilisiert geballte Energie aller Körperzellen und schützt Gefäße, Herz, Muskeln und das Nervensystem. Zink stärkt das Immunsystem in ganz besonderem Maße und schützt die Haut und alle Zellmembranen. Wer einen Zink-Mangel hat, ist besonders den Streßfolgen ausgesetzt, bekommt Haarausfall, leidet unter Antriebslosigkeit und an Schäden im Gefäßsystem. Bei Zink-Mangel kommt es außerdem, gerade bei alten Menschen, zu Störungen des Geschmacks- und Geruchsvermögens, denen dadurch die Freude am Essen und Trinken vergeht. Spargel wirkt stark entwässernd bei Ödemen und ist die reinste Verjüngungskur für alle Körperzellen, hält das Gedächtnis und die Stimmung in Schwung, aktiviert Hormone und Super-Hormone und damit auch die Libido. Spargel schenkt eine wirklich verbesserte Lebensqualität.

X. B. 23. Spinat hat besonders viel Chlorophyll

Spinat enthält besonders viel Beta-Carotin und andere Carotinoide in außerordentlich hoher Konzentration. Diese Carotinoide wirken als Antioxidantien und schützen den Menschen vor vielen Krebsarten. So enthält roher Spinat pro 100 Gramm etwa 36 Milligramm Carotinoide, während hingegen rohe Karotten nur 14 Milligramm enthalten. Spinat enthält außerdem sehr viel Chlorophyll, den grünen Pflanzenfarbstoff und somit sehr viel Magnesium. Interessanterweise neutralisiert Spinat auch Nitrosamin, eine krebserregende Verbindung, die aus Nitrat gebildet wird, welches wir insbesondere mit gepökelten Fleischprodukten, aber auch mit Trinkwasser, aufnehmen. Leider enthalten viele Gemüsesorten, die auf künstlich gedüngtem Boden wachsen, auch viel Nitrate. Allein schon deswegen ist Biogemüse zu bevorzugen. Außerdem enthält Spinat sehr viele B-Vitamine sowie Vitamin C und E. Reich ist Spinat auch an Kalium, Eisen und Kupfer und nicht zuletzt an Ballaststoffen. Spinat ist ideal geeignet, den Stoffwechsel aller Zellen anzuregen, insbesondere auch den Energie-, Reparatur- und Zellerneuerungs-Stoffwechsel. Außerdem schützt Spinat unser Immunsystem, festigt Knochen und Zähne, kräftigt Muskeln und Herz, stabilisiert Nerven und Hirnzellen und sorgt für schöne Haut, Haare und Nägel. Da Spinat in Spuren auch noch Mangan enthält, wird die Produktion von Hormonen und Super-Hormonen angeregt, die den gesamten Körper bis ins hohe Alter hinein vital, kräftig und gesund erhalten.

X. B. 24. Tomaten fangen Freie Radikale ein

Wer sehr viele Tomaten ißt, hat ein besonders niedriges Risiko, an Krebs zu erkranken. Dafür sind insbesondere die Lykopene wirksam, die zu den Carotinoiden gerechnet werden. Diese Lykopene fangen Freie Radikale ein und schützen die Zellmembranen und

Zellstrukturen, insbesondere in Schleimhäuten und der Netzhaut des Auges. Tomaten enthalten außerdem sehr viel Beta-Carotin und weitere Carotinoide sowie die Vitamine C, B3, B9, E und Kalium und Zink. Diese Kombination stabilisiert das gesamte Immunsystem, festigt das Bindegewebe und sorgt für gute Laune. Diese Kombination regt auch in sehr hohem Maße die Bildung von körpereigenen Hormonen und Super-Hormonen an und wirkt von daher verjüngend und gesundheitsfördernd.

X. B. 25. Zucchini repariert die Zellen

Zucchini ist eine ideale Verbindung aus einem Reichtum an Nährstoffen und zugleich wenig Kalorien. Sie enthält sehr viel Beta-Carotin und einige andere Carotinoide, Vitamin E sowie Magnesium. Diese wertvollen Bestandteile sitzen vor allen Dingen in der Schale und sind leider hitzeempfindlich. Diese Mischung schützt Zellen sehr gut vor Freien Radikale und baut Schäden an Zellmembranen und Zellstrukturen wieder ab. Magnesium stärkt auch die Funktion von Muskeln, Herz und Nerven und erhöht die Merk- und Konzentrationsfähigkeit bei gleichzeitiger Beruhigung. Zucchini sollte als Gemüse möglichst in Verbindung mit vielen anderen Gemüsesorten gegessen werden, da sie viel an einigen wenigen Nährstoffen, aber wenig an verschiedenen Nährstoffen enthält.

X. B. 26. Zwiebeln schützen das Herz

Zwiebeln haben eine ähnlich gute Wirkung auf Herzgefäße und Blutfette wie Knoblauch. Bereits im Altertum wurden sie als Heilmittel gegen zahlreiche Krankheiten eingesetzt.
In Studien konnte nachgewiesen werden, daß Patienten, die einen Herzinfarkt erlitten, einen extrem niedrigen HDL-Cholesterin-Spiegel (High Density Lipoprotein) aufweisen. Gerade HDL ist der Cholesterinanteil, der die Gefäße vor Arteriosklerose und somit Herzinfarkt und Apoplexie (Hirnschlag) schützt. Der Vorteil an Zwiebeln gegenüber Knoblauch auf dem Speiseplan ist: Sie atmen am nächsten Tag keinen von vielen Menschen als unangenehm empfundenen

Geruch aus, wie nach Knoblauchverzehr. Wer den Zwiebelgeschmack nicht mag oder rohe Zwiebeln nicht gut verträgt, kann sie entweder glasieren oder Zwiebelsaft einnehmen. Jedoch wirken frische Zwiebeln auf jeden Fall besser. In neuen Studien wurde in Zwiebeln auch der Wirkstoff Quercetin gefunden, der körpereigene Enzyme aktiviert, die Viren direkt vernichten können. Quercetin verringert auch das Wachstum von Bakterien.

Zwiebeln

- enthalten Alleum, das Gene vor Entartung und somit vor Krebs schützt;
- senken erhöhten Blutdruck;
- enthalten Adenosin, das die Zusammenballung von Blutplättchen und somit Thrombosen verhindert;
- enthalten Stoffe, die die Fibrinolyse (Auflösung von kleinen Blutgerinnseln) durch Cycloallinin unterstützen;
- erhöhen das positive HDL-Cholesterin auf Kosten des schädlichen LDL-Cholesterins, wenngleich sie nicht den Gesamtcholesterin-Spiegel absenken - entscheidend aber ist das Verhältnis von gutem HDL zu ungünstigem LDL;
- • je schärfer eine rohe Zwiebel schmeckt, desto stärker ist die Erhöhung der HDL-Werte;
- • nur regelmäßiger Zwiebelverzehr von ca. 50 Gramm Zwiebeln pro Tag erhöht das HDL-Cholesterin um bis zu 30 %.

X. C. Getreide enthält überraschende Schutzstoffe

Getreide ist neben Gemüse und Obst eines der wesentlichen Nahrungsmittel. Die wichtigsten Nährstoffe sind in Vollkornprodukten enthalten, da sie in den Schalen- und Keimanteilen der Körner gelagert sind. Bevorzugen Sie daher Vollkornbrot! Am ausgewogensten ist es, verschiedene Getreidesorten entweder zu mischen oder die Vollkornsorten häufig zu wechseln. Haferflocken enthalten sehr viele Eiweiße in optimaler Kombination und außer Mineralstoffen und Vitaminen zusätzlich Schleimstoffe, die den Verdauungstrakt schützen. Nudeln gehören auch zu den Getreideprodukten und dabei sind Vollkornnudeln zu bevorzugen. Eine Alternative sind Graumehlnudeln, die immerhin noch zu ca. 81 % aus Vollkornmehl bestehen, geschmacklich aber neutraler sind als reine Vollkornnudeln. Reis sollte möglichst ungeschält verzehrt werden, weil sonst die meisten Nährstoffe, insbesondere das Vitamin B1 verlorengehen. Getreide hat auch einen hohen Gehalt an Protease-Hemmstoffen, die der Aktvierung vieler Virenarten und krebserregender Stoffen entgegenwirken. Dies gilt insbesondere für Hafer, Haferflocken und Haferkleie. Auch Reis enthält sehr viele Protease-Hemmstoffe. Ungeschälter Reis ist darüber hinaus der wichtigste Vitamin B1-Lieferant. Auszugsmehle und deren Produkte haben fast alle B-Vitamine verloren - Vollkornmehl dagegen liefert reichlich B-Vitamine! Praktischer Tip: Morgens ein Teller Haferflocken oder Frischkorn-Müsli mit Milch, Joghurt oder Fruchtsaft.

Getreideprodukte sind wichtig!

- Gerste senkt die Cholesterinproduktion besonders stark, insbesondere aber das im Übermaß schädliche LDL-Cholesterin durch Tocotrienol.
- Weizen, Hafer und Roggen enthalten auch ein wenig Tocotrienol.
- Ballaststoffe senken das Gesamtcholesterin, stabilisieren die Insulinproduktion der Bauchspeicheldrüse.

- Haferkleie enthält besonders viel Ballaststoffe und senkt erhöhtes Cholesterin.
- Weizenkleie ist ein natürliches Abwehrmittel, da es reich ist an Pintose, das die Aktivität des Dickdarmes anregt.

Getreideprodukte

– sind wichtige Vitamin B-Lieferanten;
– enthalten Phytosterine, die anticancerogen wirken und damit die Entstehung von Krebs verhindern;
– enthalten Flavonoide, die entgiften und anticancerogen wirken;
– enthalten Proteasen-Inhibitoren, die anticancerogen wirken;
– enthalten Lignane, die unsere Gene vor Entartung und somit vor Krebs schützen.

X. D. Nüsse und Samen schützen Sie vor Krebs

Nüsse und Samen, zu denen genau genommen auch Getreide, Kartoffeln und Bananen gehören, enthalten eine große Gruppe von Stoffen, die Protease-Hemmstoffe genannt werden. Diese Stoffe haben die phantastische Eigenschaft, solche körpereigenen Stoffe in ihrer Aktivität zu lähmen, die den Krebs fördern, indem sie Onkogene (krebsauslösende Stoffe) und im Übermaß schädliche Enzyme hemmen. In normalen Mengen sind die Proteasen notwendige Enzyme, die Eiweiße aus der Nahrung in Aminosäuren zerlegen und auch körpereigenes Eiweiß, das abgebaut und erneuert werden muß, ebenfalls in die einzelnen Bestandteile zerlegen. Interessanterweise wirken Protease-Hemmstoffe auch wie Antioxidantien, d.h. sie neutralisieren die zellzerstörenden Freien Radikale, die gefährlichsten Krank- und Altmacher.
Der weitaus bedeutendste Schutz der Protease-Hemmer besteht darin, daß sie Zellen während der Zellteilung davon abhalten, sich durch Carcinogene in bösartige Zellen zu verwandeln. Protease-Hemmstoffe hindern also Onkogene daran, daß Krebs ausgelöst wird.
In Laborversuchen konnte Frau Dr. Anne Kennedy, von der Harvard School of Public Health, im Reagenzglas nachweisen, daß Protease-Hemmer sogar frühe Stadien von Krebsveränderungen in den Zellen wieder rückgängig machen konnten, was bisher als unmöglich galt. Wenn diese Vorgänge auch in Körperzellen ablaufen, wenn nur genügend Protease-Hemmstoffe vorhanden sind, wäre die Sensation perfekt. Sehr hohe Konzentrationen an Protease-Hemmstoffen enthalten auch Kichererbsen sowie Hülsenfrüchte, Kartoffeln, Reis, Mais, Getreide und insbesondere Sojabohnen. In recht hohen Mengen kommen Protease-Hemmstoffe auch in Auberginen vor sowie ein wenig in Kohlsorten, Rettich, Spinat, Ananas und Gurke. Unreife Tomaten enthalten zwar sehr viele Protease-Hemmstoffe, aber in unreifen Tomaten ist gleichzeitig giftiges Solanin enthalten, das erst im Reifungsprozeß verschwindet. Außerdem sind Nüsse reich an vielen Polyphenolen, die krebsverhindernd wirken sowie an

Ellagsäure, die krebserregende Substanzen inaktiviert.

Nüsse und Samen

- behindern das Wachstum von Krebszellen;
- schützen Körperzellen vor krebsartiger Veränderung;
- schützen vor Strahlungsschäden durch Röntgenstrahlen und natürliche Strahlung;
- scheinen Viren daran zu hindern, Körperzellen dazu zu „überreden", mehr Viren zu bilden.

X. E. Obst – der appetitliche Gesundheitswächter

„Wenn sich Mund und Magen laben, wollen Nase und Augen auch was haben“. Unser Appetit und auch die Bekömmlichkeit unserer Speisen werden geleitet von Geschmack, Aroma, Duft und Aussehen. Alle diese Eigenschaften schenkt uns Obst in seiner heimischen und exotischen Vielfalt fast im Übermaß. Das Tolle am Obst ist:

- es schmeckt hervorragend
- es liegt verzehrfertig auch für den kleinen Hunger zwischendurch allzeit bereit
- es nährt uns äußerst vielseitig und ist Heilmittel zugleich;
- es ersetzt zusammen mit ein paar Nüssen vollständig eine Hauptmahlzeit
- es aktiviert in seiner Vielfalt alle unsere Körper- und Zellfunktionen
- es schenkt uns pflanzliche Enzyme, Hormone, Wirk- und Heilstoffe
- es regt die Bildung unserer körpereigenen Enzyme, Hormone und Super-Hormone an

X. E. 1. Ananas – das Enzym-Wunder

Ananas ist nicht nur für die meisten eine Delikatesse von Seiten des Geschmacks, sie ist auch reich an sehr vielen Vitaminen und Mineralstoffen sowie einigen Spurenelementen. Besonders wichtig ist Ananas jedoch als Heilpflanze, da sie mehrere Enzyme enthält. Das bekannte Bromelain sowie Ananase und Extranase. Diese Enzymkombination hilft nicht nur dem Darm und den Körperzellen bei der Verdauung und Aufnahme anderer Nährstoffe, es ist darüber hinaus ein hervorragendes Medikament zum Schutz vor Arteriosklerose und somit Herzinfarkt und Hirnschlag. Es verbessert die Fließeigenschaften des Blutes, senkt den Blutdruck und putzt sogar die Gefäßinnenwände von leichten Ablagerungen (Plaques) wieder frei. Gerade dadurch wirkt die Ananas lebensverlängernd und schützt vor diversen Krankheiten. Besonders interessant ist auch die hemmende

Wirkung der Ananas auf das körpereigene entzündungsfördernde Prostaglandin-2 (PG2) (siehe Fettsäuren). Die Ananasenzyme unterstützen die positive Wirkung der aus Pflanzenölen stammenden Linolensäure (bildet das entzündungs- und schmerzhemmende Prostaglandin-1 (PG1)). Ananas-Enzyme unterstützen auch die Omega-3-Fettsäuren aus fetten Seefischen (die ebenfalls die Biosynthese von PG2 und der im Übermaß schädlichen Leukotriene hemmen). Jedoch kann die freundliche Ananas noch viel mehr. Mit Hilfe ihrer Enzyme zerstört sie schädliche Darmbakterien und schützt sogar vor Parasiten und Würmern im Darm und hilft, insbesondere älteren Menschen, die Nahrungseiweiße in Aminosäuren aufzuspalten. Wenn die Nahrungseiweiße nicht ausreichend zerlegt werden können, weil z.B. Salzsäure oder Verdauungsenzyme fehlen, gären diese Eiweißbruchstücke im Darm und verursachen quälende Blähungen. Ananas schützt also auch vor Blähungen. Darüber hinaus entlastet Ananas die Bauchspeicheldrüse, wirkt entwässernd, schützt vor Durchfall und Obstipation (Verstopfung), hilft in Zusammenarbeit mit Vitamin A, E, C und B6, die Altersflecken (das sogenannte Ameloid-4) sowohl in der Haut als auch im Hirn abzubauen.
Nützlich ist Ananas auch zur Senkung von Fieber und in Zusammenarbeit mit Ingwer wirkt es gegen Seekrankheit. In der Karibik wird es als Aphrodisiakum geschätzt.

X. E. 2. Äpfel sind Heilmittel

Der Apfel ist reich an Vitaminen, Spurenelementen und heilenden Stoffen. In England sagt die Volksweisheit: „An apple a day keeps the doctor away" (Ein Apfel am Tag hält den Doktor fern). Besonders reich sind Äpfel an den Bioflavonoiden, die als Antioxidantien sehr wirksam sind. Die Pectine senken Cholesterin und Blutfette, stabilisieren die Insulinausschüttung und somit den Blutzucker und halten Gefäße elastisch, insbesondere schützen sie auch vor Krampfadern und Venenschwäche. Tartarinsäuren bekämpfen schädliche Bakterien im Darm. Darüber hinaus senken Äpfel erhöhten Blutdruck und massieren beim Verzehr das Zahnfleisch. Der hohe

Vitamin C-Gehalt schützt vor Infekten und ist zusammen mit Vitamin A und E einer der Hauptschutzstoffe, auch der Haut. Äpfel sind die reinsten Kaliumspender. Von daher empfiehlt es sich, zuckerfreien Apfelsaft mit Mineralwasser als sogenannte Apfelschorle zu trinken - ein köstliches Getränk voller Mineralstoffe.
Äpfel enthalten besonders viele Ballaststoffe, die die Darmtätigkeit anregen und überschüssige Gallensäuren im Darm binden, die ein Risiko für Dickdarmkrebs darstellen. Diese Ballaststoffe binden auch Ammoniak, das im Eiweiß-Stoffwechsel als Schlackenprodukt anfällt. Apfelsaft tötet Viren ab, was in Versuchen nachgewiesen werden konnte. Die genaue Ursache ist noch nicht eindeutig bekannt. Äpfel enthalten auch Chlorogensäure, die krebserregende Substanzen neutralisiert und damit gegen Krebserkrankungen schützt.

X. E. 3. Aprikose als Vitaminbombe

Aprikosen sind die reinsten Vitaminbomben. Sie haben einen besonders hohen Gehalt an Carotinoiden, Vitamin C, Pantothensäure, Folsäure, Niacin und Anthocyanen, die nach neuesten Erkenntnissen besonders in der Vorbeugung und im Kampf gegen Krebs wirksam sind. Darüberhinaus enthalten sie erstaunlich viel Kupfer und Kobalt. Die Aprikosen wirken sehr stabilisierend auf das Zellmilieu und sind sehr aktiv beim Verjüngungsprozeß. Sie helfen wirklich, die biologische Altersuhr langsamer laufen zu lassen. Dabei steuern sie sowohl Konzentrationsschwäche als auch Abgeschlagenheit und Müdigkeit entgegen. Sie sind wirksam im Kampf gegen Anämie (Blutarmut), kräftigen das Immunsystem, neutralisieren Freie Radikale und sorgen für schöne Haut, Haare und Nägel.

X. E. 4. Avocado gegen den Winterspeck

Die Avocado ist eine fette Pflanze mit einem hohen Anteil gesättigter und vieler mehrfach-ungesättigter Fettsäuren (siehe Fettsäuren). Vegetarier finden hier eine sehr gute Möglichkeit, ausreichende Mengen an ungesättigten Fettsäuren zu sich zu nehmen, die sonst nur reichlich in Pflanzenölen vorkommen, wie Sonnenblumen-, Distel-

und Traubenkernöl. Durch Mannoheptulose senken sie erhöhten Blutzucker und helfen beim Abspecken. Mit Hilfe von viel Lecithin bleiben Hirn und Nerven jung und frisch und Kupfer kämpft gegen die Anämie. Außerdem enthält es sehr viel Vitamin B6 zur Regulierung des Fett-Stoffwechsels und des zentralen Nervensystems. Mit den reichlichen Kohlehydraten zusammen schützt Vitamin B6 auch Haut und Haare und bügelt Gesichtsfältchen wieder glatt. Da Avocado auch viel Vitamin E enthält, wirken diese gegen Cellulitis und Bindegewebsschwäche. Avocados enthalten auch Lycopene, die Zellen vor Zerstörung schützen und den Alterungsprozeß hinauszögern, insbesondere durch den Schutz von körpereigenen Eiweißen und vor Fettoxydation.

X. E. 5. Bananen zum Einschlafen

Bananen sind Nahrungsmittel und Heilmittel zugleich. Sie enthalten besonders viel Kalium, B-Vitamine, Vitamin C und sogar Vitamin A. Außerdem sind sie reich an der Aminosäure Tryptophan, die das Nervensystem beruhigt und Grundlage des Serotonin-Stoffwechsels ist. Daraus wird auch das Super-Hormon Melatonin gebildet und das Pigment Melanin, das Sie bei Sonnenbestrahlung braun macht. Weil Tryptophan für einen normalen Schlafvorgang unerläßlich ist, sollte jeder der unter Schlafstörungen leidet, unbedingt Bananen als Betthupferl zu sich nehmen (am besten als Bananen-Milch-Shake, denn natürliche Opiate in der Milch fördern ebenfalls den Schlaf - vom Säugling bis zum Greis).

Auch die Nerven- und Hirnfunktionen werden im Alter durch Bananen sehr gut gefördert. Zudem senken Bananen erhöhte Cholesterin-Spiegel und schützen somit vor Gefäßschäden. Da sie gleichzeitig hohem Blutdruck vorbeugen und den Körper entwässern, schützen sie vor Herzinfarkt und Hirnschlag. Bananen helfen auch bei Durchfall und Magenschleimhaut-Entzündungen.

X. E. 6. Brombeeren gegen Nervosität

Brombeeren sind als Frucht und als Tee aus ihren Blättern sehr gesund. Dank ihres hohen Vitamin C-Anteils stärken sie das Immunsystem. Unterstützt wird diese Wirkung durch die sehr reichhaltigen Carotinoide, die man sonst besonders in gelbem, rotem und intensiv grünem Gemüse findet. Diese Carotinoide schützen die Zellmembranen, indem sie die Freien Radikale sehr gut einfangen. Brombeeren sind auch besonders gut für kupfersensible Menschen, die bei erhöhtem Kupfer-Spiegel zu nervöser Unruhe und Verhaltensauffälligkeiten neigen. Sie schützen das Bindegewebe und Gefäße und sorgen damit für ein langes, gesundes Leben.

Die ätherischen Öle der Brombeerblätter wirken entzündungshemmend und abschwellend auf die Atemwege. Brombeeren enthalten auch die sehr wichtige Ellagsäure, die krebserregende Substanzen inaktiviert. Diese Ellagsäuren kommen auch in Nüssen und Weintrauben gehäuft vor.

X. E. 7. Datteln verlängern das Leben

Datteln sind bereits seit dem Altertum als Heilmittel in den arabischen Ländern bekannt.

Sie enthalten besonders viel Vitamin B5 sowie Vitamin E, Biotin, Calcium, Eisen und Kupfer. Zwar enthalten sie auch viele Kalorien, aber die heilenden Wirkungen stehen im Vordergrund. Sie regen den Stoffwechsel aller Körperzellen an und helfen bei Vegetariern, den Eisen-Mangel auszugleichen. Zusammen mit Bananen sorgen sie für erholsamen Schlaf. Sie sorgen in besonderem Maße für eine Verlängerung der Lebensspanne, da sie die Eigenproduktion des Super-Hormons Melatonin anregen.

X. E. 8. Erdbeeren zum Jungbleiben

Erdbeeren schmecken nicht nur ausgezeichnet - sie sind in viel stärkerem Maße Heilmittel. Da sie sehr viel Mangan enthalten, kurbeln sie über mindestens 6 Enzyme, den gesamten Zucker-Stoffwechsel und die Fettverwertung an. Auch für Knorpelbildung und den

Eiweiß-Stoffwechsel ist Mangan unerläßlich. Bei Mangan-Mangel treten gehäuft Verhaltensstörungen bis hin zu schweren Depressionen auf, und die Insulinbereitung der Bauchspeicheldrüse wird gestört. Auch für die Produktion von Glutaminsäure für die Nervenbotenstoffe und insbesondere für die Glutathion-Peroxidase, die unsere Telomere bei der Zellteilung schützt, ist Mangan notwendig. Wenn die Telomere unsere Zellen nicht schützen, altern wir vorzeitig. Die Schilddrüse kann auch nur die Super-Schilddrüsen-Hormone bilden, wenn ausreichend Mangan vorhanden ist - und diese Super-Hormone sorgen für eine Regulierung des gesamten Stoffwechsels, insbesondere auch der Haut, Haare, Libido - eigentlich des ganzen Körpers. Darüber hinaus finden wir in Erdbeeren viele Anthozyane, die Zellen vor Krebsentartung und dem Angriff von Bakterien und Viren schützen. Außerdem finden wir Katechine, die giftige Schwermetalle aus der Nahrung binden und wieder ausführen. Erdbeeren enthalten hohe Mengen an Polyphenolen, die sowohl Antioxidantien sind, die Freie Radikale neutralisieren, als auch direkt die Entstehung von Krebserkrankungen bekämpfen.

X. E. 9. Grapefruit als Beschützer von Herz und Hirn

Grapefruits haben noch mehr als Vitamin C zu bieten, denn sie enthalten sehr viel Bioflavonoide, die Zellen und Gefäße schützen. Außerdem sind sie reich an Folsäure (Vitamin B9), die ein Stimmungsmacher für Gehirn und Stoffwechsel ist und Mutter und Kind gesund erhält. Folsäure ist absolut wichtig für die Blutbildung und zusammen mit Vitamin C und Vitamin B12 wichtig zur Synthese des Erbmaterials. Auch weiße Blutzellen, die wesentlichen Abwehrzellen, benötigen Folsäure zu ihrer Bildung. Grapefruits schützen das Immunsystem und die Gefäße vor Arteriosklerose, insbesondere halten sie die kleinsten Kapillaren in unserem Gefäßbaum elastisch und helfen gegen Venenleiden.

Ein besonderer Vorteil der Grapefruit ist, daß sie kaum Kalorien enthält und doch sättigt. Daher sind sie der ideale Partner für Diäten bei Übergewicht. Grapefruits enthalten auch Lycopene, die die Zellen vor degenerativer Veränderung schützen und den Alterungsprozeß hinauszögern, indem sie körpereigene Eiweiße und Fette stabilisieren.

X. E. 10. Heidelbeere gegen Krebs

Die Heidelbeeren werden auch Blaubeeren genannt. Außer, daß sie viel Vitamin C enthalten, sind sie besonders interessant wegen der vielen Carotinoide, die die Zellen schützen und das Immunsystem kräftigen sowie des Tannins, das gegen Durchfall wirkt und die Schleimhäute schützt. Auch der Pflanzenwirkstoff Anthozyan befindet sich in den blauen Anteilen der Heidelbeere. Anthozyane wirken als Schutz gegen krebsartige Veränderungen der Körperzellen. Heidelbeeren haben einen sehr hohen Gehalt an Tanninen, die sowohl Bakterien als auch Viren abtöten.

X. E. 11. Himbeere für die Frühjahrskur

Himbeeren enthalten sehr viel Vitamin C, aber auch viel Vitamin A, das sonst überwiegend in Lebensmitteln aus Fleisch, Milch und anderen tierischen Produkten vorkommt. Hinzu kommt ein großer Gehalt an Rutin, das kleinste Gefäße zusammen mit Vitamin C sehr gut schützt. Besonders erfreulich bei der Frühjahrskur sind Himbeeren wegen ihres hohen Gehaltes an Biotin - auch Vitamin H (wie Haut, Haare, Hufe) genannt. Dieses sorgt für glänzendes, volles Haar, weiche, geschmeidig junge Haut und kräftige Nägel. Himbeeren halten Sie schön und sorgen für guten Durchblick, da Vitamin A für die Augen wichtig ist. Nicht zuletzt enthalten Himbeeren die Ellagsäure, die krebserregende Substanzen deaktiviert.

X. E. 12. Johannisbeeren für die Super-Hormone

Johannisbeeren sind eine wahre Vitaminkur. Sowohl rote als auch schwarze Johannisbeeren enthalten besonders viel Vitamin C, aber auch Vitamin B3 (Niacin), B5 (Pantothensäure), Eisen und Calcium sowie Magnesium und Mangan. Die reichhaltigen Wirkungen dieser Vitamine und Mineralstoffe lesen sie am besten in den Kapiteln über Vitamine und Mineralstoffe nach. Insgesamt geben Johannisbeeren frische Vitalität und stärken Ihr Immunsystem. Sie fördern die Blutbildung und die Hormonproduktion, insbesondere auch die Synthese der Super-Hormone. Deshalb wirken sie sehr verjüngend und auch lebensverlängernd. Johannisbeeren wirken Depressionen entgegen und führen zu Heiterkeit und Gelassenheit.

X. E. 13. Kirschen für eine schöne Haut

Kirschen schmecken den meisten ausgezeichnet und enthalten sehr viele Vitamine und Pflanzenheilstoffe. Sie sind reich an Vitamin C, B9, Kalium, Calcium, Eisen und Zink. Ihre besondere Bedeutung bekommen sie durch ihren reichlichen Gehalt an Anthozyanen, die Körperzellen vor schädlichen Stoffwechselreaktionen schützen und gegen krebserregende Substanzen wirken. Sie straffen das Bindegewebe und glätten die Haut. Sie dämpfen auch Schmerzen und bringen Gelenkentzündungen zum Abschwellen.

X. E. 14. Kiwi als Vitamin C-Spender

Eine reife Kiwi enthält durchschnittlich 70 mg Vitamin C. Leider enthält eine in der Kühlkette nachgereifte Kiwi nur noch ca. 5-7 mg Vitamin C. Dies ist der wesentliche Grund, daß einheimisches Obst, und insbesondere das aus dem eigenen Garten, meist mehr Vitamine enthält als hochgelobte exotische Früchte. Inzwischen werden Kiwis aber auch in Südeuropa angebaut, so daß die Transportwege nicht mehr so lang sind. Neben Vitamin C enthalten Kiwis noch viel Magnesium. Magnesium dämpft Übererregung und kräftigt Muskeln und Herzmuskel. Zusammen mit Vitamin C schützt es die Gefäße und das Bindegewebe. Besonders hervorzuheben sind aber der Schutz gegen Infektionen und die Aktivierung der Produktion von Hormonen und Super-Hormonen.

X. E. 15. Melone für Hormone und Super-Hormone

Melonen enthalten in recht großen Mengen die Vitamine A, C, B6, B3, B9 sowie Eisen und Mangan. Sie löschen nicht nur den großen Durst, sondern auch den großen Hunger auf Nährstoffe. Zusammen mit den Vitaminen und den Carotenen verbessern sie das Abwehrsystem und aktivieren den Stoffwechsel jeder einzelnen Zelle. Melonen regen die Synthese von Hormonen und Super-Hormonen, insbesondere auch der Sexual-Hormone, an. Der verbesserte Stoffwechsel jeder einzelnen Zelle macht sich auch in kräftigem und schönem Haar und glatter Haut bemerkbar. Melonen erhöhen also tatsächlich die Lebensqualität und verlängern die Zeitspanne der biologischen Lebensuhr. Melonen enthalten auch Lycopene, die Zellen vor Zerstörung schützen und den Alterungsprozeß hinauszögern, insbesondere durch den Schutz von körpereigenen Eiweißen und vor Fettoxydation.

X. E. 16. Orange gegen vorzeitiges Altern

Orangen sind die wichtigsten Vitamin C-Spender in den Wintermonaten. Außerdem enthalten sie sehr viel Biotin, Vitamin B5, B9 sowie Calcium, Magnesium und Selen. Diese Kombination schützt nicht nur das Immunsystem, sondern auch Körper, Seele und Geist vor vorzeitigem Verfall und Altern. Der Stoffwechsel wirklich aller Körperzellen wird verbessert und Sie sehen besser aus, von Haut bis Haar. Insbesondere werden auch die Bildung von Hormonen und Super-Hormonen angeregt, besonders die Hypophysen-Hormone (genauer: hormonanregende Stoffe der Hirnanhangdrüse - sogenannte hormon releasing factors).

X. E. 17. Papaya als Wundermedizin

Obwohl die Papaya in unseren Breiten immer noch eine eher exotische Pflanze ist, möchte ich sie hier erwähnen, weil sie von ganz besonderer Heilkraft ist. Sie enthält in ihrem Fleisch sehr viel Eiweiß, das wiederum sehr viel essentielle (lebenswichtige) Aminosäuren enthält. Aber damit nicht genug - sie ist prallgefüllt mit Beta-Carotin, Vitamin B5 und Vitamin C. Aber was sie noch erstaunlicher macht, sind ihre Enzyme wie Papain, Chymopapain und Papayalysozym. Diese Enzyme helfen unserem Verdauungstrakt nicht nur bei der Zerlegung unserer Nahrung in Einzelbestandteile, sondern sie verbessern den Eiweiß-Stoffwechsel aller Körperzellen und damit die Bildung von Muskelmasse, Herzmuskel-Enzymen und Hormonen, insbesondere auch der Super-Hormone. Genau die Produktion der Hormone und Super-Hormone ist Voraussetzung dafür, daß Sie lange jung bleiben und frei von Krankheiten. Papayascheiben direkt auf die Haut gelegt bügeln nicht nur Fältchen weg, sondern heilen auch Ekzeme und schlecht heilende Wunden. Sollten Sie im Urlaub in einen Seeigel getreten sein, helfen Papayascheiben ebenfalls hervorragend. Die Stacheln wachsen dadurch ohne Entzündung aus der Haut heraus. In vielen tropischen Ländern wird die Papaya auch als Medikament gegen Durchfallerkrankung, Gürtelrose und sogar Malaria eingesetzt.

X. E. 18. Pfirsiche für idealen Zellschutz

Pfirsiche sind besonders reich an Nähr- und Heilstoffen. Sie enthalten sehr viel Vitamin C und B3 sowie Magnesium, Zink und Selen. Noch wichtiger aber ist ihr Reichtum an Carotinoiden, die gegen Freie Radikale und deren zellzerstörende Wirkung an den Zellen und am Erbmaterial schützen. Pfirsiche stärken das Immunsystem, die Gefäße, Herz, Kreislauf und auch das Bindegewebe. Der hohe Anteil an Vitamin B3 und Magnesium stabilisiert die Stimmung und dämpft Unruhezustände. Bekannt ist auch ihre entwässernde Wirkung. Insbesondere das Selen wirkt vorzeitiger Alterung und Krankheitsentwicklung entgegen.

X. E. 19. Pflaumen gegen Rheuma

Pflaumen enthalten von vielem etwas und von keinem viel. Darüber hinaus zeichnet sie sich durch den Gehalt an Kupfer und Zink sowie mehrfach-ungesättigten Fettsäuren aus, die insbesondere für die Bildung des Prostaglandin-1 (PG1) nützlich sind, die gegen Entzündungen und Rheuma wirken. Darüber hinaus enthalten sie sehr viele Ballaststoffe. Ihr ausgeglichenes Vitaminangebot stabilisiert das Zellmilieu und wirkt von daher positiv auf den gesamten Stoffwechsel. Pflaumen helfen, insbesondere Vitamin-Defizite auszubalancieren.

TIP: Trinken Sie nach dem Verzehr von Steinobst mindestens für eine Stunde kein Wasser, da es ansonsten zu sehr schmerzhaften und sogar lebensgefährlichen Magenkrämpfen kommen kann.

X. E. 20. Stachelbeeren zur Entgiftung

Leider sind die Stachelbeeren wegen ihres hohen Säuregehaltes etwas aus der Mode gekommen. Dabei sind sie besonders wertvoll wegen ihres reichhaltigen Angebots an Nährstoffen. Das reicht von Vitamin C, Beta-Carotin über Vitamin B6 bis zu Magnesium, Mangan und mehrfach-ungesättigten Fettsäuren. Stachelbeeren regen die Entgiftung von Schwermetallen an, halten Gefäße elastisch, festigen das Bindegewebe und sorgen für gesunde Haut und Haare - insbesondere mit dem Vitamin Biotin und dem hohen Lithiumanteil der Stachelbeeren.

X. E. 21. Weintrauben für ein langes Leben

Weintrauben sind als frisches Obst und als Wein besonders beliebt. Sie enthalten viel Vitamin C, Vitamin B1, B2, B3, B5, B6, B9 sowie Kalium, Magnesium und Mangan. Sie sind reich an Ballaststoffen, die gegen Verstopfung (Obstipation) hilfreich sind. Außerdem wirken sie entwässernd und entgiftend. Sie stärken das Nervensystem und heben die Stimmung (nicht nur als Wein!) und schützen alle Körperzellen sowie Haut, Haare und Nägel. In der Schale der Weintrauben ist die sogenannte Acetylsalicylsäure, die auch als Medikament (z.B. Aspirin) bekannt ist. In Verbindung mit den Nährstoffen wirkt diese Acetylsalicylsäure als hervorragender Schutz für Herz, Gefäße, Hirn, Nieren und gegen Dickdarmkrebs. Wein enthält auch die wichtige Ellagsäure, die krebserregende Substanzen inaktiviert. Wer im Schnitt täglich 20 Gramm Alkohol (entspricht etwa 0,2 Liter Wein) trinkt, hat einen deutlich verbesserten Schutz vor Herzinfarkt und hohem Blutdruck. Bezogen auf das Alter zwischen 45 und 64 Jahren halbiert sich die Sterblichkeitsrate in etwa. Mäßige Weintrinker und mäßige Biertrinker (wie die Monica-Studie ergeben hat) leben also tatsächlich länger als Antialkoholiker. Wenn aber im Durch-

schnitt mehr als 20 Gramm Alkohol von Frauen und 30 Gramm von Männern getrunken wird, nimmt die Sterblichkeitsrate erheblich zu und überholt die der Antialkoholiker. Rotwein enthält gegenüber Weißwein die Substanz Resveratrol, denn Rotwein wird im Gegensatz zu Weißwein mit der Schale vergoren, in der Resveratrol enthalten ist. In Weintrauben ist diese Substanz in weißen und roten Trauben vorhanden. Resveratrol schwächt die Wirkung carcinogener - also krebserregender - Stoffe ab, repariert defekte Zellen, die drohen, zu Krebszellen zu entarten und hemmt darüber hinaus das Wachstum von bereits bestehenden Tumoren. Resveratrol kommt in geringen Mengen auch in Erdnüssen und der Wurzel des Chinarindenbaums vor.
In weiteren Studien konnte belegt werden, daß Resveratrol auch gegen Pilzerkrankungen in Magen- und Darmorganen sowie der Haut wirksam ist und den Cholesterin-Spiegel senkt. Es macht auch das Blut dünnflüssiger und beugt Thrombosen und somit der Arteriosklerose mit den Folgen von insbesondere Herzinfarkt und Hirnschlag vor. Es wirkt außerdem entzündungshemmend und stoppt insbesondere die Vermehrung von Blutkrebszellen.
TIP: Die sogenannte Meraner Traubenkur im Frühherbst war schon Goethe bekannt. Sie empfiehlt, 10 Tage lang pro Tag 1 Liter Federweißen auf 4 Portionen verteilt zu trinken.

X. E. 22. Zitronen als Altersbremse

Die Zitrone schmeckt zwar sauer, ist in der Wirkung aber mehr als süß, d.h. ihr außerordentlich hoher Vitamin C-Gehalt schützt vor Infektionen und ist einer der wesentlichen Bausteine für das Bindegewebe, die Haare, Haut und Nägel. Außerdem unterstützt sie - wie alle Fruchtsäuren - den Magen bei der Eiweißverdauung, insbesondere auch durch die Stimulierung der Ausschüttung des Enzyms Pepsin und des Intrinsic Factors, der notwendig ist, damit Vitamin B12 überhaupt aufgenommen werden kann. Magensäure wiederum ist notwendig, daß Eiweiße in die einzelnen Aminosäuren aufgespalten und somit verdaut und vom Körper aufgenommen werden können.

Vitamin C ist absolut notwendig sowohl für die Aufnahme von Vitamin B12 und Folsäure als auch für deren Verwertung im Stoffwechsel. Auch Eisen kann nur im Stoffwechsel wirksam werden, wenn genügend Vitamin C vorhanden ist. Außerdem enthält das Fruchtfleisch der Zitronen sehr viele Bioflavonoide, die beim Pressen der Zitrone leider verloren gehen! Zusammen mit dem Vitamin C sind die Bioflavonoide verantwortlich für den Schutz aller Gefäße und somit auch für das Zahnfleisch, regen auch den Stoffwechsel und das Wachstum aller Körperzellen an und halten dadurch unseren Körper frisch und jung. Netterweise stimuliert es auch noch den Fett-Stoffwechsel und ist wirksam gegen Übergewicht. Die wichtigste Eigenschaft des Vitamin C für die Erhaltung der Gesundheit und für ein sehr langes Leben ist, daß es auch die Synthese von Hormonen und Super-Hormonen stimuliert und die körpereigenen morphinähnlichen Substanzen gegen Schmerzen, die Endorphine, bilden hilft. Hinzukommt, daß Vitamin C auch die Streß-Hormone anregt, was für ein vitales Leben sehr notwendig ist, solange der Streß nicht überhand nimmt. Nicht zuletzt ist Vitamin C auch eine Voraussetzung für ein gesundes Sexualleben und für die Fruchtbarkeit, da es auch die Reifung von Ei- und Samenzellen und die Beweglichkeit der Samenzellen fördert. Für Frauen ist besonders interessant, daß Vitamin C, insbesondere zusammen mit Vitamin A und E, der Cellulitis entgegenwirkt. Zitronen und andere Zitrusfrüchte sind auch reich an Salicylsäure, die die Produktion von Enzymen erhöht, die Entgiftung ankurbelt und erhöhte Cholesterin-Spiegel senkt. Sie verhindert auch Ablagerungen in Gefäßen und hilft sogar, kleinere Ablagerungen wieder abzubauen.

X. F. Gewürze würzen das Leben

Gewürze sind in den westlichen Industrienationen eigentlich nur zum Würzen von Speisen bekannt. Aber erst dadurch werden viele Speisen zum schmackhaften und vor allem bekömmlichen Essen oder gar zur Delikatesse. In Asien dagegen werden Gewürze seit über 5.000 Jahren zur Vorbeugung und Therapie von Krankheiten eingesetzt. Gewürze sind überwiegend Samen, Früchte, Blüten, Blätter und Pflanzenteile, die zwar frisch besonders intensiv wirken, aber auch in getrocknetem Zustand noch sehr gute Wirkungen haben. Hinzukommt der Vorteil, daß getrocknete Gewürze sehr lange haltbar sind. Außer daß Gewürze die Gaumenfreuden bereichern, wirken sie insbesondere auch gegen Verdauungsbeschwerden, regen die Verdauungsenzymbildung an, sind hilfreich bei zahlreichen Erkrankungen fast aller Organe und zunehmend werden auch Erkenntnisse laut, daß sie in der Krebstherapie sowohl vorbeugend als auch behandelnd erfolgreich verwendet werden können. Von großem Vorteil ist, daß Gewürze täglich in jeder Küche verwendet werden und sowohl Ihrem Essen als auch Ihrem Leben die „richtige Würze" geben können.

Seit dem Mittelalter sind auch den Menschen in Europa die Gewürze lieb und teuer. So haben die Gewürzhändler früher Gewürze mit Gold aufgewogen, weshalb heute noch reiche Händler bisweilen als „Pfeffersäcke" bezeichnet werden. Lediglich in Südeuropa waren einige Gewürze bereits mehrere Jahrhunderte vor unserer Zeitrechnung im Abendland bekannt.

Wie bei jeder medikamentösen Therapie hängt die heilende Wirkung von Gewürzen von der richtigen Dosis ab. Viel hilft nicht immer viel, sondern viel kann auch eine Menge kaputt machen. Mit einem Zuviel an Gewürzen können Sie auch den Wohlgeschmack jeder Speise vernichten und gerade unser Geschmacks- und Geruchssinn reagiert sowohl individuell als auch unterschiedlich sensibel auf Gewürze.

X. F. 1. Anis hilft nicht nur bei Husten

Anis wird besonders zum Würzen von Backwaren und Süßspeisen verwendet. So mancher schätzt ihn auch als Ouzo, Pernod oder Raki in flüssiger alkoholischer Form, womit Meisterköche Geflügel, Fisch und Schalentiere verfeinern. Das Anisöl, Trans-Anethol, schmeckt man angenehm in vielen Hustensäften, Mundwässern und Zahncremes. Aus den Früchten läßt sich Tee bereiten.

Anis

- wirkt anregend auf die Verdauung;
- wirkt gegen Blähungen und auch Krämpfe;
- wirkt schleimlösend und abschwellend bei Infektionen der Atemwege und trockenem Reizhusten;
- ist sehr hilfreich bei Infektionen im Magen-Darm-Bereich, indem Bakterien, Pilze und Würmer abgetötet werden, insbesondere bei Kindern;
- wirkt gegen Übelkeit und Brechreiz;
- wirkt gegen Wechseljahresbeschwerden;
- wirkt gegen Übergewicht.

X. F. 2. Anis-Pfeffer beugt Darmentzündungen vor

Anis-Pfeffer, bekannt auch unter dem Namen „Chinesischer Pfeffer“, ist eines der wichtigen Gewürze der „Chinesischen Gewürzmischung“, zu der noch Fenchel, Zimt, Gewürznelken und Stern-Anis gehören.

Anis-Pfeffer wirkt

- hemmend auf Krankheitserreger im Darm;
- gegen Durchfallerkrankungen, insbesondere bei Reisen, da der Tourist mit ihm unbekannten Darmbakterien in Berührung kommt;
- gegen Akne und Gesichtsfältchen.

X. F. 3. Chillies aktivieren Verdauung und Kreislauf

Chillies (Cayenne-Pfeffer) gehört zu den Nachtschattengewächsen und ist verwandt mit Paprika und sogar mit der Kartoffel. Geschätzt werden die Chillies insbesondere wegen ihrer Schärfe, wofür das Capsikum verantwortlich ist. Gerade in warmen Ländern haben viele Reisende Kreislaufprobleme und einen Mangel an Verdauungs-Enzymen in Verbindung mit trägen Bewegungen von Magen und Darm. Hier können die Chillies wahre Wunder bewirken.

Chillies

- wirken als Medikament gegen Fieber und stärken das Immunsystem;
- regen den Kreislauf an und wirken gegen zu niedrigen Blutdruck;
- regen die Verdauungstätigkeit von Magen und Darm an und sorgen für den Fluß der Verdauungs-Enzyme.

X. F. 4. Chili-Pfeffer gegen Erkrankungen der Atemwege

Chili-Pfeffer ist ein traditionelles Heilmittel für die Atemwege bei Husten und Nasennebenhöhlen-Entzündungen. Zäher Schleim wird verflüssigt und dadurch können sich die Schleimhäute selber besser reinigen. Gleichzeitig werden die winzigen Zellfortsätze in den Atemwegen, die sogenannten Zilien, zu verstärkten rhythmischen Bewegungen angeregt, die den Schleim auf natürliche Art hinausbefördern. Übrigens haben auch Raucher besonders zähen Schleim und das Rauchen behindert die Zilien in ihrer Aktivität. Dies ist die wesentliche Ursache für die chronische Raucherbronchitis. Außerdem regt Chili die Bildung von Magensäure an, was insbesondere in warmen Ländern vermehrte Ausschüttung von Verdauungs-Enzymen und eine Anregung der Bewegung von Magen und Darm bewirkt. Die positiven Wirkungen auf die Verdauung und Atemwege trifft übrigens auf die gesamte Pfefferfamilie zu und auch auf viele andere scharfe Gewürze.

X. F. 5. Dill würzt Fische und verhindert Blähungen

Dill wird als frisches Kraut und getrocknet insbesondere zum Würzen von Fischgerichten verwendet. Beim Erhitzen verflüchtigt sich das Dill-Aroma schnell, deswegen sollte Dill erst kurz vor Ende des Garvorganges hinzugefügt werden. Dill eignet sich auch für Salate, Lamm, Geflügel und Eierspeisen. Da das ätherische Öl als Therapeutikum besonders geeignet ist, werden hierfür mehr die Früchte verwendet.
Dill
- wirkt besonders gut gegen Blähungen;
- schützt die normale Darmflora;
- bekämpft krankheitserregende Darmbakterien;
- wirkt krampflösend im gesamten Verdauungstrakt;
- hilft Fette zu verdauen, indem es die Funktion von Leber und Galle harmonisiert.

X. F. 6. Fenchel schützt Herz und Hirn

Fenchel eignet sich als Gewürz besonders gut für Fischgerichte, aber auch zu Fleisch und Suppen. Fenchel wird in beruhigenden Tees und zur Herstellung von Hustensäften häufig verwendet. Er beruhigt auch unruhige Kinder.
Fenchel
- wirkt ausgezeichnet gegen Blähungen und Verstopfung (Obstipation);
- greift in den Cholesterin-Stoffwechsel ein und ist nützlich im Kampf gegen Übergewicht;
- schützt vor Arteriosklerose und somit Herz und Hirn vor Infarkten;
- unterstützt die Entgiftungsfunktionen zahlreicher Nährstoffe im Zell-Stoffwechsel.

X. F. 7. Gewürznelken dämpfen Schmerzen

Gewürznelken sind als Verfeinerung der Gaumenfreuden kaum noch wegzudenken. Wirksam sind insbesondere die Öle aus den getrockneten Blütenknospen.

Gewürznelken
- bekämpfen Infektionen, indem Erreger in Mund, Magen und Darm direkt angegriffen werden;
- wirken wie ein natürliches Antibiotikum bei Erkältungen und Grippe;
- lindern Schmerzen, insbesondere Zahnschmerzen;
- sorgen für bessere Durchblutung, insbesondere auch von Händen und Füßen bei Kältegefühl, weshalb sie z.B. auch im Glühwein an kalten Wintertagen allgemein beliebt sind.

X. F. 8. Ingwer hilft gegen Reisekrankheit

Ingwer schmeckt aromatisch und scharf. Das Aroma liefern die ätherischen Öle (Monoterpene), die Scharfstoffe sind die Gingerole. Ingwer wird besonders von Menschen mit Reisekrankheit zu Land, Meer und Luft geschätzt . Es wirkt entspannend auf nervöse Magenbeschwerden und fördert die Durchblutung des Gehirns und insbesondere auch des Gleichgewichtsorgans im Innenohrbereich. Wer Ingwer ißt, für den bleibt eine Seefahrt lustig. Es hilft auch gerade älteren Menschen zur Steigerung der Merk- und Konzentrationsfähigkeit und wirkt gut gegen Stimmungsschwankungen. Es vertreibt ein sorgenvolles Gemüt und die Welt sieht schon nach wenigen Ingwerstäbchen viel fröhlicher aus. Auch Ingwertee zeigt diese aufmunternde und erfrischende Wirkung.

Ingwer
- wirkt anregend auf das Immunsystem und beugt somit Infektionskrankheiten vor;
- mildert die allgemein bekannten unangenehmen Symptome bei Erkältungen und Grippe;
- hilft gegen Reisekrankheit;
- lindert nervöse Magenprobleme;
- stoppt Erbrechen und Übelkeit;
- lindert Schwindel;
- vertreibt Sorgen und Gedächtnisschwäche.

X. F. 9. Kapern kontra Appetitlosigkeit

Kapern regen Stoffwechselprozesse und die Stimmung an. Gerade ältere Menschen leiden häufig unter Appetitlosigkeit, gegen die Kapern sehr gut wirken. Sie wirken auch der Verstopfung (Obstipation) entgegen, unter der besonders viele ältere Menschen entsetzlich leiden und häufig Abführmittel einnehmen. Die Abführmittel aber führen zu sehr starken Verlusten an lebenswichtigen Mineralstoffen.

Kapern wirken
- gegen Appetitlosigkeit;
- gegen träge Verdauung;
- bei körperlichen Schwächezuständen.

X. F. 10. Kardamom puscht den Stoffwechsel

Kardamom ist das wohl dritteuerste Gewürz nach Safran und Vanille. Wirksam und echt sind nur die grünen oder weißen Kapselfrüchte. Der sogenannte braune Kardamom ist kein echter Kardamom, er schmeckt nicht und wirkt nicht. Kardamom ist ein sehr vielseitig einsetzbares Gewürz. Es wirkt auf den gesamten Stoffwechsel und insbesondere auch auf den Hormonhaushalt. Von daher ist es geeignet, besonders im Alter, für eine Steigerung der Eigenproduktion von Hormonen und Super-Hormonen regelmäßig eingesetzt zu werden. Das Kauen von Kardamomsamen nach Genuß von Knoblauch hilft tatsächlich, den Knoblauchgeruch in der Atemluft drastisch zu reduzieren, insbesondere wenn gleichzeitig ein wenig frische Petersilie und Kümmel verzehrt werden.

Kardamom
- wirkt als Aktivator des gesamten Stoffwechsels;
- erhöht die Produktion von Hormonen und Super-Hormonen;
- wirkt gesundheitserhaltend und lebensverlängernd;
- ist hilfreich gegen Blähungen und Magenschmerzen;
- regt den Appetit an;
- stabilisiert den Kreislauf;
- wirkt über die positive Stoffwechselaktivierung;
- ist hilfreich bei zahlreichen chronischen Erkrankungen.

X. F. 11. Koriander würzt und heilt

Koriander ist ein sehr beliebtes Gewürz und ist auch Bestandteil der meisten Currysorten (Curry ist immer ein Gewürzgemisch!). Koriander stärkt den gesamten Stoffwechsel, insbesondere bei Schwächezuständen. Es bringt Betroffene nach schweren Erkrankungen und in der Rekonvaleszenz nach Operationen schneller wieder auf die Füße. Seine Früchte enthalten Linalool und andere ätherische Öle.

Koriander

- bekämpft Bakterien, Pilze und Viren;
- regt den Stoffwechsel an;
- bekämpft Schwächezustände;
- aktiviert Darm und Magen und löst Blähungen und Krämpfe;
- ist ein natürliches Abführmittel bei Darmträgheit;
- wirkt appetitanregend;
- wirkt im Frühstadium der Migräne stabilisierend und schmerzdämpfend;
- gilt in Mittelmeerländern und in Fernost als Aphrodisiakum in Verbindung mit Rotwein.

X. F. 12. Kreuz-Kümmel wird meist im Curry-Pulver versteckt

Kreuz-Kümmel wird besonders im Mittelmeerraum und in Indien verwendet. In Mitteleuropa kennen wir es oft nur als Bestandteil des Curry-Pulvers. Dabei ist Kreuz-Kümmel ein ausgezeichnetes Heilgewürz.

Kreuz-Kümmel

- wirkt gegen Durchfall und Blähungen;
- wirkt gegen Appetitlosigkeit;
- wirkt sehr beruhigend bei Nervosität;
- fördert die Durchblutung, insbesondere auch der Haut, was ihr auch im Alter jugendliches Aussehen schenkt;
- regt die Blutbildung bei Anämie an;
- soll die Sauerstoffaufnahme bei Lungenerkrankungen verbessern.

X. F. 13. Kümmel und Kohl gehören zusammen

Der Geschmack von Kümmel ist ziemlich intensiv, weshalb leider nicht jeder Kümmel mag. Dabei wird er bei Brot und Brötchen immer beliebter sowie auch in der Vollwertküche. Da Kümmel frisch gemahlen sehr wirksam ist, bietet sich hier eine Alternative an. Da viele Menschen nach Kohlgenuß Blähungen bekommen, empfiehlt es sich, Kohl immer mit Kümmel zu würzen, was die Blähungen deutlich mildert. Kümmelöl enthält ätherische Öle, wie Limonen und Carvon, und außerdem viele Flavonoide, die Körperzellen vor Erkrankungen und vorzeitigem Altern schützen. Kümmel ist auch wirksam gegen den oft störenden Geruch nach Knoblauchgenuß. Wer Kümmelkörner kauen mag, kann diese gern zusammen mit Kardamom kauen und ein wenig frische Petersilie dazu essen.

Kümmel
- fördert die Gallensaftproduktion und den Gallenfluß;
- wirkt gegen Verdauungsbeschwerden und Blähungen;
- wirkt gegen Koliken und Krämpfe von Magen, Darm, Galle und Niere;
- fördert die Bereitstellung von Verdauungsenzymen im gesamten Verdauungstrakt;
- fördert den Appetit und die Verträglichkeit vieler Speisen;
- wirkt heilend bei chronischer Bronchitis;
- wirkt bei Nervosität beruhigend.

X. F. 14. Kurkuma hält die Haut jung und schön

Kurkuma gehört zu der Familie der Ingwer-Gewächse und wird auch Gelbwurzel genannt. Wegen seiner intensiv gelben Farbe, für die Curcuminoide verantwortlich sind, wird es auch oft mit Safran verwechselt. Beachtenswert ist, daß Kurkuma schädliche krankheitsfördernde Bakterien im Verdauungstrakt tötet. Dabei bleibt die natürliche Darmflora erstaunlicherweise erhalten. Sehr beliebt ist auch die hautreinigende und hautglättende Eigenschaft der Kurkumaöle (Sesquiterpene), weshalb sie besonders in Indien für Schönheitsmasken benutzt werden. Kurkuma ist auch ein wesentlicher Bestandteil der Gewürzmischung Curry.

Kurkuma
- gibt bei Schwächezuständen einen Energieschub;
- aktiviert die Funktionen von Leber und Galle;
- schützt vor schädlichen Darmbakterien;
- hilft der Leber bei der Entgiftung;
- wirkt äußerlich, vermischt mit Mandelöl, gegen unreine Haut und glättet Falten.

X. F. 15. Liebstöckel ist ein wahrer Wundertäter

Liebstöckel gehört zur Familie der Doldenblütler. Als Gewürz eignen sich Blätter, Früchte und Wurzeln. Es wird auch „Maggikraut" genannt. Das Liebstöckelöl wird aus den Wurzeln gewonnen und enthält ätherische Öle, insbesondere Alkylphthalide. Diesem Gewürz- und Heilmittel werden Wirkungen sowohl im körperlichen als auch im geistigen und psychischen Bereich zugesprochen. Gerade streßgeplagten Menschen soll es zu einer Harmonisierung dieser drei Bereiche verhelfen.

Liebstöckel
- wirkt stark entwässernd;
- ist hilfreich gegen Unruhe und Streß;
- ist ein sanftes Schlafmittel;
- hilft bei Fieber und Infektionen, insbesondere gegen Halsschmerzen;
- hilft Leber, Galle und den Körperzellen zu entgiften und zu entschlacken;
- lindert Magenschmerzen, Sodbrennen, Aufstoßen und Völlegefühl;
- reinigt die Haut bei Akne und Unreinheiten;
- wirkt gegen Schmerzen.

X. F. 16. Lorbeer krönt das Immunsystem

In den Blättern des Lorbeerbaums befinden sich die ätherischen Öle. Lorbeer war im alten Griechenland heilig und wurde bei der Orakelkunst in Delphi rituell benutzt. Es stärkt das gesamte Immunsystem, insbesondere bei chronischen Erkrankungen, und wirkt als Schutz vor akuten Infektionen. Auch in der Prophylaxe von Krebserkrankungen und selbst in der Krebstherapie bekommen Lorbeerblätter einen guten Platz auf dem Siegertreppchen. Lymphknotenschwellungen bilden sich unter intensiver Lorbeerblatt-Therapie teilweise zurück.

Lorbeer
- wirkt zur Stärkung des Immunsystems;
- verhindert akute Infektionen;
- ist wirksam in Prophylaxe und Therapie bei Krebs;
- läßt Lymphknotenschwellungen wieder abheilen (wenn sie nicht durch Tumore bedingt sind);
- dämpft Angstzustände;
- aktiviert Intuition und bildhafte Vorstellungen, weshalb Lorbeerblätter bereits im Orakel von Delphi eingesetzt wurden.

X. F. 17. Muskatnuß dämpft Schmerzen

Muskatnüsse sind die getrockneten Samenkerne der Frucht des Muskatnußbaumes. Die Muskatblüte (Mazisblüte) stellt die Samenhülle der Frucht des Muskatnußbaumes dar, die gemahlen als Mazis oder Muskatblüte angeboten wird. Mazis wird gern zur Reinigung und Durchblutung der Haut eingesetzt. Es wirkt auch allgemein gegen Durchblutungsstörungen. Das Pulver der sogenannten Muskatnuß dämpft Schmerzen, insbesondere auch bei Rheuma und Gicht und wirkt offensichtlich auch therapeutisch gegen diese Krankheiten. Alle Anteile enthalten ätherische Öle mit viel Monoterpenen.

Muskatnuß
- wirkt gegen Schmerzen bei Rheuma und Gicht;
- aktiviert die Verdauung und den Fluß der Verdauungs-Enzyme;

- aktiviert den Stoffwechsel;
- entgiftet Leber und Darm;
- beruhigt bei nervösen Störungen;
- hilft bei nervösen Potenzstörungen;
- wirkt zur Abschwellung der Schleimhäute bei chronischer Bronchitis und Nasennebenhöhlen-Entzündung.

X. F. 18. Oregano heilt mehr, als es würzt

Oregano ist die wilde Form des Majorans und hat ein weniger feines Aroma als das Küchengewürz Majoran. Besonders beliebt ist Oregano als Pizzagewürz. Oregano nimmt auch den Chillies die Schärfe. Oregano kann Schwermetalle entgiften und dadurch chronischen Schäden an Nervensystemen, Leber und Niere vorbeugen.

Oregano wirkt
- zur Entgiftung von schleichenden Schwermetallbelastungen;
- gegen Magenbeschwerden und Übelkeit;
- gegen Schmerzen der Gelenke und Kopfschmerzen;
- gegen Beschwerden einige Tage vor der Regel (Menstruationsbeschwerden).

X. F. 19. Paprika gibt dem Essen und dem Immunsystem „Feuer“

Paprika ist nicht nur besonders gesund wegen des hohen Gehaltes an Vitamin C, Beta-Carotin und anderen Carotinoiden sowie Vitamin B6 und Zink, es ist auch ein hervorragendes Gewürz für die Speisen. Sein Gehalt an dem Wirkstoff Capsaicin fördert die Durchblutung auch kleinster Gefäße. Paprika ist eng verwandt mit den Chillies, aber lange nicht so scharf. Paprika wird nicht nur als Gewürz eingesetzt, sondern vor allem auch als grünes, gelbes und rotes Gemüse, das sowohl roh als auch gegart sehr gut schmeckt. Das milde Paprikagewürz wird Rosenpaprika, das scharfe spanischer Pfeffer genannt. Paprika regt eine träge Verdauung an und aktiviert das Immunsystem gegen Infektionen. Wer leicht friert, dem wird durch das scharfe Paprikagewürz schnell warm. Gerade älteren Menschen hilft Paprika, wieder „etwas Feuer unter den Hintern" zu bekommen, d.h. Paprika stimuliert die Lebensfreude und die Libido.

Paprika

- wirkt gegen Trägheit von Magen und Darm;
- sorgt für das Fließen der Verdauungssäfte;
- stimuliert das Immunsystem gegen Infektionen;
- steigert den Zell-Stoffwechsel;
- strafft Haut und Bindegewebe;
- verbessert die Durchblutung, insbesondere im Winter, die bessere Durchblutung führt auch zu einer Kräftigung der Herzaktivität und schützt vor Krampfadern und Hämorrhoiden;
- schützt vor Kopfschmerzen und Migräne;
- gibt der Lebensfreude und Libido, besonders im Alter, neuen Schwung und aktiviert Hormone und Super-Hormone.

X. F. 20. Petersilie ist Gewürz- und Heilmittel

Petersilie ist eines der meist benutzten Gewürze. Zum Würzen werden insbesondere die Petersilienblätter und zarten Stiele benutzt, die sehr viel Vitamin C und Magnesium im Chlorophyll enthalten. Petersilie besitzt auch sehr wertvolle Flavonoide, die unsere Zellen vor Zerstörung und Krebsentartung schützen und geschädigte Zellstrukturen wieder aufbauen. Für Heilzwecke ist die Petersilienwurzel besonders wichtig. In ihren ätherischen Ölen enthält sie Apiol und Myristicin. Wichtig sind auch die Flavonoide, Polyine und Furocumarine. Petersilienwurzel wirkt sehr stark entwässernd und stärkt die Nieren- und Herzfunktion.

X. F. 21. Pfeffer regt den Energiefluß an

Von der Pfefferpflanze werden Samen, Früchte und Fruchtstände als Gewürze verwendet. Pfeffer enthält viele ätherische Öle und die scharfschmeckenden Säureamide (Piperalkaloide). Aus unreifen Früchten wird der schwarze Pfeffer gewonnen, der durch das Alkaloid Piperin seine Schärfe bekommt. Dagegen ist der weiße Pfeffer aus den reifen roten Früchten. Da sich die ätherischen Öle der Pfeffers schnell verflüchtigen, sollte Pfeffer immer frisch gemahlen werden. Sowohl im Geschmack als auch in der Heilwirkung werden Sie den Unterschied zwischen Pulver und frisch gemahlenem Pfeffer deutlich merken. Pfeffer wirkt auf sämtliche Verdauungsorgane anregend und vertreibt Müdigkeit und Konzentrationsschwäche. Pfeffer macht auch müde Menschen wieder munter und steigert das Konzentrationsvermögen. Wichtig ist, daß Pfeffer auch die Libido steigert.

Pfeffer

- wirkt allgemein anregend;
- wirkt gegen Konzentrationsmangel und Müdigkeit;
- ist schmerzlindernd und krampflösend;
- fördert die Verdauung und wirkt gegen Verstopfung;
- aktiviert das Immunsystem;
- wirkt als Aphrodisiakum;
- fördert die Durchblutung aller Organe des Gehirns und der Haut;
- wirkt erstaunlicherweise auch gegen Sodbrennen und Durchfall.

X. F. 22. Piment hilft verdauen

Piment ist mit den Gewürznelken verwandt und wird als Gewürzkörner bezeichnet. Piment wirkt besonders im Bereich des Verdauungstraktes. Es fördert nicht nur die Verdauung, sondern insgesamt auch die Verwertung der Nahrung.

Piment

- ist hilfreich bei allen Verdauungsprozessen;
- verbessert die Nahrungsaufnahme und Verwertung, was besonders im Alter sehr wichtig ist, da ältere Menschen eine deutlich geringere Nahrungsverwertung aufweisen;

- schützt vor Durchfall und Verstopfung;
- wirkt gegen Blähungen;
- wirkt äußerlich gegen Haarausfall und Schuppen;
- wirkt beruhigend bei Nervosität und Streß.

X. F. 23. Rosmarin verjüngt

Wirksam sind bei Rosmarin die ätherischen Öle aus den Blättern, die Cineol, Kampfer und Pinen enthalten sowie Rosmarinsäure und Bitterstoffe. Die Flavonoide schützen die Zellen und halten sie frisch und jung. Rosmarin hat einen sehr intensiven Geschmack. Es hat eine sehr ausgleichende Wirkung im Verdauungssystem, steigert zu niedrigen Blutdruck (Hypertonie) und hält Gefäße elastisch.

Rosmarin

- wirkt harmonisierend auf das Verdauungssystem;
- steigert Magensaft- und Gallensaftproduktion und den Appetit;
- beseitigt Völlegefühl und Blähungen;
- normalisiert niedrigen Blutdruck und hält Gefäße elastisch;
- dämpft Schmerzen bei Rheuma, Gicht, Migräne und Kopfschmerzen;
- wirkt harmonisierend auf den Energiefluß von Körper, Seele und Geist, insbesondere von älteren Menschen;
- aktiviert den Energiefluß nach schwerer Krankheit und in der Rekonvaleszenz;
- gehört zu den „Wunderdrogen", die bis ins hohe Alter körperlich, geistig und seelisch jung erhalten;
- stärkt und verbessert die Lebensqualität und wirkt lebensverlängernd;
- fördert Gedächtnis und Merkfunktionen;
- wirkt aphrodisierend und potenzsteigernd;
- äußerlich angewendet, dämpft es Schmerzen und Schwellungen bei Rheuma und steigert die Hautdurchblutung ;

- steigert die Lebensfreude und die Vitalität, besonders auch im hohen Alter;
- Rosmarin gilt als das verjüngende Gewürz.

X. F. 24. Safran stärkt Herz und Seele

Safran gehört zu den teuersten Gewürzen und wird deswegen sehr häufig verfälscht. Es hat eine intensive gelbe Farbe durch Crocetin-Acylglykoside und Crocin. Den intensiven Geschmack verdankt Safran den ätherischen Ölen und dem Safranöl. Es ist ein sehr wirksames Heilmittel.

Safran

- wirkt harmonisierend auf Stoffwechselprozesse und die Stimmung;
- fördert die Durchblutung von Haut und Herz;
- gilt als das stärkste Aphrodisiakum aller Gewürze;
- hilft gegen Potenzstörungen;
- mildert Menstruationsbeschwerden;
- wirkt gegen Unfruchtbarkeit, indem es die Bildung dcr Super-Hormone anregt - wie z.B. Oestrogen, Progesteron und Testosteron;
- Vorsicht in der Schwangerschaft, Safran kann zu vorzeitigem Schwangerschaftsabbruch führen.

X. F. 25. Salbei bekämpft Infektionen

Salbeiblätter gelten als wertvolles Gewürz und sehr gutes Heilmittel. Salbei wirkt gegen Bakterien, Viren und Pilze, insbesondere im Mund- und Halsbereich sowie bei Zahnfleischentzündungen.

Beliebt ist Salbei auch in Mundwässern, als Tee und in Bonbons gegen Halsschmerzen.

Salbei

- wirkt direkt im Kampf gegen Bakterien, Viren und krankheitserregende Pilze;
- dämpft Schmerzen bei Entzündungen, insbesondere im Kopfbereich;

- dämpft Kopfschmerzen;
- lindert Menstruationsbeschwerden;
- wirkt innerlich und äußerlich gegen übermäßige Schweißabsonderung.

X. F. 26. Senf wirkt anregend auf Körper, Seele und Geist

Wenn wir Senf sagen, meinen wir im allgemeinen die Samen der Senfpflanzen. Man unterscheidet schwarzen, braunen und weißen Senf. Der schwarze Senf hat die stärkste Heilkraft.

Senf
- reguliert die Verdauung, indem der Fluß von Verdauungsenzymen angeregt wird;
- hilft Fette zu verdauen;
- dämpft Schmerzen bei Rheuma und Arthritis (Gelenkentzündung);
- lindert Beschwerden bei Bronchitis und Heiserkeit;
- wirkt harmonisierend auf Körper, Seele und Geist;
- regt Hirnfunktionen an und wirkt, besonders im Alter, stimmungsaufhellend;
- enthält Glucosinolate, die im Magen die Umwandlung des mit der Nahrung, durch Trinkwasser und gepökelten Fleisch- und Wurstwaren aufgenommene Nitrat in krebserregendes Nitrosamin verhindern. Von daher ist Senf ein guter Schutz gegen Krebsentstehung (diese Glucosinolate kommen auch in Kresse, Meerrettich und Kohl vor).

X. F. 27. Stern-Anis ist ein gutes Heilgewürz

Stern-Anis ist mit Anis nicht verwandt, obwohl es ähnlich schmeckt, da es ebenfalls - wie Anisöl - das Anethol enthält. Die Stern-Anisfrüchte sehen aus wie ein achtstrahliger Stern und werden deshalb auch gern zum Basteln, besonders von Weihnachtsschmuck, benutzt, wofür sie eigentlich zu schade sind.

Zusammen mit Anis-Pfeffer, Fenchel, Gewürznelken und Zimt ist Stern-Anis ein wichtiger Teil des „chinesischen Gewürzes“.

Stern-Anis
- regt die Verdauung an;
- mildert Magenkrämpfe;
- lindert Schmerzen bei Rheumaerkrankungen;
- lindert Hustenreiz und verflüssigt Schleim in den Atemwegen.

X. F. 28. Süßholz stärkt das Immunsystem

Süßholz wird aus den Wurzeln der Staude gewonnen, die auch „Lakritzpflanze“ genannt wird. Die Wurzeln werden verarbeitet, indem sie zu „Süßholz geraspelt“ werden.

Süßholz
- wirkt anregend auf das Immunsystem, insbesondere bei Infektionskrankheiten;
- lindert bei Erkältungen Halsschmerzen und Hustenreiz;
- wirkt beruhigend und ausgleichend bei Nervosität, insbesondere auch als Beruhigungstee.

X. F. 29. Tamarinde harmonisiert die Verdauung

Tamarinde eignet sich besonders zum Säuern von Suppen und Soßen. Tamarinde wird in Europa nicht viel verwendet, aber es wirkt als sehr gutes Heilkraut bei chronischen Verdauungsstörungen. Dabei wirkt Tamarinde nicht schnell, sondern langsam aber sicher.

Tamarinde
- wirkt gegen chronische Verdauungsprobleme, insbesondere Verstopfung (Obstipation);
- stärkt die Funktion und Entgiftung der Leber;
- verbessert das Konzentrations- und Denkvermögen, insbesondere älterer Menschen;
- wirkt zugleich beruhigend und stimmungsaufhellend.

X. F. 30. Thymian bringt das Immunsystem auf Trab

Thymian hat als Gewürz in jeder Küche einen festen Platz. Medizinisch wirksam ist im Thymianöl das Thymol, das auch hervorragend als äußerliches Desinfektionsmittel angewendet wird. So haben die alten Ägypter ihre Mumien z.B. mit Thymianöl einbalsamiert.

Thymian

- wirkt bei Schwächezuständen, körperlicher und psychischer Art;
- regt das Immunsystem an im Kampf gegen Infektionen;
- wirkt der Blutarmut (Anämie), besonders im Alter, entgegen;
- wirkt beruhigend in der Einschlafphase.

X. F. 31. Vanille ist die Königin der Gewürze

Vanille ist ein sehr teures Gewürz, weil die Befruchtung der Blüte, die zu den Orchideenarten gehört, einzeln von Hand vorgenommen werden muß. Leider wird die echte Vanille zunehmend durch synthetische Vanille und in den letzten Jahren auch durch gentechnisch hergestelltes Vanillin ersetzt. Echte Vanille in Puddingpulver oder Eis können Sie daran erkennen, daß immer kleine dunkle Punkte zu sehen sind. Als Heilmittel wirkt nur die echte Vanille.

Vanille

- wirkt als natürliches Abwehrmittel gegen krankheitserregende Pilze, die in den letzten Jahren besonders auf dem Vormarsch sind;
- mobilisiert Energie im Bereich des Körpers, der Seele und des Geistes;
- öffnet die Wahrnehmung unserer sensibelsten und subtilsten Gefühle.

X. F. 32. Wacholder wirkt gegen Rheuma und Gicht

Die Öle der Wacholderbeeren (Scheinbeeren) werden heute mehr zur Destillation von Gin und Wacholderschnäpsen benutzt denn als Gewürz.

Dabei ist der leicht bittere Geschmack sehr passend für Wild-, Rindfleisch- und Geflügelgerichte.

Wacholder

- wirkt gegen Entzündungen im Magen-Darm-Bereich;
- lindert Entzündungen und Schwellungen bei Rheuma und Gicht;
- wirkt entwässernd bei Beinödemen;
- regt die Nierentätigkeit an;
- dämpft Entzündungen und Schmerzen im Halsbereich.

X. F. 33. Zimt hat ein breites Wirkspektrum

Zimt ist eines der ältesten Gewürze der Welt. Es wird aus der getrockneten Rinde des Baumes gewonnen. Es hat sehr harmonisierende Wirkungen auf Herz und Kreislauf, wirkt durchblutungsfördernd und allgemein kräftigend bei gleichzeitiger Entspannung.

Zimt

- wirkt stimulierend auf das Immunsystem;
- beugt Darminfektionen vor, indem es krankheitserregende Keime im Darm bekämpf;
- fördert die Durchblutung und schützt damit Herz und Kreislauf;
- wirkt beruhigend gegen Angst und Schlafstörungen;
- wirkt nach Krankheiten und Operationen in der Rekonvaleszenz körperlich und seelisch kräftigend;
- bekämpft Krankheitserreger im Trinkwasser auf Reisen.

Kapitel XI Pflanzenheilstoffe verlängern das Leben

Die Therapie mit Pflanzenheilstoffen hat eine Jahrtausende alte Tradition. Leider wurden in den letzten Jahrzehnten jedoch viele sehr gut beobachtete Heileffekte als unwirksame Erfahrungsheilkunde abgetan oder gar auf den sogenannten Placebo-Effekt geschoben (spontane Heilung durch den Glauben an das Medikament). In sehr vielen kontrollierten klinischen Studien konnten glücklicherweise inzwischen viele Pflanzen als hervorragende Heilmittel bestätigt werden. In sehr vielen Fällen sind Pflanzenextrakte sogar die Mittel der ersten Wahl. Damit ist gemeint, daß pflanzliche Mittel bei sehr vielen Erkrankungen eingesetzt werden sollten, bevor mit chemischen Mitteln ein Therapieversuch verordnet wird.

Im Jahre 1994 ist in der Bundesrepublik die 5. Fassung des Arzneimittelgesetzes (AMG) in Kraft getreten. Nach diesem Gesetz müssen alle pflanzlichen Medikamente bis zum Jahre 2004 durch Studien in ihrer Wirksamkeit neu nachgewiesen werden, wenn sie von Krankenkassen bezahlt werden sollen. Aber jeder Patient kann unbedenklich und in Absprache mit seinem behandelnden Arzt ätherische Öle, z.B. gegen Entzündungen der Atemwege, einsetzen oder die heilenden Wirkungen der Kamillenbäder genießen. Bei Hämorrhoiden und Verdauungsproblemen helfen Wermut, Enzian, Bitterstoffe, Kümmel, Fenchel und Anis.

Die natürliche Apotheke hält noch sehr viele Schätze bereit, die Interessierte gern weiter studieren können. Ihr Arzt oder Apotheker hilft Ihnen bei entsprechenden Fragen sicher gern weiter, wenn Sie vom Einsatz von Pflanzenheilmitteln zur Prophylaxe von Erkrankungen und als begleitende Hilfsmittel bei Erkrankungen mehr wissen wollen.

XI. 1. Artischockenblätter senken Cholesterin

Artischocken sind ein jahrhundertelang bewährtes sanftes Mittel für die Regulierung der Gallenflüssigkeit. Artischockenblätter wirken aber auch gegen einen Mangel an Magensäure mit Völlegefühl, Blähungen und Magendruck. Besonders erfreulich ist auch die cholesterinsenkende Wirkung und der Leberschutz.

XI. 2. Baldrian beruhigt Herz und Nerven

Auch Baldrian ist für seine beruhigende Wirkung seit Jahrhunderten bekannt sowohl als Trockenextrakt aus der Baldrianwurzel als auch als Tee. Sehr gut gesteigert werden kann die beruhigende und entspannende Wirkung durch eine Kombination mit Passionsblumenkraut und Trockenextrakt aus Hopfen. Diese Kombination wirkt sehr gut gegen nervös bedingte Einschlafstörungen und Unruhezustände. Wenn eine depressive Komponente dabei ist, sollte die Kombination noch durch Johanniskrautextrakt erweitert werden. In der Wurzel sind enthalten: Valepotriate und Valerensäure, die krampflösend und entspannend wirken. Baldrian wirkt gegen allgemeine Nervosität, Spannungszustände, nervöses Herzklopfen und Ängstlichkeit. Obwohl es kein eigentliches Schlafmittel ist, hilft es aber bei nervösen Einschlafstörungen und sollte möglichst den chemischen Schlafmitteln vorgezogen werden.

XI. 3. Brennesselwurzel gegen Frauen- und Männerleiden

Brennesselwurzelextrakte wirken blutreinigend. Anschubschwierigkeiten des Harnlassens beim Mann bessern sich deutlich, insbesondere wenn zusätzlich Kürbiskerne gekaut werden. Brennesselwurzel stimuliert auch das Immunsystem und ist hilfreich bei Regelbeschwerden und Wechseljahresbeschwerden der Frauen. Brennesseln wirken stark entwässernd und helfen Harnstoff und Chloride (aus Kochsalz (NAC_l) und Mineralwasser) auszuscheiden. Sie senken sanft den erhöhten Blutzucker und Beta-Sitosterin (Beta-Sitosterol) ist hilfreich gegen Beschwerden bei gutartiger Prostatavergrößerung.

XI. 4. Efeublätter für die Atemwege

Der Trockenextrakt aus Efeublättern wirkt hervorragend und schnell bei Erkrankungen der Atemwege. Efeublätter wirken schleimverflüssigend und lassen die entzündeten Schleimhäute schnell abschwellen.

XI. 5. Fenchel für die weiblichen und männlichen Super-Hormone

Die Frucht des Fenchels enthält viel Trans-Anethol und Fenchon. Diese ätherischen Öle wirken sehr gut gegen Blähungen und Krämpfe im Magen-Darm-Bereich, lösen Schleim in den Atemwegen und bekämpfen direkt Bakterien. Außerdem fördern sie die Durchblutung der Organe, insbesondere im Beckenbereich, wodurch sowohl die Produktion der Super-Hormone von Eierstöcken und Hoden verbessert wird als auch die Libido. Fenchelfrüchte eignen sich auch als hervorragendes Gewürz, insbesondere für Fischgerichte, Fleisch, Brot, Suppen, Salate und Soßen.

XI. 6. Ginkgo macht Sie deutlich jünger

Die Blätter des Ginkgo-Baums (Ginkgo biloba) verbessern die Fließeigenschaften des Blutes und fördern die Entkrampfung feinster Blutgefäße sowohl im Bereich der venösen als auch der arteriellen Kapillaren. Der Ginkgo-Baum ist ein uralter Baum, der mehr als zweihundert Millionen Jahre alt ist. Da gerade bei älteren Menschen die Mikrozirkulation in diesen feinsten Gefäßen gestört ist, kann eine tägliche Gabe von Ginkgo die Lebensqualität Betroffener innerhalb weniger Wochen auf großartige Weise verbessern, denn vermehrte Durchblutung bedeutet auch vermehrte Versorgung aller Zellen, insbesondere auch der Herz-, Nieren- und Gehirnzellen mit allen Nährstoffen, Enzymen, Hormonen, Super-Hormonen, Wasser und Sauerstoff. Das heißt, verbesserte Durchblutung fördert die Energieproduktion, Entgiftungsprozesse, Zellreparatur und Zellerneuerung im gesamten Körper. Verbesserte Durchblutung steigert auch reduziertes Hör- und Sehvermögen.

Da die Gefäße auch entspannt werden, normalisiert sich erhöhter Blutdruck leichter unter Ginkgo-Therapie und hilft oft, blutdrucksenkende Medikamente einzusparen. Ginkgo schützt auch vor Thrombosen und Infarkten, da das Blut dünnflüssiger wird. Menschen, die unter dem Raynaud-Phänomen leiden, d.h. insbesondere bei Kälte schneeweiße Finger und Zehen bekommen, spüren durch Ginkgo deutliche Erleichterung. Wenn die Impotenz eines Mannes auf Störungen der Durchblutung zurückzuführen ist, hilft Ginkgo auch hier deutlich. Zur Vorbeugung gegen Kopfschmerzen und Migräne leistet Ginkgo gute Dienste.
Allein durch Ginkgo fühlen sich ältere Menschen oft 10 bis 15 Jahre jünger. Viele Muskelverspannungen und Rückenprobleme verschwinden und ganze Hirnbereiche fangen wieder an zu arbeiten, die vorher einfach stillgelegt waren. Hinzukommt, daß Ginkgo auch eine Wirkung als Antioxidans zur Neutralisation von Freien Radikale hat. Ginkgo hilft sogar, Zellmembrane wieder weitgehend vollständig zu restaurieren und kann auch die Funktion der Nervenbotenstoffe an Hirnzellen erneuern. Auch der Serotonin-Stoffwechsel der Nerven- und Hirnzellen verbessert sich, wodurch Betroffene munterer sind und gleichzeitig besser schlafen können. Das Gehirn funktioniert wieder wie im Alter von etwa 40 Jahren, wenn alle Bausteine gleichzeitig vorhanden sind. Da dank einer verbesserten Durchblutung auch mehr Sauerstoff in alle Körperzellen gelangt, ist Ginkgo gleichzeitig die beste Sauerstoff-Therapie. Wichtig ist nur, daß auch genügend Sauerstoffträger, wie z.B. Eisen, Vitamin B12, Magnesium und viele andere Nährstoffe mehr in entsprechenden Mengen vorhanden sind. Nach einer Ginkgo-Therapie verschwinden viele Depressionen, Tinnitus (lästige Dauerohrgeräusche), Abgeschlagenheit, Traurigkeit, Müdigkeit und Angstzustände, insbesondere bei alten Menschen. Sogar Verwirrtheitszustände konnten deutlich gebessert werden oder verschwanden. Merk- und Konzentrationsfähigkeit kehrten in Studien nachgewiesenermaßen bei vielen Menschen zurück. Das Erfreuliche ist, je älter Menschen sind, desto stärker wirkt Ginkgo. Ginkgo ist auch hilfreich gegen die Frühsymptome der Alzheimerschen

Erkrankung und bessert Schmerzen und Symptome bei „Raucherbein“ und peripheren Durchblutungsstörungen bei Diabetes. Da auch Haut und Schleimhaut besser durchblutet werden, sehen die Betroffenen nicht nur besser aus, auch Bakterien, Pilze und Viren können schlechter in die Schleimhäute eindringen. Insofern schützt Ginkgo auch vor Infektionen, insbesondere im hohen Alter.

XI. 7. Ginseng für beste Lebensqualität im hohen Alter

Ginseng ist in Asien seit Jahrtausenden ein sehr bewährtes Mittel zur Steigerung der Lebensqualität und zur Vorbeugung von Krankheiten, insbesondere durch seinen hohen Gehalt an pflanzlichen Wirkstoffen wie Saponine, Glycoside und Phytosterine verbessert es den Stoffwechsel aller Zellen und insbesondere des Immunsystems. Ginseng ist außerdem reich an dem Spurenelement Germanium, wenn es sich tatsächlich um den roten koreanischen Ginseng handelt. Wer viel Ginseng zu sich nimmt, ist auch besonders streßbelastbar und reagiert gelassener. Besonders im Alter werden die Widerstandskraft des Abwehrsystems und die Leistungsfähigkeit des Gehirns durch den Wirkstoff Ginsenosid gestärkt. Ginseng ist ein idealer Aktivator der Lebensqualität, spätestens ab dem 40. Lebensjahr.
Ginseng gehört zur Familie der Efeugewächse. Zwischen dem asiatischen und dem nordamerikanischen Ginseng besteht kein wesentlicher botanischer Unterschied bis auf den Gehalt an Germanium, der in dem sogenannten roten Ginseng aus Asien reichlich vorhanden ist. Ginseng ist bei den Ureinwohnern Nordamerikas seit Jahrtausenden bei den Medizinmännern bekannt.
In der Sprache der Cherokee-Indianer heißt der Ginseng „Panax-Quinquefolius“ - „Pflanze des Lebens“.

XI. 8. Johanniskraut hellt die Stimmung wieder auf

Johanniskraut hilft bei leichten Verstimmungen und sogar bei Depressionen. Es ist chemischen Mitteln meist überlegen und völlig harmlos. Bei empfindlichen Personen kann aber eine Lichtempfindlichkeit der Haut (Photosensibilisierung) auftreten, wenn sie sich unter der Therapie mit Johanniskraut intensiven Sonnenbädern aussetzen. Es ist auch bei psychovegetativen Störungen, Angst und nervösen Unruhezuständen wirksam. Das Besondere ist, daß es das Reaktionsvermögen nicht einschränkt und auch nicht müde macht.

XI. 9. Kaffee ist Genußmittel und Medikament

Kaffee macht munter oder schläfrig. Kaffee enthält das Alkaloid Coffein. Viele halten Kaffee in erster Linie für ein Genußmittel. Es ist aber auch ein durchblutungsfördernder Wirkstoff. Die Wirkung des Kaffees wird individuell durchaus unterschiedlich empfunden und hängt zunächst einmal von der absoluten Kaffeemenge im Verhältnis zum persönlichen Körpergewicht ab. Darüber hinaus hängt die Wirkung ab von der Entleerungsgeschwindigkeit und der Abbaugeschwindigkeit des Coffeins in der Leber. So bauen Frauen Coffein langsamer ab, da ihre Leber durch den Abbau der natürlichen weiblichen Hormone bereits sehr beschäftigt ist. Auch die Einnahme von hormonhaltigen Verhütungsmitteln oder von Hormonen in den Wechseljahren bzw. gegen Osteoporose sowie auch in der Schwangerschaft verstärkt die Coffeinwirkung erheblich. All diese individuellen Voraussetzungen führen zu der sogenannten Halbwertzeit des Coffeins zwischen 2 bis 12 Stunden. Unter Halbwertzeit versteht man die Zeit, die vergehen muß, bis die Hälfte der ursprünglichen Wirkmenge abgebaut worden ist. Jüngere Menschen können nach einem abendlichen Kaffeegenuß meistens schlechter schlafen, weil die anregende Wirkung dem Absinken der Hirnaktivität während des Schlafes entgegenwirkt. Ältere Menschen können nach Kaffeegenuß oft besser einschlafen, da die Durchblutung des Gehirns und somit auch des Schlafzentrums gefördert wird.

Wer regelmäßig Kaffee trinkt, gewöhnt sich nicht nur an den Genuß, sondern kann sogar in gewissem Sinne abhängig werden. So haben Studien eindeutig belegt, daß viele Menschen gerade am Wochenende oder an freien Tagen deswegen Kopfschmerzen oder gar Migräne entwickeln, weil sie nur eine Stunde später ihren Kaffee

am Morgen trinken als sie es im Alltag gewohnt sind.
Raucher bauen übrigens Coffein schneller ab und vertragen deswegen auch meist höhere Mengen, da Nikotin den Coffeinabbau im Körper beschleunigt.

XI. 10. Kamille ist eine vielseitige Heilpflanze

Ein Auszug aus Kamillenblüten gehört zu den ältesten und bekanntesten Heilpflanzen. Kamille läßt entzündete und geschwollene Schleimhäute schnell abschwellen und reinigt die Atemwege von zähem Schleim. Außerdem bekämpft Kamille unmittelbar Bakterien und Pilze. Kamille kann auch sehr gut in Teezubereitungen eingenommen werden. Auch äußerlich bei Hautunreinheiten und beginnenden Hagelkörnern (Gerstenkorn) am Lidrand wirkt Kamillentee ausgezeichnet. Die echte Kamille ist ein ganz besonders vielseitiges Heilkraut, das zahlreiche ätherische Öle enthält, wie Alphabisabolol, Chamazulen, Matricin und Spiroether. Außer dem Flavonoid-Apigenin enthält es zahlreiche Flavonoide, die auch hervorragend gegen Krebs und Entzündungen schützen sowie Sesquiterpenlactone, Cumarine und zahlreiche Schleimstoffe. Kamille tötet Bakterien, Viren und Pilze in den Atemwegen und im Magen-Darm-Bereich, wirkt abschwellend auf entzündliche Prozesse und dämpft Krämpfe der Atemwege, des Verdauungstraktes sowie bei Menstruationbeschwerden.

XI. 11. Kava-Pflanze dämpft die Angst

Auch der Extrakt aus dem Kava-Kava-Wurzelstock dämpft sehr gut nervöse Angst-, Spannungs- und Unruhezustände und ersetzt in den meisten Fällen chemisch-synthetische Angstdämpfer. Auch Kava-Kava beeinflußt nicht das Reaktionsvermögen und stellt keine Gefahr für eine Medikamentenabhängigkeit dar, wie bei chemischen Angstdämpfern, insbesondere der Benzodiazepine.

XI. 12. Mariendistelfrüchte schützen die Leber

Die heilende Wirksamkeit der Mariendistel für die Leber bei Entzündung und Schäden durch Gifte ist bereits über zweitausend Jahre bekannt und durch klinische Studien sehr gut dokumentiert. Wer mal „einen über den Durst" getrunken hat, kann gern hochdosiert Mariendistelfrüchte einnehmen, um die giftige Wirkung des Alkohols zu mildern und die Leber- und insbesondere Hirnzellen, vor den Folgen des zu reichlichen Alkoholgenußes zu schützen. Aber Achtung! Dies ist kein Freibrief für exzessiven Alkoholgenuß, dessen schädliche Wirkung auf Dauer durch Mariendistel nicht entgegenzuwirken ist, insbesondere da sehr viele essentielle (lebenswichtige) Nährstoffe in hohem Maße für die Alkoholentgiftung verbraucht werden. Die Mariendistel ist ein ausgezeichnetes Heilmittel für Galle und Leber. Gerade die Leber wird durch viele Medikamente, Alkohol und Drogen besonders belastet, aber auch durch Umweltgifte. Die Mariendistel enthält sehr viele Flavonoide, die Körperzellen hervorragend schützen, insbesondere das Silymarin (das eigentlich aus Silybin, Silycristin und Silydianin besteht). Dieser Heilstoff regt sogar die Neubildung von Leberzellen an. Am besten wirkt die Mariendistel gegen Gifte, wenn sie zwischen 6 Stunden und spätestens 30 Minuten vor der Gifteinnahme (auch Alkohol) eingenommen wird. Die Mariendistel enthält außerdem viel Vitamin E, Schleimstoffe und Sterole sowie ungesättigte Fettsäuren und gesättigte Fettsäuren.

XI. 13. Melisse für ein ruhiges Herz und ruhigen Schlaf

Die Melisse wird auch Zitronenmelisse genannt, weil sie das erfrischend riechende ätherische Öl Citronellal als Hauptbestandteil hat sowie Gerbstoffe und viele Flavonoide. Melisse wirkt sehr stark beruhigend bei Störungen des Magen-Darm-Traktes und des Herzens, ist aber auch wirksam gegen Einschlafstörungen, Appetitlosigkeit und Migräne. Melisse steigert auch leicht den Appetit und fördert die Produktion von Gallensaft. Melissensalbe wirkt hervorragend gegen Lippenbläschen (Herpes labialis).

XI. 14. Pfefferminze für die Verdauung

Pfefferminze löst Krämpfe. Die ätherischen Öle der Pfefferminzblätter enthalten Menthol und Menthon sowie Gerbstoffe und einige Flavonoide. Zum Würzen eignen sich verschiedene Pfefferminzpflanzen, aber nicht jeder mag unbedingt „geminzte" Speisen. Für heilende Wirkungen wird die echte Pfefferminze benutzt. Pfefferminze löst Krämpfe, insbesondere im Magen-Darm-Bereich und lindert Blähungen. Bakterien und Pilze werden direkt angegriffen, weshalb Pfefferminze sowohl vorbeugend gegen Entzündungen als auch bei Infekten hilft. Sie regelt auch den Fluß des Gallensafts und beruhigt die Nerven. Da Pfefferminze als Heilmittel wirkt, sollte sie nicht jeden Tag als Tee getrunken werden, sondern im Wechsel mit anderen Teesorten.

XI. 15. Purpursonnenhut (Echinacea) stimuliert die Immunzellen

Purpursonnenhutkraut, bekannter unter Echinacea purpurea, stimuliert das körpereigene Abwehrsystem und schützt daher vor immer wiederkehrenden Infektionen im Bereich der Atemwege und der Harnwege. Allerdings sollte Purpursonnenhutkraut nicht auf Dauer ohne ärztlichen Rat eingenommen werden und auch nur im Herbst und Winter vorbeugend für zwei bis maximal vier Wochen.

XI. 16. Schokolade steigert die Sinnlichkeit und hebt die Stimmung

Schokolade ist nicht nur für viele Menschen ein Genuß - sie ist sogar reich an Vitaminen sowie Eisen, Kalium, Kobalt, Kupfer, Mangan und Phosphor und ein stark wirksamer Heilstoff. Schokolade enthält Phenyläthylamin, das dem körpereigenen Dopamin, einem wichtigen Nervenbotenstoff für den Hirn-Stoffwechsel, und dem Hormon Adrenalin verwandt ist. Daher steigert Schokolade den Blutdruck, die Herzfrequenz sowie den Blutzucker. Schokolade regt die körpereigene Produktion von Serotonin und Endorphinen an und hebt vor allem die Stimmung, dämpft Unruhe und kann sogar

Euphorie verursachen. Wahrscheinlich ist Schokolade besonders deswegen sehr beliebt, weil sie die Wahrnehmung von Sinneseindrükken verstärkt. Genau deswegen liegt der Verdacht nahe, daß so mancher Mensch Schokolade als Zärtlichkeitsersatz einsetzt, um auf diese Weise Sinneswahrnehmungen zu verstärken. Diese Wirkung wird noch durch die Wirkstoffe Methylxanthin und Theobromin verstärkt, die die Aktivität aller Hirnzellen anregen. Die besonders gute Nachricht für Schokoladenliebhaber ist, daß nicht die Schokolade dick macht, sondern nur der darin enthaltene Zucker. Es gibt aber auch zuckerarme Schokolade, denn allgemein sind Bitterschokoladen weniger mit Zucker angereichert als die übrigen Sorten.
Übrigens haben die Indianer Mittelamerikas Schokolade wahrscheinlich als „heiliges Getränk" für rituelle Zeremonien getrunken - aber nicht als gesüßtes Getränk. Sie galt dort auch als Kraftnahrung und Zahlungsmittel.

XI. 17. Thymian unterstützt das Abwehrsystem

Thymiankraut und auch Thymiantee wirken sehr schleimverflüssigend, auch bei zähflüssigem Sekret, insbesondere bei chronischen Nasennebenhöhlen-Entzündungen und chronischer Bronchitis sowie Asthma. Thymiankraut wirkt auch direkt gegen Bakterien, Pilze und Viren.

XI. 18. Weihrauch gegen Entzündungen und Schmerzen

Weihrauch von den Boswellia-Bäumen wirkt hervorragend als Medikament. Weihrauchharz enthält die sogenannten Boswellia-Säuren, die die Bildung von entzündungsfördernden Leukotrienen in den Zellen der Darmschleimhaut unterbinden, indem sie das Enzym 5-Lipo-Oxygenase blockieren. Weihrauch bekämpft nicht nur sehr gut die Symptome, wie Leibschmerzen, Durchfälle, vermehrte Schleimbildung und Blut im Stuhl, sondern ist auch hervorragend wirksam gegen die Entzündungen und krankhaften Veränderungen der Darmschleimhautzellen, wodurch die bei chronischen Entzündungen veränderten Blutwerte (Hämoglobin, Eisen, Leukozyten,

Neutrophile,Granulozyten) normalisiert werden. Wirksam ist Weihrauchharz auch bei der chronischen Polyarthritis (PCP) mit starken Schwellungen und Schmerzen bis hin zu Veränderungen von Gelenken.

XI. 19. Weißdornblätter

Weißdornblätter wirken sehr gut zur Steigerung der Herzleistung und verbessern insbesondere auch die Durchblutung der Herzkranzgefäße. Diese Wirkung ist seit Jahrhunderten bekannt. Steigern kann man die Wirkung, wenn man ein Trockenextrakt aus Weißdornblättern und Weißdornblüten herstellt. Weißdorn enthält in Früchten, Blüten und Blättern Procyanidine und Flavonoide. Sie wirken ausgezeichnet bei leichter Herzschwäche, indem sie die Herzmuskulatur stärken und damit die Volumenleistung des Herzens verbessern. Außerdem wird die Durchblutung der Herzkranzgefäße deutlich verbessert. Herzrhythmusstörungen und unangenehme Herzbeschwerden werden deutlich gelindert.

A. Die Vitamine – Zündstoffe des Lebens

Die Vitamine sind lebensnotwendige Nährstoffe, weil sie vom Menschen nicht selbst synthetisiert werden können. Deshalb müssen sie mit der Nahrung aufgenommen werden. Ohne Vitamine kann kein Mensch leben. Dagegen ist ein Leben ohne Pharmaka nicht nur möglich, sondern sogar erstrebenswert.
Das Wort „Vitamin" hat übrigens 1912 der polnisch-amerikanische Biochemiker, Casimir Funk, erstmals für das Vitamin B1 geprägt, von „vita" (= das Leben) und „amin" (= Wirkstoff, der einen hohen Stickstoffanteil enthält).
Die Vitamine werden eingeteilt in fettlösliche und wasserlösliche. Die fettlöslichen Vitamine (A, D, E, K) werden - ähnlich wie die langkettigen Fettsäuren - in den Zellen des Darms aufgenommen. Voraussetzung für eine einwandfreie Fettaufnahme sind eine funktionstüchtige Galle und einwandfreie Lymphwege. Die wasserlöslichen Vitamine sind die Vitamine B1, B2, B6, B12, Biotin, Pantothensäure, Niacin, Folsäure und Vitamin C. Diese Vitamine nimmt der Darm leicht auf.

A. 1. Vitamin A kommt in der Pflanzenwelt praktisch nicht vor

Bei Vitamin A handelt es sich um eine Gruppe fettlöslicher Substanzen, die zwar ähnlich wirken, aber einen sehr unterschiedlichen Wirkungsgrad haben. Reines Vitamin A nehmen wir durch den Verzehr von Fleisch und Fleischprodukten, Fisch, Milch, Milchprodukten und Eiern zu uns. Sehr viel Vitamin A enthalten vor allen Dingen Leber, Lebertran und Butter. In den Pflanzen kommt die Vorstufe des Vitamins A, das Provitamin A vor. Zu diesem Provitamin A gehören über 3.000 verschiedene Carotinoide, von denen das Beta-Carotin das bekannteste und am stärksten wirksame ist. Vitamin A wird in der Leber gespeichert und kann nur freigesetzt werden, wenn genügend Zink vorhanden ist. Vitamin A wird im allgemeinen in internationalen Einheiten I.E. angegeben, wobei 1.000 I.E. Vitamin A etwa 0,3 mg reinem Vitamin A entspricht. Vitamin A ist besonders notwendig für das Wachstum von Haut und Schleimhäuten, insbesondere in den Atemorganen, im Verdauungstrakt und auf der Hautoberfläche. Aber auch Niere, Harnblase, Gallenblase, Gebärmutter und Scheide sind mit einer Schleimhaut geschützt. Besonders wichtig ist Vitamin A für die Funktion der Netzhaut unserer Augen. Deshalb führt ein Vitamin A-Mangel zur Nachtblindheit. Vitamin A gehört zu den Antioxidantien, also zu den Nährstoffen und Bausteinen, die Freie Radikale einfangen. Ohne Vitamin A werden auch die Spermen und die Eizellen nicht reif. Besonders wichtig aber ist, daß die Biosynthese von Hormonen und Super-Hormonen, insbesondere denen der Nebennierenrinde, absolut notwendig ist. Wer einen Vitamin A-Mangel hat, altert also bedeutend schneller. Bei Vitamin A-Mangel sehen Sie auch alt aus, da die Haut sehr schnell austrocknet und welk wird und die Haare glanzlos und brüchig werden. Bei Vitamin A-Mangel kommt es besonders leicht auch zu Krebserkrankungen der Atemwege, des Verdauungstraktes, der Haut und der Blase. Interessanterweise heilen Schleimhautgeschwüre, insbesondere im Magen- und Darmbereich bei einer therapeutischen Vitamin A-Zufuhr besonders schnell. Die insgesamt sehr negativen Folgen eines Vitamin A-Überschusses brauchen wir hier nicht mehr zu erörtern, denn dafür müßte man täglich reichlich Leber oder Lebertran zu sich nehmen - und wer tut das schon gern freiwillig. Auf jeden Fall aber sollte man Vitamin A nicht ohne ärztliche Beratung und Überwachung in Eigenregie zu sich nehmen.

A. 2. Beta-Carotin ist die wichtigste Barriere gegen Krebs und stoppt das Altern

Beta-Carotin ist das wichtigste Provitamin und eigentlich eine Vorstufe des Vitamins A. In Pflanzen gibt es über 3.000 verschiedene Provitamine - Carotinoide genannt. Der durchschnittliche Tagesbedarf für Frauen und Männer beträgt mindestens 20 mg. In vielen

Studien konnte belegt werden, daß Beta-Carotin, insbesondere in Zusammenarbeit mit den Vitaminen E, A, D und C sowie dem Spurenelement Selen, ganz hervorragenden Schutz vor Krebsentstehung gibt. Besonders sensibel scheinen Zellen der Lunge auf Beta-Carotin-Mangel zu reagieren, da bei Lungenkrebserkrankten immer sehr niedrige Beta-Carotin-Spiegel vorgefunden werden.

Auch für Beta-Carotin gilt, daß es erst im harmonischen Zusammenwirken aller Nährstoffe des „Riesen-Orchesters" seine optimale Wirkung entfalten kann. Aber allein zusammen mit den Antioxidantien Vitamin C und E konnte bei Männern das Risiko, an einer Herzerkrankung zu sterben, um 22 % und bei Frauen um nahezu 50 % gesenkt werden. Auch das im Übermaß schädliche LDL-Cholesterin wird allein durch diese 3 Antioxidantien innerhalb von 3 Monaten um 28 % gesenkt. Gerade für die Nährstoffe gilt, daß Teamwork in einer harmonischen Besetzung sehr viel effektivere Leistungen erbringt als Einzelkämpfertum.

Beta-Carotin

- schützt alle Zellmembrane gegen Freie Radikale;
- schützt besonders Lungen, Eingeweide und die Brust vor Krebserkrankungen;
- zerstört Tumorzellen;
- kann Frühstadien von Krebs auflösen;
- schützt das Immunsystem, insbesondere die körpereigenen Makrophagen, die Krebszellen während der Zellteilung auffressen;
- schützt vor Grauem Star;
- verhindert das „Ranzigwerden" von Cholesterin;
- schützt vor Thrombosen und Gefäßverschlüssen;
- schützt vor Herzinfarkt und Hirnschlag;
- ist der Stoff, aus dem die Hautbräune entsteht;
- schützt vor schädlichen UV-Strahlen;
- schützt vor Schwangerschaftsstreifen;
- schützt vor Cellulitis.

Beta-Carotin ist enthalten in

- frischem Obst und insbesondere rotem und gelbem Gemüse;
- Karotten, Broccoli, Grünkohl, Spinat;
- getrockneten Aprikosen;
- Tomatensaft, Grapefruitsaft.

A. 3. Vitamin B1 gibt Nerven, Herz und Muskeln Schwung

Vitamin B1 ist der erste Vertreter des Vitamin B-Komplexes. Zwischen den einzelnen Vitaminen stehen sehr große und wichtige Wechselbeziehungen. Von daher ist es wichtig, daß dieser Komplex besonders ausgewogen ist. Dann ist er ein regelrechter Fröhlichmacher und Energiebereiter. Viele Depressionen und die sogenannte Senilität beruhen oft nur auf gravierenden Mängeln an einem oder mehrerer Teilnehmern dieses Vitamin B-Komplexes. Der größte Vitamin B-Räuber ist regelmäßiger Alkoholkonsum und die Folgen sind Polyneuropathie (Schädigungen der Nerven) und Energiemangel, Schwächezustände, Depressionen bis hin zur Zerstörung der großen Funktionen. Bei Vitamin B-Mängeln fühlt man sich immer älter als man ist und bei Ausgleich der Mängel blühen Betroffene oft innerhalb weniger Wochen zu jugendlichem Schwung und ansteckender Fröhlichkeit auf.

Vitamin B1

- wirkt allen Erkrankungen der Nerven entgegen;
- ist wichtig für den Stoffwechsel, insbesondere der Nerven und Muskelzellen, sowie Bildung von Neurotransmittern (Nervenbotenstoffe);
- ist wichtig für die Konzentrations- und Merkfähigkeit;
- sorgt für guten Schlaf;
- verhindert Verdauungsstörungen im Alter;
- verhindert Appetitlosigkeit, Verstopfung, Gewichtsverlust.

Vitamin B1 ist enthalten in

- Vollkornprodukten und Hülsenfrüchten, Hefe;
- Fisch, Geflügel, Schwein, Rind.

A. 4. Vitamin B2 hält den Stoffwechsel jung und glättet die Haut

Bei Vitamin B2-Mangel kommt es zu vielen Hautstörungen, wie rissige, spröde Lippen, Mundwinkeleinrisse, trockene Schleimhäute und Zunge. Allgemein ist Vitamin B2 wichtig für die Energiegewinnung aus Fetten, Kohlehydraten und Aminosäuren. Ohne Magnesium kann Vitamin B2 nicht richtig arbeiten. Starke Vitamin B2-Mängel haben vor allen Dingen Menschen, die sehr wenig Fleisch und Eier essen und sehr wenig Milch trinken.

Vitamin B2

- ist wichtig für die Energiegewinnung in den Zellen und bei der Atmung;
- ist wichtig für die Erhaltung des Körpergewichts, besonders im Alter;
- wirkt gegen Trübungen der Linse (Grauer Star);
- verhindert Hornhauterkrankungen und Lichtempfindlichkeit;
- beugt vegetativen Störungen vor;
- ist besonders wichtig zur Bildung vieler Enzyme und damit für die Synthese von Hormonen und Super-Hormonen.

A. 5. Vitamin B3 (Niacin) schützt Hirn, Herz und Gefäße

Vitamin B3 ist sehr wichtig für die Funktionen des Gehirns und die Stimmungslage. Bei Niacin-Mangel ist das Risiko für Herzinfarkt, Schlaganfall und Nierenversagen besonders groß. Niacin-Mangel führt zu Darm-Entzündungen und Fettleber. Niacin sollten Sie auf keinen Fall unkontrolliert einnehmen, da viele Krankheitssymptome sich verstärken können und es zu sehr starken Herzrhythmusstörungen

kommen kann. Auch Haarausfall, Durchfall und Hautjucken werden durch Überdosierung beobachtet.
Der durchschnittliche Tagesbedarf liegt für Frauen bei mindestens 17 mg und für Männer bei mindestens 20 mg.
Niacin
- ist wichtig für den Fett- und Energie-Stoffwechsel;
- verbessert die Durchblutung;
- schützt vor Herzinfarkt, Schlaganfall, Arteriosklerose;
- repariert Zellstrukturen und Zellkerne;
- stärkt Nerven, Magen und Darm;
- schützt das Gehirn vor degenerativen Veränderungen;
- beseitigt Stimmungsschwankungen und Depressionen;
- verhindert Gedächtnisschwäche und Verwirrtheitszustände;
- schützt Haut und Schleimhäute;
- reguliert die Cholesterin- und Triglyceridwerte;
- ist hilfreich bei Migräne und Morbus Raynaud (kalte, weiße Finger);
- hilft bei der „Schaufenster-Krankheit" (Wadenkrämpfe, z.B. beim Raucherbein).

A. 6. Vitamin B5 (Pantothensäure) sorgt für Dynamik in der Super-Hormon-Produktion und einen vollen Haarschopf

Ohne Vitamin B5 können die Nebennieren kein Cortison produzieren, das bei Streß und Überforderung in ungeheuren Mengen verbraucht wird. Pantothensäure ist das „Anti-Streß-Vitamin". Vitamin B5 nimmt im gesamten Stoffwechsel von Kohlehydraten, Fett- und Aminosäuren im Zitronensäure-Zyklus eine zentrale Rolle ein und ist auch für den Abbau übermäßigen Cholesterins unbedingt notwendig.
In Verbindung mit Zink regt Vitamin B5 die Neubildung von Hautzellen an und fördert intensiv das Abwehrsystem. Auch bei Wundheilung wirkt es an zentraler Stelle. Die wichtigste Funktion gegen

das Altern kommt durch Pantothensäure in Verbindung mit Vitamin B6 und E, indem Hormone und Super-Hormone auf ein jugendliches Niveau gebracht werden können, wenn mit Hilfe des Quadro-Prinzips der Zell-Milieu-Medizin der gesamte Zell-Stoffwechsel auf ein höheres Wirkniveau gebracht wird.
Der durchschnittliche Tagesbedarf beträgt mindestens 8 mg.
Vitamin B5
- ist wichtig für die Bildung von Hormonen und Super-Hormonen;
- ist wichtig für die Bildung des roten Farbstoffs für Blutkörperchen und Muskeln;
- fördert das Haarwachstum;
- beugt Haarausfall und dem Ergrauen der Haare vor;
- schützt die Haut auch vor Sonnenbrand;
- pflegt Nerven und Muskeln.

Pantothensäure ist enthalten in
- Vollkornprodukten und frischem Gemüse;
- Hefe, Hering, Leber;
- Nüssen, Eigelb und besonders viel in rechtsdrehendem Joghurt;
- • Alkohol ist ein starker Pantothensäure-Räuber.

A. 7. Vitamin B6 ist ein starker Kämpfer gegen Krankheit und Alter

Vitamin B6 ist ganz besonders wichtig für die Funktion von Nerven, Gehirn, Stoffwechsel der Eiweiße, Fette und Kohlehydrate. Zusammen mit Vitamin B12 und C bringt es Ihnen Ihre gute Laune zurück und jugendliche Hirnfunktionen - denn ohne Vitamin B6 können die Nervenbotenstoffe der Hirnzellen nicht ausreichend gebildet werden. Bei Mängeln kommt es häufig zu Migräne und selbst epileptischen Anfällen. Auch rote trockene Hautstellen, wie bei der Seborrhoe, und Gesichtsfältchen sind unter anderem die Folge starker Vitamin B6-Mängel. Der durchschnittliche Tagesbedarf beträgt für Frauen mindestens 2,1 mg und für Männer mindestens 2,5 mg.

Vitamin B6
- ist wichtig für die Produktion von T-Helfer-Zellen und Antikörpern, also für die Balance des Immunsystems;
- regt die Bildung von Interleukin-2 an, dem Dirigenten der T-Zell-Produktion;
- sorgt für gutes Gedächtnis und beste Laune;
- ist notwendig zur Bildung von Hormonen und Super-Hormonen;
- absolute Voraussetzung für die Bildung der Geschlechts-Hormone (ebenfalls Super-Hormone);
- steht mit an zentraler Stelle der Antikörper-Produktion;
• Vitamin B6-Mangel ist häufig Ursache für „Ameisenkribbeln" in Armen und Beinen.

Vitamin B6 ist enthalten in
- Vollkornprodukten und Weizenkeimen;
- Hülsenfrüchten, Fischen, Fleisch, Eiern und Hefeprodukten.

A. 8. Vitamin B8 (Biotin) greift als Coenzym zentral in den Stoffwechsel ein

Besonders bekannt geworden ist Biotin als sogenanntes Vitamin H, weil es Haut, Haare und Hufe (= Fingernägel) jung und glänzend erhält.
Der durchschnittliche Bedarf für Frauen ist mindestens 110 und für Männer mindestens 130 Mikrogramm.
Vitamin B8
- ist wichtig für den Aminosäuren- und Kohlendioxid-Stoffwechsel;
- wirkt Haarausfall entgegen;
- gut einsetzbar gegen Appetitlosigkeit, Muskelschmerzen und Müdigkeit;
- steigert die Energie;
- senkt Cholesterin.

A. 9. Vitamin B9 (Folsäure) ist einer der neuen Superstars im Kampf gegen Alter und Krankheit

Es steigert die Stimmung, verhindert und heilt Depressionen und hält Ihnen den Krebs vom Leib. Folsäure zusammen mit Vitamin B6 und B12 ist der neue Superstar im Kampf gegen Herzinfarkt und Schlaganfall. Wenn einer dieser 3 Lebensbausteine im Mangel ist, wird vermehrt die Eiweißverbindung Homocystein gebildet, von der man inzwischen weiß, daß es Herz, Hirn und Gefäße schädigt. Erhöhtes Homocystein ist für Herz und Hirn schädlicher als erhöhtes Cholesterin. Auf dem Siegertreppchen dieser 3 Vitamine im Kampf gegen Homocystein steht eindeutig Vitamin B9.

Der durchschnittliche Tagesbedarf beträgt für Frauen mindestens 0,6 mg und für Männer 0,8 mg.

Vitamin B9

- ist wichtig für den Schutz von Herz, Hirn und Gefäßen;
- sorgt für einen normalen Homocystein-Spiegel;
- ist zur Synthese des Erbmaterials unerläßlich;
- ist notwendig für Ihre weißen Blutzellen und Thrombozyten;
- hält Haut und Schleimhäute jung und stabil;
- verhindert Kindesmißbildungen in der Schwangerschaft;
- schützt vor Durchfällen, Gewichtsverlust, Schwäche und Antriebslosigkeit;
- gibt Ihrer Haut eine frische Farbe;
- schützt Ihr Gedächtnis und den guten Schlaf;
- • Mangel an Folsäure, B12, Vitamin C und Zink führen zu einer Kupferanreicherung bis hin zu Halluzinationen und Zwangsvorstellungen, besonders im Alter.

Folsäure ist enthalten in

- grünen Pflanzen, Hefe;
- Vollkorn- und Milchprodukten;
- Fleisch und Innereien.

A. 10. Vitamin B12 bringt Frische zurück ins Blut und ins Gehirn

Viele Depressionen, Schwächezustände und selbst halluzinatorische Zustände im Alter sind Folge von zuwenig Vitamin B12. Starke Anämie (Blutarmut) und leukämieähnliche Krankheitsbilder zeigen Menschen mit extremen Mängeln an Vitamin B12 und Folsäure. Diese Mängel können sogar das klinische Bild einer Multiplen Sklerose vortäuschen.

Mangelfolgen bei alten Leuten sind häufig Zungenbrennen und Mißempfindungen an Schleimhäuten und Fußsohlen. Viele alte Menschen, die als senil gelten oder mit Erscheinungsbildern wie Demens oder Alzheimersche Krankheit kaum noch Merk- und Konzentrationsfähigkeit zeigen, blühen innerhalb weniger Wochen auf, wenn Sie Vitamin B12 in Verbindung mit dem B-Komplex bekommen. Umso mehr wird ihre biologische Lebensuhr um Jahre und Jahrzehnte zurückgestellt, wenn Sie mit dem Quadro-Prinzip der Zell-Milieu-Medizin konsequent behandelt werden. Viele Betroffene hatten mit ihrem Leben bereits innerlich abgeschlossen und warteten traurig und kraftlos auf ihren frühzeitigen Tod. Aber eine Optimierung Ihres Zellmilieus hat ihnen neue Lebensqualität für einige Jahrzehnte mehr geschenkt.

Vitamin B12
- ist wichtig für Funktion von Hirn- und Nervenzellen;
- vertreibt Depressionen und Verstimmungen;
- besiegt die „Pseudo-Senilität";
- beseitigt die Anämie (Blutarmut).

Vitamin B12 ist enthalten in
- Fleisch, Fisch;
- Sauerkraut und Joghurt.

A. 11. Vitamin C ist das Vitamin des „Jungbrunnens“

Vitamin C kann man eigentlich kaum überdosieren, schon gar nicht mit der Nahrung. Der durchschnittliche Tagesbedarf an Vitamin C beträgt für Frauen und Männer mindestens 200 mg, Wahrscheinlich sollte aber insgesamt mindestens 1 Gramm pro Tag mit der Nahrung oder zusätzlich aufgenommen werden.

Der zweifache Nobelpreisträger, Prof. Linus Pauling, hat täglich 18 Gramm zusätzlich zu sich genommen, was einer Menge von etwa 200 Gläsern Orangensaft entspricht. Und er ist über 90 Jahre alt geworden.

Auch Befürchtungen, daß sich Nierensteine bilden könnten oder die Eisenaufnahme behindert wird, wenn Sie zuviel Vitamin C zu sich nehmen, haben sich nicht bestätigt. Allerdings bekommen manche Menschen Durchfälle oder Übelkeit. In solchen Fällen kann man sich auch gepuffertes Vitamin C (Natrium-bi-Carbonat) in der Apotheke besorgen. Da Vitamin C relativ schnell über die Niere ausgeschieden wird, sollten Sie Ihre Tagesration durch frisches Gemüse und Obst gut über den Tag verteilen und zusätzliches Vitamin C sowohl morgens als auch abends einnehmen.

Vitamin C

- steigert Leistungskraft und Abwehrkräfte;
- bekämpft Infekte und Krebserkrankungen;
- ist notwendig zur Bildung von Hormonen und Super-Hormonen;
- ist notwendig für den Stoffwechsel der Aminosäuren;
- senkt erhöhten Blutdruck;
- erhöht nützliches HDL-Cholesterin;
- reduziert schädliches LDL-Cholesterin;
- steigert die Synthese von Glutathion, das das Erbmaterial schützt und Leben verlängert;
- stärkt das Bindegewebe und die Gefäße und schützt vor Cellulitis;
- schützt Zahnfleisch und Schleimhäute;

- ist Voraussetzung für Wundheilung und dichtet Gefäße ab;
- verbessert die Beweglichkeit der Spermen;
- gehört zu den Antioxidantien, die Freie Radikale bekämpfen;
- schützt vor dem Grauen Star;
- dämpft Allergien und Heuschnupfen;
- ist zusammen mit Kupfer, Folsäure, Vitamin B12, Vitamin A, Vitamin E, Aminosäuren und Fettsäuren das Vitamin des Jungbrunnens;
- reguliert den Cholesterin-Stoffwechsel;
- ist für die Produktion von Nervenbotenstoffen wichtig;
- wichtig für die Sauerstoffversorgung aller Körperzellen;
- leistet wesentliche Entgiftungsfunktion von Leber und Niere;
- schützt vor Herzattacken durch Entspannung der Gefäße;
- nimmt Asthma, chronischer Bronchitis und chronischem Husten die Speerspitze;
- schützt das Zahnfleisch;
- verlangsamt das Tumorwachstum.

Vitamin C ist enthalten in

- frischem, reifen Obst und frischem Gemüse;
- Petersilie, Kresse, Beeren;
- ein wenig auch in Kartoffeln und Milch.

Wichtig ist, daß Vitamin C aus der Pflanzenkost nur richtig aufgenommen werden kann, wenn auch die in den Pflanzen vorkommenden Bioflavonoide wie Rutin, Hesperidin, und Cytrin vorhanden sind. Diese pflanzlichen Wirkstoffe sind sehr hitzelabil, weshalb Sie besonders viel frisches Obst und frisches Gemüse täglich essen sollten. Aber Obst nicht pressen, sondern mit Fruchtfleisch verzehren, da die Bioflavonoide im Fruchtfleisch sind. Wichtig ist, daß Sie bei Streß und insbesondere bei beginnenden Infektionen enorme Mengen an Vitamin C verbrauchen.

A. 12. Vitamin D sorgt für starke Knochen und einen festen Biß

Vitamin D ist das sogenannte Anti-Rachitis-Hormon und ist eigentlich ein Sammelbegriff für verschiedene essentielle Bausteine. Wichtig ist, daß das mit der Nahrung aufgenommene Vitamin D durch UV-Licht in eine biologisch aktive Form umgewandelt werden muß. Da es für den Calcium- und Phosphorhaushalt besonders wichtig ist, wirkt es der gefürchteten Osteoporose entgegen, unter der besonders ältere Frauen leiden. Wer bei Diäten ganz auf fetthaltige Speisen verzichtet, bekommt Mängel an den fettlöslichen Vitaminen A, D, E und K sowie Beta-Carotin.

Vitamin D

- ist wichtig für Knochen und Knorpel sowie gesunde Zähne;
- schützt vor Darm- und Brustkrebs;
- ist wirksam gegen die Schuppenflechte;
- behindert die übermäßige Zellteilung von Krebszellen.

Vitamin D

- ist enthalten in Seefischen und Lebertran;
- ist ein wenig auch enthalten in Käse und Milchprodukten sowie Eiern.

A. 13. Vitamin E, die Speerspitze gegen das Altern

Vitamin E ist die wichtigste Speerspitze gegen vorzeitiges Altern und ist unentbehrlich im Kampf gegen die Haupttodesursachen, wie Herz-, Gefäß- und Kreislauferkrankungen sowie Krebs. Es ist auch das wichtigste Antioxidan im Kampf gegen die Freien Radikale. Genau deswegen ist Vitamin E die absolut wichtigste Speerspitze gegen die Probleme der modernen Zivilisation. Der durchschnittliche Tagesbedarf an Vitamin E beträgt für Frauen und Männer mindestens 60 mg. Wenn wir genügend Vitamin E mit der täglichen Nahrung aufnehmen würden, hätten wir mindestens 50 % weniger Herz- und Gefäßkrankheiten in der westlichen Welt. Selbst Ablagerungen in Arterien, die die häufigste Ursache für Coronar-Bypass-Operationen

sind, können mit Vitamin E teilweise wieder abgebaut werden, insbesondere wenn das gesamte Zellmilieu harmonisiert wird und gleichzeitig hochwirksame pflanzliche Enzyme eingesetzt werden. Aber Vitamin E ist kein Wundermittel, das von Heute auf Morgen wirkt, sondern es zählt vor allem der langfristige Vitamin E-Spiegel in allen Körperzellen. Um leichte Gefäßschäden zu reparieren, braucht es mindestens 2-5 Jahre. Leider wird in vielen Studien die Wirksamkeit eines einzigen Nährstoffes nur maximal drei- bis viermal geprüft. Dabei wird nicht ausreichend beachtet, daß all diese Wirkstoffe wie in einem Riesenorchester harmonisch zusammenarbeiten müssen. Es würde keinem Dirigenten einfallen, plötzlich 10 Pauken und 20 Trompeten mehr in ein Synphonieorchester einzubringen, ohne auf die harmonische Anzahl der übrigen Musiker mit den verschiedensten Instrumenten Rücksicht zu nehmen. Ein optimales Ergebnis ist immer von einem möglichst optimal harmonischen Zusammenspiel aller Wirkstoffe abhängig. Gerade dieses ist gezielt möglich mit dem Quadro-Prinzip der Zell-Milieu-Medizin. Dennoch konnte in zahlreichen Studien allein mit Vitamin E gezeigt werden, daß Immunzellen besser funktionieren, wenn ausreichend Vitamin E vorhanden ist und sogar Vorstadien von Krebs zurückgehen können. Auch bei Rheuma und Gelenkbeschwerden ist es erstaunlich, daß Vitamin E gegen Entzündungen, Schwellungen und insbesondere auch Schmerzen sehr hilfreich wirkt. Sehr häufig kommen entsprechende Patienten mit einem Viertel bis der Hälfte ihrer gewohnten, oft mit starken Nebenwirkungen behafteten, Antirheumatika aus.
Wenn wir nicht nur das erfreuliche Besserbefinden der Betroffenen im Auge haben, sondern auch die Kosten, können Sie sich vorstellen, welche enormen Kosten allein durch das Reduzieren dieser teuren Medikamente eingespart werden. Noch wichtiger aber ist es, daß mit niedrigeren Dosierungen der chemischen Medikamente auch deutlich weniger Nebenwirkungen auftreten, die wiederum gerade bei chronisch Kranken zu immensen Kosten führen.

Vitamin E

- ist der wichtigste Lebensbaustein gegen das Altern;
- neutralisiert Freie Radikale und verhindert die Zerstörung von Zellstrukturen;
- reaktiviert das Immunsystem;
- ist hilfreich im Kampf gegen Magen- und Zwölffingerdarmgeschwüre (Helicobacter pylori);
- schützt vor Krebserkrankungen;
- blockiert das Wachstum von Krebszellen;
- verhindert die Oxidation des schädlichen LDL-Cholesterins;
- schützt vor Herz- und Gefäßkrankheiten, wie Herzinfarkt und Hirnschlag;
- schützt Hirn- und Nervenzellen vor Degeneration;
- hilft bei Rheuma und Gelenkbeschwerden;
- hat eine schmerzstillende Wirkung;
- schützt gegen Folgen von Diabetes;
- schützt vor Grauem Star und Sehverlust;
- macht trockene Haut weich und glättet Falten;
- wirkt gegen Cellulitis;
- ist zur Bildung von Spermen und Reifung von Eizellen wichtig;
- ist unerläßlich für die Bildung einiger Hormone und Super-Hormone;
- hilft bei Muskelkater und Muskelkrämpfen;
- reguliert den Wasserhaushalt im Gewebe und Bindegewebe;
- sorgt für Energiegewinnung in Muskeln und im Herzen;
- hilft bei der Bildung der roten Blutkörperchen;
- ist für die Neutralisierung von Umweltgiften absolut notwendig;
- spielt bei der Behandlung von Alterserkrankungen eine Hauptrolle.

Wo Sie Vitamin E finden!
In der Natur stellen ausschließlich Pflanzen Vitamin E her. In tierischen Fetten kommt es nur vor, da Pflanzen zur Nahrungskette der Tiere gehören.
Vitamin E ist enthalten in

- pflanzlichen Ölen, wie Olivenöl, Sonnenblumenöl, Weizenkeimöl, Sojaöl, Distelöl etc.;
- Getreiden und Gemüsen, Hülsenfrüchten, Erdnüssen und Walnüssen.

A. 14. Cholin hält das Gedächtnis fit

Cholin gehört zum Vitamin B-Komplex. Da es Bestandteil des Lecithins ist, schützt es insbesondere Nervenzellmembranen vor Degeneration. Als Vorstufe des Nervenbotenstoffes Acetylcholin sorgt es für normale Gedächtnisleistungen. Wichtig ist es auch für den Fett-Stoffwechsel in der Leber. Ausreichende Cholinmengen wirken absolut lebensverlängernd, da sie vor Arteriosklerose und somit Herzinfarkt und Hirnschlag schützen. Besonders wichtig ist es im rechtzeitigen Kampf gegen Gedächtnisprobleme und Senilität. Mit fortschreitendem Alter läßt die Produktion von Acetylcholin nach, beziehungsweise Freie Radikale schädigen diesen Prozeß der Acetylcholinbildung aus Cholin. Erstes Zeichen ist ein vermindertes Erinnerungsvermögen.
Es konnte nachgewiesen werden, daß eine ausreichende Zufuhr von Cholin das Kurzzeitgedächtnis erheblich verbessert und auch das Langzeitgedächtnis reaktiviert. Eine Demens ist mit Hilfe ausreichender Cholinmengen praktisch zu verhindern, wenn das Zellmilieu insgesamt stimmt, was mit Hilfe des Quadro-Prinzips der Zell-Milieu-Medizin erreichbar ist.

A. 15. Coenzym Q10 hat die Schlüsselrolle im Energiehaushalt

Früher wurde das Coenzym Q10 (Ubichinon) als Vitamin angesehen. Aber entscheidend ist nicht die Einordnung in eine Stoffgruppe, sondern die außerordentlich wichtige Rolle im Energie-Stoffwechsel. In den Körperzellen sind Mitochondrien vorhanden, die man auch als Kraftwerke der Körperzelle bezeichnen kann. Diese Ubichinone existieren bei den Lebewesen in Variationen von Q1 bis Q10. Der Mensch braucht Coenzym Q9 und insbesondere Coenzym Q10. Besonders wichtig ist dieses Coenzym Q10 für die Bereitstellung von Energie in Muskelzellen und in herausragender Stellung für die Energie des Herzmuskels.

Mängel an Q10 führen zu erhöhtem Infarkt-Risiko, Bluthochdruck und insbesondere Durchblutungsstörungen des Herzens und einer allgemeinen Herzschwäche. Mit Q10 kann man die Leistung des Herzens sehr oft wieder auf Normalwerte zurückbringen, wenn es keine ausreichende oder zu schwache Pumpleistung zeigte. Darüber hinaus konnte Dr. Luc van Gaal, von der Universität Antwerpen, Holland, nachweisen, daß Übergewichtige mit Problemen, ihr Gewicht auf Normalwerte zu reduzieren, sehr große Mängel an Q10 aufweisen. Eine Gruppe der Übergewichtigen hielt eine Diät ein und nahm zusätzlich täglich 100 mg Q10 zu sich, während eine andere Gruppe nur die Diät einhielt. Unter Q10 nahmen die Betroffenen zweieinhalbmal so schnell ab wie diejenigen, die nur eine Diät einhielten. Erfreulich ist auch, daß Q10 gegen Parodontose und Zahnfleischentzündungen wirkt. Selbst lockere Zähne festigen sich häufig wieder, wenn insbesondere das Zellmilieu insgesamt optimiert wird. Was ein funktionsfähiges Gebiß, gerade für alte Leute und ihren Ernährungszustand, bedeutet, braucht wohl kaum noch erwähnt zu werden.

B. Mineralstoffe stärken Knochen und dirigieren den Zell-Stoffwechsel

Nicht nur Pflanzen brauchen Mineralstoffe zum Wachsen, Blühen und Gedeihen, auch der Mensch kann ohne Mineralstoffe nicht leben. Mit Hilfe von Wasser und Sonnenlicht wandeln Pflanzen anorganische Mineralstoffe in organische Substanzen um, die wir besonders gut aufnehmen und weiterverarbeiten können. Mineralstoffe bilden das Gerüst, das uns gesund hält, nämlich Knochen, Sehnen und Muskeln und nicht zuletzt die Zähne, die für eine normale Nahrungsaufnahme unverzichtbar sind. Auch sind alle Steuerungsprozesse im Nervensystem ohne Mineralstoffe nicht denkbar.
Die wichtigsten Mineralstoffe sind Chlor, Natrium, Kalium und Calcium, Magnesium, Phosphor und Schwefel, von denen der Körper pro Tag jeweils zwischen einem bis mehreren Hundert Milligramm benötigt, zusammen etwa ein Zwanzigstel des gesamten Körpergewichts.

B. 1. Calcium nimmt eine Schlüsselstellung im Kampf gegen das Altern ein

Nicht nur, daß Calcium wichtig ist für die festen Knochen und im Kampf gegen Osteoporose - Calcium wird in großen Mengen in jedem Lebensalter gebraucht. Der Hauptlieferant für Calcium sind Milchprodukte. Leider ersetzen Limonaden und Cola-artige Getränke immer mehr den täglichen Milchgenuß. So kommt es, daß heute bereits Jugendliche bis zu 20 % weniger Calcium in ihren Knochen eingelagert haben als es das Mindestmaß erfordert. Gerade diese Menschen sind in späteren Jahren besonders Osteoporose gefährdet.
Aber Calcium kann noch viel mehr gegen vorzeitiges Altern tun, denn es ist der Dirigent aller Stoffwechselvorgänge und damit sind auch Energiebereitung, Zellreparaturen, Zellteilung, Entgiftungsfunktionen, Funktion des Immunsystems, Regulation von Verdauung, Nervensystem, Blutdruck und der Abwehrkampf gegen Krebs

calciumabhängig. Besonders ist Calcium auch für die Entgiftung von Schwermetallen, wie Blei und Kadmium sowie Smog zuständig. Wenn im Zellmilieu Calcium fehlt, werden insbesondere auch die Hormone und Super-Hormone zuwenig gebildet und das riesige schwer überschaubare Orchester der Enzymbildung ist ebenfalls vermindert. Bei Calcium-Mangel erhöht sich das Risiko für Dickdarmkrebs, weil die Gallensäure nicht ausreichend gebunden werden kann. Die Gefahr von Knochenbrüchen selbst bei jungen Leuten steigt rapide. Betroffene neigen zu Muskelkrämpfen und Angstzuständen. Auch Allergien und Heuschnupfen verstärken sich. Häufig zeigen Betroffene das Bild eines „vegetativen Symptomenkomplexes“ mit Reizbarkeit, Schlafstörungen, Kopfschmerzen und vegetativen Herz- und Magen-Darm-Symptomen. Eine ausreichende Calcium-Zufuhr würde so manche Beruhigungs- und chemische Schlaftablette überflüssig machen.

B. 2. Chlor ist besonders wichtig für den Flüssigkeitshaushalt aller Körperzellen

Zusammen mit Wasserstoff wird Chlor zur Bildung der Magensäure (Salzsäure) für die Eiweißverdauung benötigt, die auch gleichzeitig das Eindringen von Bakterien, Viren und Pilzen bekämpft. Bei sogenannten „chlorsensiblen“ Menschen kann ein Chlor-Überschuß zu erhöhtem Blutdruck führen, wobei das Chlor überwiegend mit Kochsalz (NAC_1) zugeführt wird.

Neue Studien haben gezeigt, daß aber auch zuwenig Kochsalz nicht nur schädlich für den zu hohen und zu niedrigen Blutdruck ist, sondern vor allem zu schweren Störungen der Hirnfunktion und des Energiehaushaltes führt. Auch zu wenig Chlor und Natrium können zu lebensbedrohlichen Zuständen führen, die oft mit neurologischen Störungen verwechselt werden. Gerade ein Natrium-Mangel äußert sich bei Frauen mittleren Alters mit dem Bild einer akuten oder chronischen Psychose. Dauerhaftes salzarmes Essen kann auch zum Zusammenbruch des Kreislaufs, zu niedrigem Blutdruck und Störungen der Nieren- und Darmfunktion führen.

Vielen älteren Menschen ist ihr Lebensschwung genommen worden, nur weil man ihnen die kleine Prise Kochsalz am Tag entzogen hat.

B. 3. Kalium steht in einem Konkurrenzverhalten zu Natrium

Ein ausgewogenes Verhältnis dieser Bausteine ist absolut wichtig für Wasserhaushalt und Nervenfunktionen. Auch Kalium greift in die Steuerungsprozesse für Blutdruck und Gefäßelastizität ein. Ohne Kalium können viele Enzyme zur Energiebildung und für die Stoffwechselprozesse der Körperzellen nicht ausreichend gebildet werden. Auch die Produktion der Hormone und Super-Hormone leidet bei Kalium-Mangel.
Wer viel schwitzt oder regelmäßig in die Sauna geht, verbraucht mehr Kalium. Hier hilft oft der tägliche Genuß von Apfelsaft und Mineralwasser vorbeugend. Ein großer Kalium-Mangel kann sogar zu Herzarrythmie und Herzinfarkt führen sowie zu plötzlichem Herzstillstand, Schlaganfall und Muskelschwäche mit Schmerzen und leichter Ermüdbarkeit. Betroffene leiden unter Müdigkeit, Kopfschmerzen, Appetitlosigkeit, Blähungen und Verstopfung.

B. 4. Magnesium ist ein besonders wichtiges, jugenderhaltendes Mineral

Magnesium-Mangel beschleunigt den Alterungsprozeß enorm, wie Tierversuche eindeutig zeigen. Diese Versuchstiere zeigen extreme Gefäßschäden und neuromuskuläre Störungen.
Magnesium-Mangel führt beim Menschen zu Ablagerungen in Gefäßen, Herzarrhythmie, Herzanfällen, erhöhtem Blutdruck, erniedrigte Insulinproduktion (das als Super-Hormon gilt) mit dem Risiko für vorzeitige Altersdiabetes. Selbst junge Menschen zeigen bei Magnesium-Mangel das sogenannte „hyperkinetische Herzsyndrom“ mit erhöhtem Herzschlag und Blutdruck. Auch Veränderungen der elektrischen Aktivitäten bei Muskel-, Herz- und Gehirnströmen werden nachweisbar. Große Magnesium-Mängel führen zu Verstimmungen bis hin zu Halluzinationen, Unruhezuständen und Aggressivität.

Das kann auch zu Zittern und Kampfbereitschaft sowie Schwäche, Apathie, Übelkeit und Erbrechen führen. Folgen sind außerdem Arteriosklerose durch erhöhte Cholesterin- und Triglyceridwerte mit den bekannten Folgen von Herzinfarkt und Schlaganfall. Selbst Migräne, Schlafstörungen, Tinnitus (Ohrgeräusche) und Wadenkrämpfe treten bereits in jungen Jahren auf.
Ausreichende Magnesium-Gaben schützen vor den Nebenwirkungen von Diabetes und bauen Knochen genauso stark auf wie Calcium. Wirksam ist es auch im Kampf gegen Freie Radikale. Es dämpft Allergien und Heuschnupfen.
Bei ungezielter Einnahme von Magnesiumpräparaten wird vermehrt Vitamin E verbraucht und das Gleichgewicht von Zink und Kupfer gestört. Deswegen sollten hochdosierte Magnesiumpräparate nur gezielt eingenommen werden. Nichts einzuwenden ist jedoch gegen eine tägliche Ergänzung der Nahrung, z.B. mit den Zell-Milieu-Suppletten, um Mangelzuständen vorzubeugen und für eine bessere Aufnahme der Nährstoffe aus der Nahrung zu sorgen.

B. 5. Ohne Phosphor keine Zellmembranen

Phosphor ist nicht nur wichtig für den Aufbau von Knochen, Zähnen, Knorpel und Sehnen, sondern besonders wichtig ist es in der Zusammenarbeit mit den Fettsäuren zur Bildung der sogenannten Phospholipide. Das sind fetthaltige Phosphorverbindungen, aus denen die Zellmembranen aller Körperzellen bestehen. Leider enthalten die meisten Limonaden und Cola-artigen Getränke zuviel Phosphor, so daß darauf insbesondere phosphorüberempfindliche Menschen mit Unruhezuständen (z.B. sogenannte „Phosphat-Kinder") reagieren. Extrem fettarme Ernährung führt daher auch zu einer Abnahme des Phosphor-Spiegels in allen Körperzellen mit Schädigungen von insbesondere Nerven- und Hirnzellen. Eine übermäßige Phosphor-Zufuhr fördert die Entstehung der Osteoporose und verdrängt Calcium.

B. 6. Schwefel, nicht nur für die Schönheit

Schwefel ist für den gesamten Aminosäuren-Eiweiß-Stoffwechsel absolut notwendig und sorgt für eine junge und frische Haut, glänzende volle Haare und feste Nägel. Wichtig ist es für Entgiftungsfunktionen der Leber und für die Aufnahme insbesondere von Vitamin B1 und Biotin. Genügend Schwefel erhalten wir mit der Nahrung, wenn wir ausreichend Aminosäuren in Form von mindestens 30 Gramm Eiweiß pro Tag zu uns nehmen. Auch enthalten einige Heilwässer Schwefel. Daß Schwefel eine schöne Haut macht, wird insbesondere auch von der Kosmetikindustrie für Hautcremes und Haartinkturen genutzt.

Schwefelsensible Menschen reagieren, z.B. auf geschwefelte Weine, mit migräneartigen Kopfschmerzen, Schwindel, Pulsbeschleunigung, manche sogar mit Benommenheit und Gedächtnisstörungen - selbst Magenschleimhautblutungen können auftreten. Ein Schwefel-Überschuß zerstört sehr viel Vitamin B1. Meiden Sie geschwefelte Lebensmittel, wie z.B. Trockenobst.

C. In den Spurenelementen steckt ein Geheimnis für ein langes Leben

Die Bedeutung der Spurenelemente für ein langes und gesundes Leben wurde in den 50-er Jahren dieses Jahrhunderts entdeckt. Diese Stoffe sind im Körper nur in Spuren von weniger als 100 mg pro Tag lebensnotwendig. Ohne Spurenelemente läuft im Körper praktisch nichts mehr, denn diese Stoffe sind in den aktiven zentralen Stellen der Enzyme unverzichtbar, die letztlich fast alle Stoffwechselprozesse ermöglichen. Zu den bekannten Spurenelementen werden zur Zeit die Elemente Eisen, Kupfer, Zink, Jod, Selen, Mangan, Silicium, Germanium, Chrom, Kobalt, Nickel, Fluor, Lithium, Molybdän, Vanadium und Zinn gezählt. Leider nimmt der Gehalt an Spurenelementen in unserer täglichen Nahrung durch intensive Bodenbewirtschaftung, Bodenauswaschung und Bodenerosion sowie durch industrielle Bearbeitung der Lebensmittel laufend ab. Dabei sind gerade diese Spurenelemente wie das „Salz in der Suppe des Lebens". Diese winzigen Mengen der genannten Elemente sind der Garantieschein für mehr Energie, bessere Reparaturprozesse, weitreichende Entgiftung und verbesserte Zellteilungsrate und last not least vermehrte Produktion von Hormonen und Super-Hormonen bis ins hohe Alter hinein. Ein Mangel an diesen Spurenelementen stellt eine versteckte Zeitbombe für vorzeitiges Altern und frühzeitigen Tod dar. Ohne diese winzigen Spuren der genannten Elemente können Ihre Körperzellen den erforderlichen Stoffwechsel nicht leisten, selbst wenn alle anderen Nährstoffe in ausreichendem Maße vorhanden wären.

C. 1. Wer das Altern stoppen will, braucht Chrom

Mindestens 90 % aller Erwachsenen leiden unter einem schwerwiegenden Chrom-Mangel - und der ist einer der wichtigsten Risikofaktoren für Diabetes, Herzinfarkt und Arteriosklerose. Wenn Chrom fehlt, wird - relativ oder sogar absolut - zu wenig Insulin gebildet, das Super-Hormon für die Blutzuckerregulierung. Auch erhöhte Cholesterin-Spiegel können ohne ausreichendes Chrom nicht auf natürliche Art gesenkt werden. Auch der Superschutz für Ihre Chromosomen, das Glutathion, welches die Telomere vor vorzeitiger Verkürzung schützt und somit die Gesamtanzahl der Zellteilungsrate erhöht, kann nicht ausreichend synthetisiert werden. Genau deswegen ist Chrom einer der wichtigsten Stoffe zur Lebensverlängerung überhaupt. Diese lebensverlängernde Wirkung konnte sehr eindrucksvoll in einem Experiment mit Ratten nachgewiesen werden: Ratten leben unter Laborbedingungen durchschnittlich zwei bis maximal zweieinhalb Jahre. Das Erstaunliche geschah, als wohldosierte Mengen Chrom ihrem Futter beigemengt wurden. Diese Ratten lebten ein ganzes Jahr länger als die übrigen Ratten. Umgerechnet auf die Lebensspanne eines Menschen von durchschnittlich 75 Jahren würde das bedeuten, daß Menschen allein mit ausreichender Chrom-Versorgung ungefähr 102 Jahre alt werden müßten. Selbst, wenn man die Versuche mit Ratten nicht unmittelbar auf den Menschen übertragen könnte, leben Menschen allein dadurch mit ausreichend Chrom länger, weil sowohl Unterzuckerungen als auch erhöhte Blutzuckerwerte vermieden werden können und - was noch wichtiger ist - Ihre Körperzellen benötigen für einen normalen Stoffwechsel unbedingt Zucker, der nur mit Hilfe ausreichender Mengen des Super-Hormons Insulin in die Zellen aktiv hineintransportiert werden kann. Da auch erhöhte Cholesterin-Spiegel, und insbesondere erhöhte LDL-Cholesterin-Spiegel, ein hohes Risiko für Herz-, Kreislauf- und Schlaganfallerkrankungen darstellen, hilft Chrom, das Leben zu verlängern, da es diese Risiken hervorragend auf normale Werte zurückbringt. Es senkt das im Übermaß schädliches LDL-Cholesterin und wandelt es in das gute HDL-Cholesterin um. Außerdem fördert es das Wachstum durch Einfluß auf den Eiweiß- und Vitamin B2-Stoffwechsel. Chrom ist auch absolut notwendig, damit Sie den guten Durchblick erhalten, denn die Hornhaut und Linsen der Augen werden durch Chrom geschützt. Besonders wichtig ist Chrom für ältere Menschen, da selbst bei einer ausreichenden Insulinproduktion bei Chrom-Defiziten Blutzuckerschwankungen dadurch zustande kommen, daß die Insulinmengen nicht gleichmäßig von der Bauchspeicheldrüse an die

Blutbahn abgegeben werden bzw. es bei Chrom-Defiziten nicht in adäquater Menge zur Aufnahme von Zucker und Kohlehydraten mit der Nahrung kommt. Genau diese Insulinschwankungen sind eine wesentliche Ursache für den sogenannten Altersdiabetes und die Schädigung der Gefäße.

Neuere Forschungen lassen darauf schließen, daß Chrom auch auf den Stoffwechsel der Triglyceride harmonisierend einwirkt und sogar Krebserkrankungen vorbeugt. Dr. Gary Evans, von der Bemidji State University in Minnesota, nennt Chrom daher auch das „Geriatric Nutrient", was soviel bedeutet wie „der Nährstoff gegen das Altern". In Bezug auf Chrom beginnt das Altern bereits mit 35 Jahren. Neuere Forschungen zeigen sogar das erstaunliche Ergebnis, daß ein Chrom-Mangel zu einer Insulin-Resistenz führt. Das heißt, obwohl der Körper genügend Insulin produziert, kann es den Zucker aus dem Blut nicht in die Körperzellen transportieren, wenn Chrom fehlt. Eine zielgerichtete Chrom-Einnahme kann helfen, diese gefährliche Insulin-Resistenz zu beseitigen. Chrom ist also eine Art Aktivator für die Insulintätigkeit. Gerade die Risiken des erhöhten Cholesterins, der erhöhten Triglyceride und Störungen des Zuckerhaushaltes stellen das gefährliche magische Dreieck für frühzeitigen Tod in Industrieländern dar. Chrom optimiert die Regulation dieses magischen Dreiecks und hilft Ihnen, „jung alt zu werden" und einige Jahrzehnte dazuzulegen.

Schleckermäuler brauchen natürlich entsprechend mehr Chrom und deswegen zeigen Betroffene besonders niedrige Chrom-Spiegel. Dieser Chrom-Mangel ist der eigentliche Grund für die schädlichen Wirkungen des Zuckers in Bezug auf die Entstehung von Altersdiabetes und die Risiken für Herz, Kreislauf und Gehirn. Daß zuviel Zucker auch in Form von Fett abgespeichert wird und Gewichtsprobleme bringen kann, ist aber eine ganz andere Geschichte.

Da sich dieser Chrom-Verlust über viele Jahre und Jahrzehnte schleichend vergrößert, glauben Betroffene, daß ihre Krankheitsrisiken und Erkrankungen zum normalen Alterungsprozeß gehören. Aber eine jährliche Kontrolle der Cholesterinwerte (einschließlich HDL-

und LDL-Cholesterin), der Triglyceride sowie des Nüchtern-Blutzuckers können Ihnen schon frühzeitig anzeigen, daß Chromwerte erniedrigt sind.
Neuere Studien belegen, daß Insulin auch dem Abwehrsystem hilft, indem es Interferon und T-Lymphozyten stimuliert. Und eine ausgeglichene Insulinproduktion und Insulinaktivität ist, wie gesagt, auch von Chrom abhängig. Aber Chrom ist auch noch für die Produktion und die Aktivität eines weiteren Super-Hormons absolut notwendig, nämlich einem der wichtigsten Hormone gegen vorzeitiges Altern und zur Steigerung der Lebensverlängerung, dem DHEA (Dehydroepeandrosteron). Nur wenn genügend Chrom im Zell-Stoffwechsel vorhanden ist, kann auch genügend DHEA synthetisiert werden und durchschnittlich haben Menschen im Alter von 75 Jahren nur noch 10 % des DHEA-Spiegels, den sie im Alter von 25 Jahren hatten - wie der französische Forscher, Prof. Dr. Etienne Emil Beaulieau, und Team herausgefunden haben.
Ausführlicheres über die Wirkung von DHEA finden Sie im Kapitel der Super-Hormone. Aber wichtig ist, daß DHEA Hirnfunktionen in Gang hält, wie Konzentrations- und Merkfähigkeit, das Immunsystem aktiviert und gegen Muskelschwäche und Knochenbrüchigkeit vorbaut. Besonders wichtig ist das DHEA auch für die Steigerung der Insulineffektivität und wahrscheinlich auch für die Vorbeugung gegen Krebserkrankungen.
Wenn Chrom fehlt, schwanken auch die Insulin-Spiegel und zu hohes Insulin behindert die Synthese von DHEA, indem es im Übermaß ein wichtiges Enzym inaktiviert, das in der DHEA-Synthese wichtig ist. Glücklicherweise gibt es auch Lebensmittel, die Chrom in Spuren enthalten, wie insbesondere Bierhefe, Vollkornprodukte, Weizenkeime, Broccoli, Leber, Hummer, Shrimps (Krabben), Muscheln, Käse, Paranüsse, Kakaopulver sowie schwarzer und grüner Tee.

C. 2. Eisen ist der Schutzpanzer der Gesundheit und Vitalität

Ein Eisen-Mangel führt zu absoluter Schlappheit, Blässe, man sieht stumpf aus und fühlt sich auch geistig und seelisch stumpf. Ohne Eisen kann der Sauerstoff nicht im Körper transportiert werden und die Muskelfasern wären nicht rot. Ohne Eisen wachsen Kinder nicht, zeigen Verhaltensstörungen und schlechte Schulleistungen oder sind sogar geistig minderentwickelt. Insbesondere können die Neurotransmitter - die Botenstoffe für das Gehirn - nicht gebildet werden und viele Gedächtnis- und Konzentrationsstörungen sowie Unruhezustände sind bereits schon bei jungen Leuten auf Eisen-Mangel zurückzuführen. Ein Ausgleich des Eisenbedarfs läßt viele Depressionen und Schlafstörungen wie von Zauberhand verschwinden. Ohne Eisen werden Haut, Nägel, Lippen und Haare brüchig und rissig und Wunden heilen nicht. Ältere Mitmenschen leiden dann besonders unter Schluck- und Verdauungsstörungen.

C. 3. Fluor verhindert Osteoporose und Karies

In den letzten Jahren hat sich gezeigt, daß Fluor absolut notwendig ist, damit die Mineralien in Knochen und Zähne eingebaut werden können. Gerade deswegen werden Fluorsalze gegen Knochenabbau und sogar zum Wiederaufbau von Knochen in der Therapie der Osteoporose zusammen mit Kalium, Magnesium und Vitamin D eingesetzt. In vielen Ländern der Erde wird Fluor inzwischen dem Trinkwasser zugesetzt, damit die Knochen vor Karies geschützt werden. Auch viele Kleinkinder bekommen Fluor-Tabletten in Verbindung mit Vitamin D, um sie vor Rachitis und Karies rechtzeitig zu schützen. Wer sich vollwertig ernährt, bekommt im allgemeinen ausreichend Fluor.

C. 4. Germanium ist ein besonders vitalisierendes Spurenelement

Daß Germanium ein wichtiges Spurenelement ist, wurde erst vor wenigen Jahren entdeckt. Jede Körperzelle braucht für den Sauerstoff-

Stoffwechsel und das Ingangsetzen vieler Stoffwechselprozesse unbedingt Germanium. Es reguliert den Blutdruck und die Durchblutung auch feinster Gefäße. Es wirkt ergänzend in der Therapie von Rheuma, Schwäche des Immunsystems, bei Schmerzen und beim Raucherbein. Sehr hilfreich ist es für die Entgiftung von Schwermetallen, wie Kadmium, Arsen und Quecksilber. Für die Hirnzellen ist es notwendig zur Ausschüttung von Endorphinen, das sind körpereigene Stoffe, die als eine Art „natürliches Morphium" Schmerzen dämpfen. Bei Germanium-Mangel ist man also besonders schmerzempfindlich. In jüngster Zeit wird es erfolgreich auch zur Prophylaxe und Behandlung von Krebserkrankungen in sehr geringen Spuren eingesetzt. In einigen Mineralwässern, und insbesondere in rotem Ginseng aus Korea, ist Germanium in Spuren enthalten. Aber vorsichtig vor ungezielten Eigendosierungen - sie führen zu Vergiftungserscheinungen des Nervensystems.

C. 5. Jod wird gebraucht für die Super-Hormone der Schilddrüse

Ohne Jod können die Schilddrüsen-Hormone Thyroxin, Tetra-Jod, Thyronin (T4) und Tri-Jod-Thyronin (T3) nicht gebildet werden, die den gesamten Stoffwechsel des Körpers steuern. Menschen mit Jod-Mangel frieren ständig, leiden unter Stimmungsschwankungen und Depressionen, ihr Puls ist zu niedrig, die Haut trocken, Haare und Nägel brüchig. Sie sind meistens zu dick und leiden unter Verstopfung - Denken, Konzentration und Merkfähigkeit sind träge sowie auch die Muskeln.

Das meiste Jod wird mit Seefischen aufgenommen. Da die meisten Böden jodarm sind, ist jodiertes Kochsalz zu empfehlen, insbesondere um Kropfbildungen zu verhindern.

C. 6. Kobalt aktiviert Vitamine und die Super-Hormone der Schilddrüse

Von Kobalt braucht der Mensch zwar nur täglich die winzige Menge von 0,007 mg, aber es ist für den Aufbau von Zellkernen sowie zur

Aktivierung vieler Enzyme unverzichtbar. Als aktivierender Bestandteil des Vitamins B12 können rote Blutkörperchen nicht ohne Kobalt gebildet werden und auch Eisen kann aus den Speichern nur mit Hilfe von Kobalt aktiviert werden. Ohne Kobalt altert der Mensch sehr schnell und lebensverlängernd wirkt ausreichend Kobalt, indem es der Schilddrüse ermöglicht, Jod aufzunehmen und es in die Super-Hormone der Schilddrüse einbaut. Große Mängel an Kobalt haben strenge Vegetarier, obwohl Kobalt reichlich in Nüssen, Gemüse und Hülsenfrüchten vorkommt. Aber einen wesentlichen Anteil des Kobalts nehmen wir mit Vitamin B12 aus Fleisch und Fisch auf. Auch ältere Menschen mit zuwenig Magensäure oder Menschen, die durch Operationen einen Teil des Magens verloren haben, leiden an einem Vitamin B12-Mangel und damit auch an zuwenig Kobalt, da Vitamin B12 nur aufgenommen werden kann, wenn in der Magenschleimhaut der sogenannte Intrinsic Factor in genügenden Mengen gebildet wird, der die Aufnahme von Vitamin B12 erst ermöglicht. Die Folge ist die sogenannte perniziöse (lebensbedrohliche) Anämie, der durch wöchentliche Injektionen von Vitamin B12 begegnet werden kann, wenn gleichzeitig genügend Gemüse und Hülsenfrüchte gegessen werden.

C. 7. Kupfer dirigiert den Energie-Stoffwechsel

Über 20 Enzyme sind kupferabhängig, insbesondere auch das Enzym Superoxid-Dismutase (SOD), es macht in jeder Zelle Freie Radikale unschädlich. Gerade Freie Radikale sind die absoluten Krank- und Altmacher. Kupfer ist absolut wichtig für das Immunsystem und die Bildung der Super-Hormone der Schilddrüse, die eigentlich als Super-Super-Hormone zu bezeichnen sind, da sie den gesamten Stoffwechsel und damit auch die Produktion der Hormone und Super-Hormone steuern. Auch der Regierungssitz der Hormon-Steuerung - die Hirnanhangdrüse - benötigt für ihre Funktionen unbedingt Kupfer. Bei Kupfer-Mangel können nicht genügend Nervenbotenstoffe (Neurotransmitter) gebildet werden - mit allen inzwischen bekannten Folgen für Hirnleistungen, Stimmung, Merk- und Konzentrationsfähigkeit. Auch das Risiko an der Zuckerkrankheit (Diabetes) zu erkranken, steigt ebenso wie rheumatische Erkrankungen und insbesondere Krebs.

C. 8. Lithium hält Psyche und Abwehrsystem bei Laune

Lithium ist für die Informationsleitung an allen Nervenzellen verantwortlich. Auch die Super-Hormone können ihre positiven Wirkungen an Nerven- und Hirnzellen nur ausüben, wenn genügend Lithium vorhanden ist. Aber damit nicht genug - Lithium reguliert den Kochsalzhaushalt und damit auch den Blutdruck bei chlorsensiblen Menschen. Obwohl Lithium eigentlich in sehr vielen Lebensmitteln in ausreichenden Mengen vorhanden ist, können einige Menschen aber leider Lithium nicht genügend aufnehmen oder haben erblich bedingt einen höheren Bedarf. Schon leichte Lithium-Mängel führen zu Stimmungsschwankungen und Antriebslosigkeit, stärkere Mängel zu Melancholie bis hin zu schweren manisch depressiven und aggressiven Verhaltensweisen. Meistens fangen diese Störungen bereits mit Anfang Dreißig an und viele ältere Mitmenschen sitzen versunken in Traurigkeit, Depression und Antriebslosigkeit, freudlos und ohne Spaß am Leben und möchten eigentlich gar nicht mehr leben, nur weil Lithium fehlt. Mit Hilfe einer Blutanalyse läßt sich der Gehalt an Lithium sehr einfach von jedem Labor bestimmen. Bei entsprechender Symptomatik können Lithium-Gaben therapeutisch eingesetzt werden und die Lebensqualität der Betroffenen ändert sich dramatisch. Bei gut kontrollierten und eingestellten Lithium-Spiegeln macht Betroffenen das Leben wieder für viele Jahrzehnte Spaß, sie fühlen sich jung und vital und finden ihr Leben wieder lebenswert.

C. 9. Mangan aktiviert Enzyme, Hormone und Super-Hormone

Wenn Ihnen Mangan fehlt, altern Sie sicher schneller als es nötig wäre, denn Mangan greift ein in den Zucker-Stoffwechsel, die Fettverwertung und den Eiweiß-Stoffwechsel. Ohne Mangan kann das

Super-Hormon Insulin nicht ausreichend in der Bauchspeicheldrüse synthetisiert werden und die Produktion der für die Chromosomen (Erbsubstanz) so wichtigen Glutathion-Peroxidase kann nicht stattfinden, da der Baustein Glutaminsäure unbedingt Mangan benötigt, damit sie zusammen mit Cystin und Glycin zu Glutathion synthetisiert werden können. Außerdem repariert das Enzym Glutathion-Peroxidase Zellmembranen und Zellstrukturen.
Bei Mangan-Mängeln treten schwere Störungen von A-Z auf - von Aminosäure-Stoffwechselstörungen über Bandscheibenschäden, Depressionen, Diabetes, Epilepsie, Fruchtbarkeitsstörungen, Störungen bei der Bildung von Gelenkflüssigkeit, Gleichgewichtsstörungen, mangelnde Knorpelbildung und Rückenmarksfunktionen, Rückenschmerzen, Störungen während der Schwangerschaft und bei der Zahnbildung.

C. 10. Molybdän schützt vor Gicht und Karies

Molybdän hilft, das Enzym Xantinoxydase zu bilden, das im Eiweiß-Stoffwechsel Xantin in Harnsäure umwandelt. Zuviel Harnsäure wird in Knorpeln der Gelenke abgelagert und führt zur schmerzhaften und gelenkdeformierenden Gicht. Molybdän-Mängel begünstigen auch die Bildung der Karies - und gerade Karies sorgt dafür, daß Sie zu frühzeitig Ihre „Dritten Zähne" bekommen müssen. Gute Kauwerkzeuge sind aber die erste und wichtigste Voraussetzung für eine gute Ernährung, denn wer schlecht kauen kann, ißt auch wenig und bevorzugt leider meist ausgemahlene Mehle, da solche Speisen überwiegend leichter zu kauen sind als Vollkornprodukte. Aber wer schlecht ißt, bekommt Mängel an den lebenswichtigen Nährstoffen und somit ein unharmonisches Zellmilieu mit allen aufgeführten Folgen. Molybdän-Mangel kann einem aber auch die Freude an der Geselligkeit bei einem guten Tropfen vergällen. Molybdän ist nämlich für mindestens 3 Enzyme wichtig, die dafür sorgen, daß giftige Sulfide in harmlose Sulfate umgewandelt werden. Sulfide sind besonders reichlich enthalten in alkoholischen Getränken, insbesondere in Wein, in gepökelter Wurst und Schinken und leider in vielen getrockneten und geschwefelten Früchten. Molybdän-Mangel führt bei vielen Menschen zu Sulfid-Überempfindlichkeit und genau dieses verursacht den Kater am nächsten Morgen nach einem guten Tropfen Wein. Auch der Alkohol selbst kann von der Leber nur abgebaut werden, wenn das molybdänhaltige Enzym Aldehyd-Oxidase in ausreichenden Mengen vorhanden ist. So manche Allergie gegen Medikamente beruht auch auf einem Molybdän-Mangel, weil viele dieser Medikamente Sulfide enthalten und wer keinen Schluck Wein vertragen kann, geht ein höheres Risiko für Herz- und Gefäßkrankheiten ein, da Wein in einer durchschnittlichen Tagesmenge von einem Viertel Liter eher gefäßschützende Wirkung hat, als daß es schädlich wirkt. So ein Viertelchen Wein zum Essen hebt die Stimmung und fördert die Geselligkeit. Daß man einen guten Tropfen Wein am nächsten Tag nicht mit Kopfschmerzen, Übelkeit, zu niedrigem Blutdruck, Bauchkrämpfen oder gar Durchfall und teilweise sogar mit Ekzemen und Schwellungen an Händen und Füßen bezahlen muß, gehört auch zu einer guten Lebensqualität bis ins höchste Alter hinein.

C. 11. Selen ist der Tausendsassa unter den Spurenelementen

Selen ist der Kraftmeier unter den Spurenelementen und gleichzeitig unter den Antioxidantien, den Nährstoffen, die Freie Radikale neutralisieren und deren Schäden reparieren. Wem Selen fehlt, der sieht alt aus, wird es aber nicht. Bei Selen-Mangel funktioniert das Immunsystem nicht richtig. Man wird Opfer zahlreicher Infektionen, Herzgefäßerkrankungen und auch das Risiko für Krebs steigt rapide an. Vielleicht ist die wichtigste Funktion von Selen, daß es die Bildung der Glutathion-Peroxidase ermöglicht, einer Eiweißsubstanz die unsere Erbsubstanz schützt, indem sie die sogenannten Telomere daran hindert mit jeder Zellteilung kürzer zu werden. Gerade diese Telomere umhüllen die Chromosomen wie ein Elektrokabel, das von der Plastikhülle geschützt wird. Wenn Glutathion fehlt, verkürzen sich diese Telomere mit jeder Zellteilung und das Altern ist insgesamt

eine Frage der Zellteilungshäufigkeit. Da sich die Zellen in einem bestimmten organspezifischen Rhythmus teilen müssen, um die Organfunktion zu erhalten, kann der Mensch nicht länger leben als seine Zellen sich teilen können. Selen ist also das sensibelste Spurenelement für die Lebensdauer.
Italienische Forscher fanden heraus, daß der Selengehalt des Blutes mit zunehmendem Alter rapide abnimmt, und daß Menschen mit niedrigem Selen-Spiegel erheblich mehr Herz-, Gefäß- und Krebserkrankungen sowie Rheuma bekommen.
Ausreichende Selenmengen schützen insbesondere vor Krebserkrankungen der Brust, Leber, Lunge, Speiseröhre, der Haut und des Dickdarms. Außerdem erhöhen sich bei Selen-Mangel die Risiken für Polypen, die insbesondere im Darm häufig zu Krebs führen. Auch Leukämie und Sarkom-Risiken steigen. Selen macht sogar Veränderungen am Erbmaterial wieder rückgängig.
Selen ist auch der Dirigent der Herzfunktion und beugt Arteriosklerose und Thrombosen vor. Es ist also der beste Schutz vor Infarkten und Hirnschlag. Zusammen mit Vitamin E, Beta-Carotin, Vitamin A und C sowie Zink, Kupfer und den Aminosäuren Methionin, Glutamin und Cystein schützt Selen sämtliche Zellmembrane und Zellkerne und verhindert damit vorzeitige Alterungsprozesse. Selen bringt auch Ihr Immunsystem zurück zu jugendlicher und kräftiger Frische.
Da Selen-Überschuß giftig ist, sollte Selen nicht ohne ärztliche Verordnung in höheren Dosierungen eingenommen werden. Auch Haarverlust und besonders Veränderungen der Leber- und Nervenzellen sind die Folge.
Selen bekämpft zusammen mit Vitamin E auch Viren. In Selen-Mangel-Gebieten entstehen auf der Erde aus harmlosen Viren durch Mutation sehr krankheitserregende Virusstämme, die sich dann epidemieartig über große Teile der Welt ausbreiten. Ohne Selen und Vitamin E ist das Immunsystem zu schwach und kann die Mutation von Viren nicht unterbinden.

C. 12. Silicium strafft das Bindegewebe und hält Gefäße elastisch

Silicium gibt es auf der Erde wie Sand am Meer, denn Sand besteht überwiegend aus Silicium. Es gehört zu den häufigsten Elementen der Erde. Es schützt nicht nur die Gefäße vor Arteriosklerose und somit vor Herzinfarkt und Apoplexie (Hirnschlag) - es ist auch für ein jugendliches Aussehen die wesentliche Basis. Ohne Silicium gibt es keine festen Haare und keine stabilen Nägel. Da Silicium für die Calcium-Aufnahme verantwortlich ist, hängt auch die Festigkeit Ihrer Knochen im wesentlichen vom Silicium ab. Verletzungen führen bei Silicium-Mangel zu häßlichen Vernarbungen.

C. 13. Vanadium, Zinn und Nickel sind noch voller Rätsel

Über die Wirkungsweise dieser Spurenelemente weiß man noch wenig. Vanadium ist besonders wichtig für den Fett-Stoffwechsel und schützt mit vor Osteoporose und Karies, Herzinfarkt, Gefäßschäden, Schlaganfall und insbesondere auch Diabetes.
Von Zinn ist bekannt, daß es das für die Verdauung wichtige Hormon Gastrin bildet und Störungen der Niere und Bluthochdruck verhindert. Nickel sorgt für den Blutzucker-Stoffwechsel und scheint für die Aktivierung des Insulins notwendig zu sein. Es dämpft auch die negativen Folgen übermäßigen Stresses über eine positive Wirkung auf das Streß-Hormon Adrenalin. Es scheint auch für die Erbsubstanz wichtig zu sein.

C. 14. Zink bringt Ihrem Abwehrsystem jugendliche Kraft zurück

Wenn Zink fehlt, fällt Ihr Immunsystem in einen vorzeitigen Tiefschlaf. Die Wechseljahre setzen um Jahre früher ein. Ein Zink-Mangel läßt Sie Jahrzehnte älter aussehen und deutlich früher sterben. Zink nimmt eine strategisch wichtige Position im Kampf gegen frühzeitiges Altern ein, insbesondere weil es Freie Radikale hervorragend abfängt und bereits vorhandene Schäden wieder repariert. Ohne Zink

werden Mann und Frau unfruchtbar, das Gehirn degeneriert und Krebsrisiken steigen enorm. Es ist nie zu spät, mit der Lebensverlängerung und Gesundheitsvorsorge anzufangen.
So konnten französische Forscher bei Menschen zwischen dem 73. und 106. Lebensjahr mit einer täglichen Zink-Gabe von 20 mg die Aktivität des Super-Hormons um mehr als 50 % innerhalb weniger Monate steigern. Bei allen Betroffenen wurde zuvor ein Zink-Defizit nachgewiesen.
Auch der Biomarker für Langlebigkeit, das Eiweiß Albomin, schoß auf jugendliche Werte hoch. Ebenso das für das Immunsystem wichtige Gamma-Interferon. Bei Menschen zwischen dem 50. und 80. Lebensjahr, die über 6 Monate täglich 30 mg Zinkglukonat einnahmen, zeigten 40 % erhöhte Thymolinaktivität und 50 % erhöhte Produktion des Interleukin-1 aus der Thymusdrüse. Dabei ist wichtig, daß der Zink-Mangel nicht allein durch Serumtests in genügender Genauigkeit festgestellt werden kann, sondern nur durch die Werte des Zinkgehalts in den Körperzellen. Genau das ist mit den laboranalytischen Methoden der Zell-Milieu-Medizin möglich. Mit ausreichend Zink können wir die biologische Zeituhr des Immunsystems um Jahrzehnte zurückstellen und Sie werden bewahrt vor Krankheitsanfälligkeit, vorzeitigem Altern und vorzeitigem Tod. Selbst 100-jährige bekommen wieder ein Immunsystem mit der Kraft eines 40-jährigen. Zink ist in allen Organen und jeder Zelle vorhanden, was die fast unendliche Vielzahl der biologischen Funktionen erklärt. Es ist für mehr als 70 Enzyme notwendig und wirkt an der Zellmembran als wichtiger Co-Faktor - so insbesondere auch für die Herstellung und den Schutz des Erbmaterials. Zink regt die Aktivität der körpereigenen Freßzellen an, die wiederum Bakterien, Viren, Pilze und Krebszellen „auffressen“. Zink ist wirksam bei Rheuma und entzündlichen Erkrankungen, Wunden heilen schneller und insulinbedürftige Patienten brauchen häufig weniger Insulin.
Es ist unbedingt notwendig für zahlreiche Entgiftungsfunktionen. Bei AIDS-Patienten ist die Abnahme der T-Helfer-Zellen entsprechend niedrig wie die Zinkkonzentration in den Körperzellen. Zink schützt

auch den Embryo und die Schwangerschaft und erhält Männern die Potenz.
Große Zink-Mängel führen zu Durchfall, Abmagerung, Arteriosklerose, Haarausfall und, insbesondere bei alten Menschen, zu Störungen des Geschmacks- und Geruchsvermögens mit den katastrophalen Folgen für Essen und Trinken.
Über die Funktionen von Zink gibt es noch sehr viel mehr zu sagen, aber zusammenfassend ist sicher, daß man ohne genügend Zink nicht „jung alt werden“ kann und sich die biologische Lebensspanne verkürzt.

D. Fettsäuren sind die eigentlichen Kraftmeier

Wer die Begriffe Fette und Fettsäuren hört, denkt gleich an Übergewicht und erhöhtes Cholesterin. Doch ohne Fettsäuren können wir nicht leben. Fette gehören zu den lebensnotwendigen (essentiellen) Nährstoffen und sind der eigentliche Kraftstoff des Stoffwechsels. Allein 70 % seiner Energie bezieht das Herz aus Fettsäuren. Angst müssen wir nur vor den im Übermaß zugeführten Fettsäuren haben und zwar nicht nur, weil sie dick machen, sondern weil sie im Körper leicht „ranzig“ werden können, das heißt oxidiert werden können, wenn sie nicht von anderen Nährstoffen, wie z.B. Vitamin E, davor geschützt werden.

Fette sind also absolut notwendig für den Energie-Stoffwechsel und für ein langes schwungvolles Leben. So werden alle Steroid-Hormone und mehrere Super-Hormone (siehe Kapitel Super-Hormone) aus Cholesterin gebildet. Das bedeutet: ohne Cholesterin keine Steroid-Hormone. Zusammen mit Phosphor bilden Fettsäuren die Grundlage aller Körperzellmembranen, die aus den sogenannten Phospholipiden bestehen. Wer kräftig, gesund und alt werden will, braucht unbedingt Fettsäuren. Entscheidend aber ist, daß er die richtigen Mengen und das richtige Mischungsverhältnis aus gesättigten, ungesättigten und mehrfach-ungesättigten Fettsäuren zu sich nimmt.

Die gezielte individuelle Therapie mit Nährstoffen (Vitamine, Mineralstoffe, Spurenelemente, Fett- und Aminosäuren) mit der Zell-Milieu-Medizin (ZMM) bietet ein erfolgreiches, neues Konzept zur Senkung von erhöhtem Cholesterin. Zusätzlich werden die Risiken für Herz-Kreislauferkrankungen gesenkt.

Mit Hilfe des individuellen Diagnose- und Therapiekonzeptes der ZMM konnten stark erhöhte Cholesterinwerte in 65 % der Fälle normalisiert werden. Etwa 24 % der Behandelten konnten die Dosis der chemischen Medikamente zur Senkung des Blutcholesterins auf die Hälfte bis zu einem Drittel der Ausgangsdosis reduzieren, womit langfristige Nebenwirkungen minimiert werden. Die Folge sind weniger Herz-Kreislauferkrankungen, Angina Pectoris-Anfälle und

Herzrhythmusstörungen, auch erhöhter Blutdruck wird häufig gesenkt.
Diese Ergebnisse sind richtungsweisend für neue Therapieansätze bei vielen Krankheiten. Mit der ZMM kann nicht nur die Oxidation von LDL-Cholesterin verhindert werden. Wichtig ist, daß die zellschädigenden Wirkungen der Freien Radikale aufgehoben werden und der Zell-Stoffwechsel normalisiert wird. Dadurch können auch die Energiebereitung, Zellreparatur und Zellerneuerung verbessert werden. Dieses ist eine Basistherapie, besonders auch für chronische Krankheiten. Die Nährstoffe müssen in den Zellen in den Mengenverhältnissen perfekt aufeinander abgestimmt sein, wie in einem großen Orchester, denn viele Bausteine können nur Hand in Hand miteinander arbeiten. So werden z.B. Vitamin C, Folsäure und B12 von den Zellen nur richtig aufgenommen, wenn sie in entsprechenden Mengenverhältnissen angeboten werden. Ein Zuviel an einigen Nährstoffen kann auch die Aufnahme anderer Nährstoffe behindern, z.B. erschwert ein Zuviel an Kupfer die Aufnahme von Zink, Mangan und Magnesium. Handelsübliche Multi-Mineral-Tabletten sind zur Selbsttherapie ungeeignet, denn eine Therapie muß immer entsprechend dem tatsächlichen individuellen Bedarf abgestimmt sein und daher braucht jeder Mensch eine individuelle Kombination an diesen Lebensbausteinen.
Entsprechend führt ein unharmonisches Zellmilieu zu einem gestörten Stoffwechsel mit seinen verschiedenen Symptomen bis hin zu Krankheiten. Nur wenn das Zellmilieu stimmt, funktioniert der so wichtige Stoffwechsel des Menschen optimal. Nur dann können die Zellen genügend Energie erzeugen, Reparaturen durchführen, sich erneuern, sich erfolgreich gegen Bakterien, Viren, Pilze und Krebszellen, Gifte aus dem Stoffwechsel und der Umwelt verteidigen.

D. 1. Gesättigte Fettsäuren machen vital oder träge – auf die Dosis kommt es an

Die gesättigten Fettsäuren befinden sich überwiegend in tierischer Nahrung, wie Butter, Käse, Fleisch, Milch, Sahne und Eigelb. Nur wenige Pflanzen, wie Avocados und Kokosnüsse enthalten sehr viele gesättigte Fettsäuren. Gesättigt bedeutet dabei, daß solche Fettsäuren nicht in der Lage sind, ein Wasserstoffatom aufzunehmen. Ausgewogene Mengen an Fettsäuren sind nicht nur wichtig für den Energie-Stoffwechsel und die Wärmeisolierung des Körpers, denn Mängel führen zu Kraftlosigkeit, Müdigkeit und vor allem wird die Hormon- und Super-Hormonproduktion vermindert, was zu schweren Beeinträchtigungen der Lebensqualität und zu vorzeitigem Altern führt. Das im Übermaß schädliche LDL-Cholesterin (Low Density Lipoprotein) besteht aus diesen gesättigten Fettsäuren. Es ist erhöht, wenn entweder zuviele gesättigte Fette verzehrt werden oder der Cholesterin-Stoffwechsel gestört ist, durch Mängel an Bausteinen, Enzymen oder pflanzlichen Wirk- und Heilstoffen. In einigen Familien hat die Leber zu wenig Cholesterin-Rezeptoren. Diese Menschen haben erhöhte Cholesterinwerte, selbst wenn Sie sich optimal ernähren. Hier ist oft eine entsprechende Therapie mit Blutfettsenkern notwendig. Auch erhöhter Streß blockiert über vermehrte Streß-Hormone die Cholesterin-Rezeptoren der Leber. Die Folge ist erhöhtes Cholesterin.

D. 2. Ungesättigte Fettsäuren sind unersetzlich

Die ungesättigten Fettsäuren sind fast die wichtigsten Bausteine des Lebens, denn sie sind Bestandteile aller Zell- und Zellorganmembranen in Form von phosphorhaltigen Fettsäuren. Ohne ungesättigte Fettsäuren verblüht die Jugend schneller, denn die besonders wichtigen Fettsäuren Linol- und Arachidonsäure sind für die Synthese von Gewebs-Hormonen, Hormonen, Super-Hormonen, Enzymen und sogar Gallensäuren zur Fettverdauung unersetzlich. Deshalb werden die ungesättigten Fettsäuren zusammen mit den mehrfach-ungesättigten Fettsäuren, auch „Vitamin F“ genannt - und

„vita" heißt „Leben". Wer zuwenig Linolsäure mit der Nahrung aufnimmt, kann das für den Zell-Stoffwechsel besonders nützliche Prostaglandin-1 (PG1) nicht bilden, als Gegenspieler zu dem im Übermaß schädlichen und Altersprozesse beschleunigenden Prostaglandin-2 (PG2). Mit zunehmendem Alter können Menschen immer weniger nützliches PG1 im Verhältnis zum im Übermaß schädlichem PG2 bilden. Dann werden auch vermehrt sogenannte Leukotriene synthetisiert, was zur stärkeren Freisetzung von Freien Radikale führt. Die Folgen sind insbesondere Störungen des Immunsystems, Entzündungen, Schmerzen im Gewebe und Gelenken, aber auch die Risiken für Asthma, Bluthochdruck und die Schuppenflechte steigen rapide an. Wenn wir unsere Nahrungszusammensetzung sorgfältig auswählen, können wir die Mengenverhältnisse des nützlichen PG1 zum im Übermaß schädlichen PG2 im Körper begünstigen. Insbesondere Zucker, Alkohol, zuviel gesättigte Fettsäuren, die überwiegend in fetten Fleischprodukten vorkommen, führen zur vermehrten Bildung des ungünstigen PG2. Auch viele Medikamente erhöhen die PG2-Synthese. Genügend ungesättigte Fettsäuren sind in pflanzlichen Ölen, wie insbesondere Traubenkern, Distel, Baumwollsaat, Sonnenblumen, Soja, Weizen, Mais und Raps enthalten. Wenn im Zellmilieu zu wenig ungesättigte Fettsäuren vorhanden sind, kann sogar die Fortpflanzung gestört werden. Betroffene haben trockene, schuppende Haut, Akne, brüchige Haare und Nägel. Nicht nur dadurch, daß die Risiken für Herzinfarkt, Arteriosklerose und Apoplexie steigen, wird das Leben verkürzt, sondern insbesondere auch dadurch, daß die Bildung von Hormonen und Super-Hormonen reduziert wird. Gerade deren Einfluß ist für ein langes Leben in Frische und Vitalität besonders notwendig.

D. 3. Wer das Altern stoppen will, braucht mehrfach-ungesättigte Fettsäuren

Eine wesentliche Ursache für vorzeitiges Altern ist ein Mangel an mehrfach-ungesättigten Fettsäuren. Wenn bereits Krankheiten, wie z.B. Magen-Darm-Erkrankungen, Neurodermitis, Psoriasis, Autoimmunkrankheiten, Migräne, Arthritis, Rheuma, Darmkrebs, Brustkrebs, Diabetes, Infektanfälligkeit, Allergien, Asthma, Nierenerkrankungen, prämenstruelles Syndrom (Störungen vor der Regelblutung) und Multiple Sklerose aufgetreten sind, dann wirken die mehrfach-ungesättigten Fettsäuren als Basistherapie und nehmen dabei im Gesamtorchester der fast 100 Nährstoffe und hunderten von pflanzlichen Enzymen, Hormonen, Wirk- und Heilstoffen zentrale Plätze ein. Deshalb werden diese Fettsäuren auch essentielle (lebenswichtige) Fettsäuren genannt. Diese wirken auch den Risiken für Augen, Herz, Gefäße und Nieren bei Diabetikern entgegen, insbesondere in Zusammenarbeit mit Zink, Kupfer und vielen anderen Bausteinen. Vitamin F senkt sogar erhöhtes Cholesterin und überhöhten Blutdruck und verhindert Thrombosen.

Die lebenschützenden und lebensverlängernden Fettsäuren sind besonders enthalten in Traubenkernöl, Distelöl, Sonnenblumenöl, Maiskeimöl, schwarzen Johannisbeeren, Nachtkerzenöl, Sojaöl und in Walnüssen. Die Spitzenreiter sind aber fette Seefische, die in kaltem Meereswasser leben, wie Lachs, Hering, Makrele und Sardine. Diese Fischfette sind reich an den sogenannten Omega-3-Fettsäuren. Diese Fettsäuren schützen Gefäße und verdünnen das Blut auf natürliche Weise, was durch pflanzliche Enzyme und Heilpflanzen, wie z.B. Ginkgo, unterstützt werden kann. Diese Meeresfette senken insbesondere Cholesterin, Blutdruck und Triglyceride und erhöhten das nützliche HDL-Cholesterin. Gefäßschäden und entzündliche Prozesse werden repariert und letztlich wird die Funktion aller Körperzellen verbessert. Weiterhin ist wichtig, daß die Seefische reich an den außerordentlich nützlichen Antioxidantien, insbesondere Selen und Coenzym Q10, sind, die zu den stärksten Kämpfern gegen den Alterungsprozeß zählen.

Prof. William Burr, vom Medical Research Council in Cardiff aus Großbritannien, konnte in einer Studie nachweisen, daß sogar bei Menschen, die bereits unter Herzattacken litten, innerhalb von 2 Jahren die Todesrate um etwa 30 % gesenkt werden konnte, wenn die Betroffenen mindestens zweimal in der Woche Lachs oder Sardinen aßen. Vergleichsgruppen, die einfach nur tierische Fette aus Fleisch und Käse reduzierten oder mehr Ballaststoffe aßen, zeigten keine Verringerung der Todesrate oder der Rate an Herzanfällen.
Man kann also allein durch die Omega-3-Fettsäuren, die außer in den fetten Seefischen auch als „Gefrierschutz" im Samen von Soja und Raps vorkommen, nicht nur den frühzeitigen Tod bekämpfen, sondern sogar das Leben um Jahre verlängern, indem geschädigte Gefäße teilweise wieder repariert werden und das Zellmilieu deutlich harmonisiert wird. Damit wird letztlich der Stoffwechsel aller Körperzellen verbessert, mehr Energie kann bereitet werden, Reparaturprozesse werden in Gang gesetzt und die Risiken für die oben angegebenen zahlreichen Erkrankungen werden sehr deutlich vermindert. Eine ähnlich gute Wirkung hat die Gamma-Linolensäure (GLA) aus schwarzen Johannisbeeren und aus dem Samen der Nachtkerzen. Dieses Nachtkerzenöl wurde von Indianern in Nordamerika bei Haut- und Atemwegerkrankungen eingesetzt. Übrigens wirken ein paar Kapseln Nachtkerzenöl zusammen mit Magnesium den Folgen eines zu üppigen Alkoholgenusses entgegen und helfen ebenfalls, den Kater am nächsten Morgen zu verhindern. Gamma-Linolensäure fördert die Produktion verschiedener Hormone und Super-Hormone, insbesondere auch der weiblichen Geschlechts-Hormone. Dadurch wirkt Gamma-Linolensäure dem prämenstruellen Syndrom (PMS) mit den Problemtagen vor der Regelblutung mit erhöhter Reizbarkeit, Nervosität, Spannen der Brüste, Wasseransammlungen, Kopfschmerzen, Stimmungsschwankungen und Depressionen sehr gut entgegen. Außerdem reguliert Gamma-Linolensäure das Verhältnis des günstigen PG1 zum im Übermaß ungünstigen PG2 (Prostaglandine) und optimiert Nerven- und Muskelfunktionen. Bekannt geworden ist das Nachtkerzenöl durch seinen hohen Gehalt

an Gamma-Linolensäure (enthält 8 bis 10 %). Die reichste natürliche Quelle für Gamma-Linolensäure ist allerdings die Borretsch-Pflanze, die sogar 25 % GLA in ihrem Öl enthält.
Lachse enthalten außerdem noch die sehr nützliche Alpha-Linolensäure (ALA). In Verbindung mit Selen wirkt ALA als hervorragender Schutz für die Zellmembranen, wenn gleichzeitig genügend Phosphor vorhanden ist. Da Seefische außerdem sehr viel Selen enthalten und die Eskimos in Grönland sehr viel Lachs essen, haben diese Menschen 10mal so selten Herzinfarkt, Arteriosklerose, Schlaganfall oder erhöhten Blutdruck wie Eskimos, die die Essgewohnheiten der Dänen angenommen haben. Sogar Krebserkrankungen haben die noch natürlich lebenden Eskimos besonders selten. Und obwohl Japaner in einem hochentwickelten Industriestaat leben, haben sie durchschnittlich weniger Herz- und Gefäßkrankheiten als die Menschen in anderen Industriestaaten, da sie besonders viel Fisch essen.
Um genügend der lebensverlängernden Omega-3-Fettsäuren zu bekommen, sollten Sie ein- bis zweimal in der Woche etwa 100 bis 150 Gramm Meeresfische essen und zwar insbesondere Hering, Lachs, Makrele und Sardinen.
Wenn Menschen nach einer Gefäßdilatation (Erweiterung mit einem Ballonkatheter) bei Herzkranzgefäßverengungen im Schnitt etwa 500 Gramm dieser fetten Meeresfische pro Woche essen, haben sie nur halb so oft einen erneuten Gefäßverschluß wie Nichtfischesser. Wenn Nichtfischesser Fischölkapseln eingenommen haben, wurde nicht der gleich gute Erfolg nachweisbar wie bei Fischessern, aber immer noch besser als ganz ohne Omega-3-Fettsäuren zu leben.
Fisch zu essen, ist also ein natürlich gesunder Weg, um im Übermaß schädliches LDL-Cholesterin und erhöhte Triglyceride zu senken und dadurch den Hauptkiller in den Industrienationen, den Herz- und Gefäßverschluß, zu besiegen. Noch zehnmal gefährlicher als reines LDL-Cholesterin ist das sogenannte Lipoprotein-A für Arteriosklerose und somit Herzinfarkt und Hirnschlag. Wenn LDL-Cholesterin von einem zusätzlichen Eiweiß, dem sogenannten Apoprotein-A (Apo-A) eingehüllt wird, wird aus dem im Übermaß schädlichen

LDL-Cholesterin plötzlich ein zehnmal so gefährlicher Risikofaktor für die Gefäßwände, weil dieses von Eiweiß umhüllte LDL-Cholesterin besonders intensiv an Gefäßwänden klebt. Dieses Apo-A ist der mit Abstand größte Risikofaktor für Herzinfarkte, Schlaganfälle, den Wiederverschluß von Herzkranzgefäßen nach einer Ballonkatheter-Operation oder für einen Wiederverschluß nach Bypass-Operationen. Die Höhe des Lipoprotein-A-Spiegels ist offensichtlich beim Menschen auch genetisch festgelegt, denn cholesterinarme Diät allein vermindert das Risiko für Herz-Kreislauferkrankungen nicht wesentlich. Nun hat sich aber gezeigt, daß bei Betroffenen eine therapeutische Gabe von Vitamin B3 (Niacin) von 2-4 Gramm täglich den Lipoprotein-A-Spiegel um bis zu 36 % senkt. Aber vorsichtig vor Eigendosierungen! Hohe Niacin-Gaben, insbesondere wenn sie plötzlich gegeben werden, können bei niacinsensiblen Patienten zu extremem Herzrasen und auch zu Kopfschmerzen und Hitzegefühl führen. Desweiteren hat sich gezeigt, daß auch Vitamin C und die Aminosäuren Lysin und Prolin die Klebrigkeit des Lipoprotein-A vermindern. Da ein weiterer hoher Risikofaktor für Arteriosklerose und somit Herzinfarkt und Hirnschlag erhöhtes Homocystein ist, spielen auch Mängel an Folsäure (Vitamin B9) sowie Vitamin B6, B12 und Vitamin C eine große Rolle zur Senkung des Risikos von Arteriosklerose. Auch Blutdruck zählt zu den großen Risikofaktoren für Herzinfarkt und Hirnschlag. Hier spielen Coenzym Q10, Magnesium und Arginin eine besondere therapeutische Rolle.
Gesunde Menschen sollten zusätzlich zu den Fischmahlzeiten am Tag eine Kapsel mit Omega-3-Fettsäuren einnehmen. Menschen, die bereits Gefäß-, Herzschäden, Diabetes oder eine der oben angegebenen Krankheiten haben, können sehr positive Heileffekte mit 2-6 Kapseln, je nach Schweregrad der Erkrankung, zusätzlich zur Basistherapie des Quadro-Prinzips der Zell-Milieu-Medizin einnehmen. Mit dem Diagnose- und Therapieprinzip der ZMM kann über die sehr sinnvolle Grundtherapie hinaus auch eine gezielte individuelle Nährstofftherapie durchgeführt werden, die nachweislich Krankheitsprozesse verlangsamt oder gar wieder heilt und vor allem den vor-

zeitigen Tod bekämpft. Omega-3-Fettsäuren helfen auch sehr wesentlich, das Leben zu verlängern, da sie durch eine Optimierung des Zellmilieus auch die Bildung von Hormonen und insbesondere Super-Hormonen anregen. Interessanterweise werden auch Störungen der Herzfunktion, wie Arrhythmien, Schenkelblock, irreguläre Herzschläge und der damit verbundene plötzliche Sekundenherztod direkt bekämpft, da Omega-3-Fettsäuren in das Reizleitungssystem des Herzens optimierend eingreifen. Besonders lebensverlängernd wirkt der Einfluß der Fischfette auf die Gefäße, die nachweislich elastischer werden. Die Aussage gilt mit besonderem Nachdruck: „Der Mensch ist so alt wie seine Gefäße". Je elastischer die Gefäße sind, desto besser können Nährstoffe, Sauerstoff, Hormone und Super-Hormone die Zellen erreichen, da diese Stoffe über die Blutbahn bis in den letzten Winkel der Organe transportiert werden. Auch das Risiko, an einer Altersdiabetes (Typ II) zu erkranken, wird gesenkt, wenn genügend Omega-3-Fettsäuren im Stoffwechsel vorhanden sind. Die Fettsäuren gehören also zu den sehr wichtigen Grundnahrungsmitteln mit weitreichenden Wirkungen als Heilmittel. Sie sind unbedingt notwendig für ein langes und gesundes Leben. Entscheidend ist, daß sie in richtigen Mengenverhältnissen zwischen gesättigten, ungesättigten und mehrfach-ungesättigten Fettsäuren im Zell-Stoffwechsel vorhanden sind. Wenn Fettsäuren therapeutisch gegen Krankheiten eingesetzt werden sollen, so ist es unbedingt notwendig, daß sie in ein Gesamtkonzept der verschiedenen Nährstoffe eingegliedert werden, da sie sonst sehr leicht „ranzig" werden und im gesamten Stoffwechsel mehr Unheil anrichten als daß sie nützen.

E. Aminosäuren sind die Grundlage des Lebens

Aminosäuren sind die eigentlichen Grundbausteine des Lebens. In der Natur sind inzwischen mehr als 100 Aminosäuren erforscht worden. Für den menschlichen Körper werden 25 verschiedene Aminosäuren wie Buchstaben eines Alphabetes kombiniert. Dafür werden die einzelnen Aminosäuren zu körpereigenen Eiweißen, Enzymen, Muskelfasern, Bindegeweben, Transport-Proteinen, Hormonen und zum Teil Super-Hormonen neu zusammengefügt. Die 25 Aminosäuren lassen mehrere Milliarden Kombinationen zu. Der Körper nimmt mit der Nahrung pflanzliche und tierische Eiweiße auf. Mit Hilfe der Salzsäure im Magen und den Verdauungs-Enzymen werden die Eiweiße aus der Nahrung in die einzelnen Aminosäuren zerlegt, die dann im Stoffwechsel der Körperzellen zu neuen körpereigenen Eiweißen in unterschiedlichsten Kombinationen wieder zusammengesetzt werden. Ein 75 Kilogramm schwerer Mensch besteht aus ca. 14 Kilogramm körpereigenen Eiweißen.
Ohne Aminosäuren kann Leben nicht existieren. Die körpereigenen Substanzen stellen ungeheuer komplizierte Aminosäureverbindungen dar. So besteht allein das Eiweiß Hämoglobin (roter Blutfarbstoff der Blutkörperchen) aus einer Kombination von 580 Aminosäuren, d.h. die 25 Grundaminosäuren werden entsprechend kombiniert. Aus Aminosäuren bestehen auch die wesentlichen Stütz- und Struktursubstanzen von Haaren, Haut und Fingernägeln, wie z.B. Keratin, Collagen und Elastin sowie Abwehrstoffe, wie z.B. Globuline und Transporteiweiße (Carrier) und Botenstoffe. Es gibt 8 essentielle (unbedingt lebensnotwendige) Aminosäuren, die im komplizierten Stoffwechsel durch keine andere Aminosäure hergestellt werden können. Das sind Isoleucin, Leucin, Lysin, Methionin, Phenylalanin, Threonin, Tryptophan und Valin. Die Aminosäuren Histidin und Ornithin können nur teilweise hergestellt werden und müssen deswegen auch unbedingt mit der Nahrung zugeführt werden. Auch Cystin und Tyrosin sind nur bedingt lebensnotwendig, können aber bei mangelnder Zufuhr mit der Nahrung auch nicht vollständig ersetzt

bzw. hergestellt werden.
Als nicht essentiell gelten Arginin, Alanin, Asparaginsäure, Glutaminsäure, Glutamin, Glycin, Prolin und Serin. Gewisse Mängel an diesen Aminosäuren können teilweise aus anderen Aminosäuren gebildet werden, wenn diese in einem Überangebot in den Zellspeichern, die aber für Aminosäuren sehr begrenzt sind, vorhanden sind. Wichtig ist, daß die Eiweiße in der Nahrung nur dann in die einzelnen Aminosäuren gespalten werden können, wenn genügend Salzsäure im Magen vorhanden ist. Besonders leicht können pflanzliche Aminosäuren aufgenommen werden, aber leider enthalten nicht alle Pflanzen auch alle essentiellen Aminosäuren. Besonders reichhaltig an Aminosäuren sind Sojabohnen, Haferflocken und Hülsenfrüchte.
Damit aus den Aminosäuren auch genügend körpereigenes Eiweiß synthetisiert werden kann, müssen unbedingt genügend Enzyme, Hormone und Super-Hormone, und hierbei insbesondere die Geschlechts-Hormone, vorhanden sein (Einzelheiten siehe Geschlechts-Hormone). Wenn die Nahrung zuwenig Aminosäuren enthält, nimmt der Körper an echter Substanz ab, d.h. Muskeln, Organe und alle Körperstrukturen werden abgebaut und als Folge zuwenig Enzyme, Hormone und Super-Hormone gebildet. Der Mensch baut dann im wahrsten Sinne des Wortes ab und altert sehr viel schneller. Auch die Anfälligkeit für Erkrankungen steigt rapide an, da nicht genügend Abwehrzellen und Antikörper gegen Bakterien, Viren, Pilze und Krebszellen gebildet werden können.

E. 1. Essentielle Aminosäuren sind unersetzbar

E. 1. 1. Isoleucin

- reguliert den Fett-Stoffwechsel;
- ist wichtig für die Funktion des Nervensystems und der Hirnzellen;
- bildet Coenzyme, die die Enzyme bei den Stoffwechselleistungen unterstützen;
- wird bei Streß besonders viel benötigt;
- • bei Mängeln kommt es zu schweren Störungen der Stoffwechsel-, Nerven- und Hirnfunktionen.

E. 1. 2. Leucin

- ist besonders wichtig für die Funktion des Nervengewebes;
- wird für die Bildung des Enzyms Acetyl-Coenzym A und vieler weiterer Enzyme benötigt;
- ist außerordentlich wichtig für die körpereigene Bildung von Hormonen und Super-Hormonen, insbesondere auch des Super-Super-Hormons der Schilddrüse;
- • bei Mängeln kommt es zu Schwächezuständen und Krankheitsanfälligkeit.

E. 1. 3. Lysin

- bekämpft Viren;
- ist notwendig für Haut, Haare und Stützgewebe durch Collagenbildung;
- wird benötigt für die Blutgerinnung;
- ist besonders wichtig für die Bildung von Hormonen und Super-Hormonen;
- • bei Mangel kommt es zu Schäden des Abwehrsystems und zu Anämie, häufig kommt es zu Gehörschäden.

E. 1. 4. Methionin

Ist notwendig für

- die Produktion des Erbmaterials (DNS, RNS);
- schöne Haut und feste Haare;
- die Entgiftung von Schwermetallen;
- die Bildung des Super-Hormons Insulin;
- die Bildung des Super-Super-Hormons der Schilddrüse;
- • bei Mangel kommt es zu frühzeitiger Senilität bis hin zum Altersschwachsinn und Hauterkrankungen.

E. 1. 5. Phenylalanin

- erhält die Merk- und Konzentrationsfähigkeit;
- ist notwendig für die Funktion der Nerven- und Gehirnzellen;
- ist Grundsubstanz der Neurotransmitter im Gehirn;
- dämpft Heißhunger;
- dämpft Schmerzen;
- • Mängel führen zu Störungen der Gehirnfunktion und zu Depressionen.

E. 1. 6. Threonin

- ist für den Eiweiß-Stoffwechsel besonders wichtig;
- fördert das Wachstum der Knochen;
- ist notwendig für die Verwertung von Kupfer;
- • Mängel führen zu Störungen von Wachstum und Verdauung.

E. 1. 7. Tryptophan

- ist besonders wichtig für die Funktionen von Gehirn und Immunsystem;
- wird benötigt für die Funktionen von Darmschleimhaut, Lunge und Milz;
- bildet den Neurotransmitter Serotonin;
- wirkt schmerzdämpfend;

- bei Mangel
  - kommt es zu Schlafstörungen und Migräne;
  - haben Betroffene Heißhunger auf Süßigkeiten;
  - leiden Betroffene besonders unter „Jet-lag“ nach Zeitsprüngen bei Flugreisen;
  - extreme Mängel führen zu Depressionen bis hin zum Altersschwachsinn.

E. 1. 8. Valin

- ist notwendig für den Kohlehydrat- und Zuckerhaushalt, von daher wichtig im Kampf gegen Übergewicht;
- ist notwendig zur Bildung des Hämoglobins (roter Farbstoff der Blutkörperchen);
- Bei Mangel kommt es zu Schwäche der Muskeln mit Krämpfen und Nervosität.

E. 2. Semi-essentielle Aminosäuren

Zu dieser Gruppe zählen die Aminosäuren Histidin und Ornithin. Sie sind besonders wichtig für zahlreiche Syntheseprozesse von Enzymen und Nervenbotenstoffen sowie für das Immunsystem. Notwendig sind sie auch für die Entgiftung von Schwermetallen. Mängel führen zu Wachstumsstörungen, Konzentrations- und Unruhezuständen. Auch das Immunsystem leidet und insbesondere führt Ornithin-Mangel zur Fettleibigkeit.

E. 3. Bedingt-essentielle Aminosäuren

E. 3. 1. Cystin

- Cystin ist zentral wichtig für das Immunsystem;
- stabilisiert den Glucose-Toleranz-Faktor und wirkt so frühzeitiger Zellalterung entgegen;
- ist notwendig zur Verwertung von Vitamin B6;

- gehört zu den antioxidativen Substanzen, den Fängern der Freien Radikale;
- ist ein bedeutender Faktor zur Bildung von Glutathion, einem Eiweiß, das zur Bildung der Glutathion-Peroxidase notwendig ist, die die Telomere an den Chromosomen schützt;
- ist notwendig zur Entgiftung von Schwermetallen, insbesondere Quecksilber und Blei;

• Cystin-Mangel macht sich bemerkbar durch brüchige Haare, schlaffe Haut und schlaffes Bindegewebe;
• wer schön aussehen will, braucht auch unbedingt Cystin.

E. 3. 2. Tyrosin

Wer braun werden will braucht Tyrosin (Melanin-Bildung).
Tyrosin

- ist besonders wichtig für Keratin in Haaren, Haut und Nägeln;
- ist notwendig zur Bildung der Super-Super-Hormone der Schilddrüse;
- ist Grundlage für die Bildung von Streß-Hormonen;
- verhindert Depressionen;
- ist Bestandteil der Botenstoffe im Hirn-Stoffwechsel (Neurotransmitter);
- ist notwendig zur Bildung des roten Blutfarbstoffes Hämoglobin.

E. 4. Nicht-essentielle Aminosäuren

E. 4. 1. Alanin

- ist Baustein des Vitamins B5 (Pantothensäure);
- hat Bezug zur Ellagsäure in Pflanzen, die krebserregende Substanzen neutralisiert.

E. 4. 2. Arginin

- ist wichtig für die Produktion des Super-Hormons Insulin;
- aktiviert viele Hormone für den Aufbau von Muskelfasern;
- fördert den Fettabbau nicht nur bei Übergewicht;
- ist notwendig für die Wundheilung;
- fördert Beweglichkeit der Spermen;
- • Arginin-Mängel
  - führen zu Impotenz;
  - haben Gedächtnisstörungen und Leberschäden zur Folge.

E. 4. 3. Asparagin

- ist wichtig für Hirn- und Nerven-Stoffwechsel;
- fördert das Wachstum;
- wird bei Hochleistungssport vermehrt verbraucht bzw. steigert die Leistungsfähigkeit;
- ist notwendig zur Entgiftung des Ammoniaks, das bei dem Eiweiß-Stoffwechsel entsteht;
- reguliert Zink- und Mangantransport;
- • Asparagin-Mangel schwächt die geistige Leistungsfähigkeit bis hin zu Apathie und Konzentrationsstörungen;
- • zu wenig Asparagin hat eine Schwäche der Muskeln und des Nervensystems zur Folge;
- • bei Asparagin-Mangel wachsen Kinder nicht ausreichend.

E. 4. 4. Asparaginsäure

- erhält die körperliche Leistungsfähigkeit;
- ist wichtig für den Harnstoffzyklus;
- reguliert den Aminosäure-Stoffwechsel;
- entgiftet den Körper.

E. 4. 5. Glutamin

- ist besonders wichtig für den Hirnstoffwechsel;
- hat Einfluß auf die Intelligenz;
- ist notwendig zum Heilen von Wunden und Geschwüren;
- ist hilfreich gegen Suchtverhalten;
- ist wichtig für den Stoffwechsel von Kupfer, Zink und Magnesium;
- repariert Schäden an Nerven und Gehirnzellen.;

• Glutamin-Mangel führt zu
  - Heißhunger auf Süßigkeiten;
  - Verhaltens- und Konzentrationsstörungen sowie Depressionen.

E. 4. 6. Glutaminsäure

- wird benötigt für den Stoffwechsel von Histidin, Arginin, Ornithin, Prolin und Hydroxiprolin - wichtig für die Entgiftung zahlreicher Umweltgifte;
- ist zusammen mit Cystin und Glycin die Basis zur Bildung von Glutathion. Aus Glutathion wird das Enzym Glutathion-Peroxidase gebildet, das die Telomere an der Erbsubstanz bei Zellteilung schützt. Je häufiger Zellteilungen im Verlauf des Lebens möglich sind, desto länger kann ein Mensch leben, da seine biologische Lebensuhr von der Länge der Telomere abhängig ist. Glutathion-Peroxidase repariert auch Schäden an Zellmembranen, die durch Freie Radikale entstanden sind;

• bei Mangel an Glutaminsäure altert der Mensch sehr frühzeitig;

• zu wenig Glutaminsäure führt zu erheblichen Störungen, sowohl der geistigen als auch der körperlichen Leistungsfähigkeit;

• Folgen von Mangel sind auch eine Schwächung des Immunsystems und ein erhöhtes Risiko für Krebs.

E. 4. 7. Glycin, Prolin und Serin

- Über die Funktionen dieser Stoffe im Stoffwechsel ist noch nicht viel bekannt;
- Glycin ist wichtig für den Stoffwechsel der ungesättigten Fettsäuren;
- Glycin hilft auch dem Magnesium- und Zinktransport.

E. 4. 8. Carnitin

- ist notwendig für den Transport der Fettsäuren in die Kraftwerke (Mitochondrien) der Zellen, denn nur dort können die Fettsäuren in Energie umgewandelt werden;
- stabilisiert das Immunsystem;
- fördert die Fettverbrennung und Energiebereitstellung im Herzen;
- gehört zu den Freie Radikale-Fängern;
- schützt das Gehirn gegen vorzeitiges Altern;
- wirkt dem chronischen Müdigkeitssyndrom (Chronical Fatigue Syndrom - CFS) entgegen;
- steigert die Leistungsfähigkeit, insbesondere im Ausdauersport;
- bekämpft erhöhte Triglyceridwerte;
- verbessert die Pumpleistung des Herzens;
- reguliert unregelmäßigen Herzschlag (Arrhythmie);
- optimiert die Zellenergie aller Zellen;
- • Carnitin-Mangel ist bei Krebspatienten mit einer gesteigerten Störung des Immunsystems verbunden.

E. 4. 9. Taurin

- wird im Körper aus Methionin und Cystein gebildet;
- senkt erhöhtes Cholesterin;
- senkt erhöhte Triglycerid-Spiegel;

- schützt die weißen Blutkörperchen und somit das Abwehrsystem;
- ist hilfreich gegen rheumatoide Arthritis (Rheuma-artige Gelenkerkrankung);
- Taurin-Mangel führt zu Unverträglichkeit von
  - Alkohol;
  - Chlorverbindungen in chloriertem Trinkwasser, z..B. Freibädern;
  - Fisch bei sensiblen Personen;
- bei Taurin-Mängeln reagieren Betroffene überempfindlich auf Formaldehyd (Aldehyde).

Literaturverzeichnis

Literaturangaben:
Im Rahmen dieses Buches ist es nicht möglich, alle wissenschaftlichen Querverweise aufzuführen, daher werden nur einige maßgebliche wissenschaftliche Veröffentlichungen angeführt. Viele Forschungsergebnisse wurden noch nicht veröffentlicht, einige durch persönliche Mitteilungen ermittelt.

(1) Alberts, Bruce et al.: Molecular Biology of the Cell, Garland Publishing 1983

(2) Ames, B.N.: Dietary carcinogens and anticarcinogens, Science 221, p. 1256 - 1264, 1983

(3) Auterhoff, H.: Lehrbuch der pharmazeutischen Chemie, Wissenschaftliche Verlagsgesellschaft mbH, Stuttgart, 13. Auflage 1976

(4) Berger, J. et al: Die Rolle der Vitamine in der Prophylaxe und Therapie von Krebs, Statusbericht, evi, 1988

(5) Biesalski, Hans-Konrad et. al.: Ernährungsmedizin, Georg Thieme Verlag, Stuttgart 1995

(6) Carper, Jean: Stop Aging now, Harper Collins Publishers, New York 1995

(7) Carper, Jean: The Food Pharmacy, Bantam Books, New York 1988

(8) Ebert, K.: Arznei- und Gewürzpflanzen, Wissenschaftliche Verlagsgesellschaft mbH, Stuttgart 1982

(9) Jacques, P. F.: International Conference „Anti-oxidant Vitamines and ß-Carotenes in Desease“, Boston 1989

(10) Jorek, N.: Gewürzpflanzen, Prisma Verlag, Gütersloh 1987

(11) Karlson, P.: Kurzes Lehrbuch der Biochemie, Georg Thieme Verlag, 14. Auflage, Stuttgart 1994

(12) Kuklinski, Bodo und van Lunteren, Ina: Neue Chancen. Zellschutz mit Anti-Oxidantien. Zur natürlichen Vorbeugung und Behandlung von umweltbedingten Krankheiten, Lebensbaum Verlag 1995

(13) Lange-Ernst, Maria E.: Das Geheimnis unserer Energie, Lebensbaum Verlag 1994

(14) Loosen, W.: Interview mit H.H. Thalmann: Verwirrtheit im Alter durch fehlende Nährstoffe. Ärztliche Praxis 87, S. 3014-15, 1989

(15) Giller, Robert M. und Mathews, Kathy: Natural Prescriptions, Carol Southern Books, New York 1994

(16) Pahlow, N.: Das große Buch der Heilpflanzen, Gräfe und Unzer Verlag, München 1985

(17) Pfeiffer, Carl C.: Nährstoff-Therapie bei psychischen Störungen, Haug-Verlag, Heidelberg 1993

(18) Rekelson, William und Tolman Carol: The Super-Hormon Promise, Simon und Schuster 1996

(19) Sagredos, A. N. und Leitner, v. H.-J.: Die Labor-

untersuchungen von Mineralstoffen, Spurenelementen und Vitaminen in Körperflüssigkeiten und ihre Bedeutung für Diagnose und Therapie. Referat vor Arbeitsmedizinern, Timmendorfer Strand 1985

(20) Schneider, E.: Nutze die Heilkraft unserer Nahrung, Saatkorn-Verlag, 9. Auflage 1995

(21) Stobart, T.: Lexikon der Gewürze, Hahnemann Verlag, Bonn 1972

(22) Thalmann, H.H. und Sagredos A.N.: Individuelle Therapie der Hyperlipidämie mit Mineralstoffen, Spurenelementen, Vitaminen und Fettsäuren, 3. Stuttgarter Mineralstoff-symposium 23.6.90.
Das ärztliche Laboratorium 12, 1990

(23) Thalmann, H. H.: Zellmilieu-Medizin, Diagnose- und Therapieverfahren des Stoffwechsels,
Therapeutikon 6, 1990

(24) Thalmann, H. H.: Thalmann's Ernährungstherapie des Zellmilieus, Dokumentation d. bes. Therapierichtungen der natürlichen Heilweisen in Europa,
Band V, S. 163 - 175, 1992

(25) Thalmann, H. H. und Sagredos, A. N. und Leitner, v. H-J.: Zell-Milieu-Medizin, Dokumentation d. bes. Therapierichtungen der natürlichen Heilweisen in Europa,
Bd. II., S. 67- 68, 1992

(26) Thalmann, H. H. und Sagredos, A.N.: Individuelle Therapie mit Zellbausteinen (Mineralstoffe, Spurenelemente, Vitamine,

Fettsäuren, Aminosäuren) bei onkologischen Erkrankungen, Vortrag: 5. wissenschaftl. Kongreß der Gesellschaft für biologischen Krebsabwehr, Heidelberg 16.6.91, Erfahrungsheilkunde 3/1992

(27) Thalmann, H. H.: Veränderung der Zellmembran-Resorption durch Mistellektine als Basisreaktion einer Abwehrsteigerung vermittels Normalisierung des Zellmilieus, Vortrag: Workshop Misteltherapie unter neuen Gesichtspunkten, Wien 5.1.1992, Erfahrungsheilkunde 6/1992

(28) Thalmann, H.H. und Sagredos, A.N.: Lectin-Dependent Alteration in Availability of Nutrients in Serum and Erythrocytes - Lectins and Glycobiology, Springer Laboratory, S. 402-404, 1993

(29) Thalmann, H. H.: Zell-Fit, Immun gegen Umweltgifte mit der neuen Zell-Milieu-Medizin, Herbig Gesundheitsratgeber, 2. Auflage 1996

Sachregister

Abführmittel 178f
Abscisine 41
Acetylcholin 108, 218
Acetylsalicylsäure 170
Acidophilin 133
Adenin 41
Adenosin 155
Adrenalin 40, 200, 236
Aflatoxine 120, 145
Aggressivität 51, 120, 222, 232
Aids 106
Akne 174, 181, 242
ALA (Alpha-Linolensäure) 245
Alanin 24, 249, 253
Albomin 237
Alkaloid 185, 197
Alkohol 16, 46, 50, 67, 82, 90, 101, 121, 122, 140, 170f, 199, 209, 234, 242, 257
Alkylphthalide 181
Allergien 29, 32, 36, 90, 93, 102, 214, 221, 223, 243
Alleum 155
Alliin 141
Allizin 141, 149
Alphabisabolol 198
Alter 179, 185f, 195f, 211f, 218, 225, 228, 234f, 242
Altersbeschwerden 75
Altersdemenz 104
Altersdepressionen 51, 90
Altersdiabetes 53, 85, 222, 227, 247
Alterserkrankungen 124, 217
Altersflecken 93, 161
Altersschwachsinn 26, 251, 252
Alterssyndrome 26
Alterung 18, 20, 43, 47, 58, 92f, 107, 124, 138, 169
Alzheimer 18, 30, 50, 66f 108, 195, 212
Ammoniak 254
Anabolika 78
Anämie 81, 89, 149, 162f, 179, 190, 212, 231, 250
Ananas 93, 109, 158, 160, 161
androgen 77
Androsteron 78
Anethol 174, 188, 194
Angst 63, 182, 191, 195, 197f, 239
Angstdämpfer 198
Anis 174, 188f, 192
Anis-Pfeffer 174, 189
Anthozyan 165f
Antiandrogene 78
Antibiotika 36, 95, 131, 133, 141, 177
anticancerogen 144ff, 157
Antikörper 89, 210, 249
Antikrebswirkung 44
Antimutagene 109, 132
Antioxidantien 25, 66, 96, 99, 102, 103, 113, 132, 137ff
Antirheumatika 216
Anti-Streß-Vitamin (Pantothensäure, B5) 208
Apfel 161
Apiol 184
Apoplexie 108, 154, 236, 242
Apoprotein 245
Appetitlosigkeit 124, 178, 179, 199, 206, 210, 222
Aprikosen 138, 162, 206
Arachidonsäure 241
Arginin 246, 249, 254f
Arterien 82, 215
Arteriosklerose 25, 49ff, 102f, 108, 132ff
Arthritis 188, 243, 257
Arthrosen 24, 96
Artischocken 135, 193
Asparaginsäure 249, 254
Aspartam 124
Asthma 30, 33, 46, 201, 214, 242, 243
Atemwegerkrankungen 244
Atmung 207
Auberginen 109, 136, 158
Augen 137, 160, 166, 204, 226, 243
Autoimmunerkrankungen 29, 51, 93, 108, 243
Auxin 41
Avocados 46, 163, 241

Ballaststoffe 122f, 140, 147, 149, 152, 156, 162, 169, 244

Bananen 45f, 158, 163f
Bandscheibenschäden 136, 233
Bauchspeicheldrüsen-Entzündung 35
Beruhigungstee 189
Bestrahlungen 29, 144f
Beta-Carotin 24, 102, 138ff, 204ff
Bier 131, 133, 140
Bierhefe 140
Bindegewebsschwäche 163
Bindehaut 53
Bioflavonoide 161, 165, 172, 214
Biokatalysatoren 91
Biotin (Vitamin B8) 148ff
Bitterstoff Cynarin 135
Bitterstoffe 135, 186, 192
Blähungen 92, 138, 161, 174, 176, 178ff, 186, 193, 194, 200, 222
Blässe 229
Blei 142, 221, 253
Blumenkohl 143, 145
Blut, dünnflüssiger 50, 171, 195
Blut im Stuhl 201
Blutarmut 81, 89, 162, 190, 212
blutdrucksenkend 195
Blutergüsse 93
Blutfette 135, 140f, 154, 161
Blutfettsenker 241
Blutgefäße 113, 194
Blutgerinnsel 141, 155
Bluthochdruck 96, 219, 236, 242
blutreinigend 193
blutverdünnend 149
Blutzucker 40, 51f, 53, 84, 86, 89, 135, 161, 163, 193, 200, 228, 236
Blutzuckerschwankungen 226
Bohnen 45, 136, 137, 151
Brennesselwurzel 193
Broccoli 109, 138, 143, 146, 206, 228
Brombeeren 164
Bronchitis 142, 180, 183, 188, 201, 214
Brust 44, 63, 64, 205, 235
Brustkrebs 24, 67, 133, 152, 215, 243
Buchweizen 131

Calcium 40, 46, 58, 72ff, 136ff
Capsaicin 183
Capsikum 175
Carcinogene 50f, 107, 136, 145, 158, 171
Carnitin 256
Carotene 168
Carotinogene 138
Carotinoide 138ff
Carvon 180
Catechin 132
Cayenne-Pfeffer 175
Cellulitis 138, 142, 163, 172, 205, 213, 217
Chamazulen 198
chemische Kastration 77
Chemotherapie 95
Chillies 131, 175, 183
Chinakohl 143
Chlor 220, 221
Chlorogensäure 162
Chlorophyll 135, 138, 145, 153, 184
Cholesterin 40ff
cholesterinarm 246
cholesterinsenkend 60, 193, 256
Cholin 218
Chrom 48, 84ff, 140, 225ff
Chromosomen 23, 98, 226, 233f, 253
chronische Bronchitis 180, 183, 201, 214
Chymopapain 168
Cineol 186
Coenzym Q10 219, 243, 246
Coffein 197f
Collagen 248f
Copolymer 24
Corticoide 40
Corticosteroide 51
Cortison 208
Crocin 187
Cumarine 198
Curcuminoide 180
Cycloallinin 155
Cynarin 135
Cystein 86, 99, 104, 235, 256
Cystin 24, 96, 102, 113, 233, 248, 252f, 255
Cytokinine 41
Cytrin 214

Darmbakterien 91, 161, 174, 176, 180f
Darmerkrankungen 30, 123, 141, 174, 191
Darmkrebs 152, 243
Darmträgheit 179
Datteln 164

Demenz 212
Depressionen 26, 36ff, 44ff, 61, 63, 103, 124, 136ff
DHEA (Dehydro-Epiandrosteron) 18, 25, 33, 40, 48ff, 61, 80, 84, 102, 228
Diabetes 17, 21, 23, 25, 40, 50, 53, 84ff 103, 108, 140ff
Diabetiker 85, 86
Diagnosekonzept der ZMM 34
Dickdarm 145, 157, 235
Dickdarmkrebs 67, 71, 123, 143, 162, 170, 221
Dill 176
Disstreß 61
Dithiothione 145
Dopamin 200
Drittel-Diät 21f, 33, 46, 49, 94, 124, 128f, 130
Drogen 16, 25, 29, 121, 199
Durchblutung 49, 104, 177ff
durchblutungsfördernd 191, 197
Durchblutungsstörungen 26, 137, 182, 196, 219
Durchfall 46, 141, 161, 163, 166, 169, 174, 179, 185f, 201, 208, 211, 213, 234, 238

Efeublätter 194
Eierstöcke 72, 77, 194
Eingeweide 205
Einschlafen 163, 190
Einschlafstörungen 193, 199
Eisen 24f, 46, 89, 96, 113, 125, 127, 135ff
Eiweiß 40f, 104, 109, 137ff
Eizellen 55f, 204, 217
Ekzeme 169, 234
Ellagsäure 158, 164, 166, 170, 253
Endorphine 172, 200, 230
Energiefluß 184, 186
Energiemangel 206
Energieschub 181
Energieverlust 92
entgiften 36f, 140, 144, 146, 152, 157, 181, 183, 254
Entgiftung 24ff, 30, 95, 100, 121, 136ff
Entgiftungsenzyme 143, 146
Entkrampfung 194
Enzian 192
Enzym Xantinoxydase 233
Enzymdefekte 21
Enzyme 13ff,
Enzymtherapie 93
Epilepsie 233
Erbsen 137
Erbsubstanz (DNS, RNS) 24, 99, 113, 144, 146, 251
Erdbeeren 164, 165
Erdnüsse 46, 130
Erepsin 138
Erinnerungslücken 51
Erinnerungsvermögen 59, 70, 218
Ernährungstherapie 21, 94, 124, 126, 128
Ernährungsweise 15, 17, 68, 73, 76, 82, 118, 121f, 130
Erregermutationen 106
Erythrozyten 34
Euphorie 200

Fehlgeburten 96
Feldsalat 149
Fenchel 174, 176, 189, 192, 194
Ferolinsäure 132
fette Seefische 243
Fette 58, 102f, 122, 135, 142, 166, 176, 188, 209, 239, 241, 244
Fettleber 207
Fettleibigkeit 103, 252
Fettoxydation 163, 168, 254, 256
Fettsäuren 18, 24, 26, 28, 34, 50, 53, 57f, 67, 86, 92, 96, 102, 113, 118ff
Fettverwertung 164, 232, 241, 256
Fibraten 103
Fibrinolyse 155
Fingernägel 137, 148f, 210
Flavonoide 145, 157, 180, 184, 186, 198f, 200, 202
Fließeigenschaften des Blutes 160, 194
Fluor 140, 225, 229
Folsäure 72, 89, 103f, 125, 140f, 149f, 152-246, insbes. 211
Formaldehyd 257
Freie Radikale 24, 30, 51, 66, 95f, 99, 102, 109, 113f, 120, 132, 137f
Freie Radikale-Fänger 96, 149, 252, 256
Freßzellen 139, 205, 237
Fruchtbarkeit 56, 172

Fruchtbarkeitsstörungen 233
Furocumarine 184

GABA (Gamma-Amino-n-Buttersäure) 61
Gallenfluß 135, 180, 193
Gallensaft 180, 186, 199f
Gallensäuren 58, 102, 150, 152, 162, 221, 241
Gallensteine 135
Gallussäure 132
Gastrin 236
Gebärmutter 35, 135, 204
Gebärmutterkrebs 63f, 71
Gebärmutterschleimhaut 72
Gebberilline 41
Gedächtnisprobleme 177, 208, 218, 224, 254
Gefäßablagerungen 93, 104
Gefäßdilatation 245
Gefäßkrankheiten 17, 23, 66, 150, 215, 217, 234, 245
Gefäßschäden 86, 163, 216, 222, 236, 243
Gefäßverschluß 205, 245
Gehörschäden 250
Gelenkbeschwerden 68, 188, 216f, 233
Gelenke 64, 114, 183, 202, 233, 242
Gelenkflüssigkeit 114, 233
Gene 23, 98, 155, 157
Genistein 69, 152
Genußgifte 25, 29, 101
Geriatric Nutrient 227
Germanium 196, 225, 229, 230
Gerste 156
Geschwüre 255
Gesichtsfältchen 163, 174, 209
Getreide 33, 119f, 123, 131, 151ff
Getreideprodukte 157
Gewürze 32, 77, 94, 126, 130, 143, 173ff, 184, 187, 190f
Gewürznelken 174, 176, 177, 185, 189
Gicht 136, 140, 182, 186, 190f, 233
Gifte 91, 101, 109, 135, 198f, 240
Ginkgo 194f, 243
Ginseng 196, 230
GLA (Gamma-Linolensäure) 244f
Gleichgewichtsorgan 177
Gleichgewichtsstörungen 233
Globuline 248
Glück 115f
Glucosinolate 144, 146f, 188
Glukagon 40
Glutamin 86, 235, 249, 255
Glutaminsäure 24, 99, 136, 165, 233, 249, 255
Glutathion 24, 96, 99, 102, 113, 136ff
Glycin 24, 96, 99, 102, 113, 233, 249, 255f
Glycoside 196
Grapefruit 165
Grauer Star 24, 33, 205, 207, 217
Grüner Tee 132
Grünkohl 138, 139, 143f, 206
Gurken 45, 137, 138, 158
Gürtelrose 93, 169

Haarausfall 46, 89, 152, 186, 208f, 210, 238
Hafer 156
Haferflocken 156, 249
Haferkleie 157
Hagelkörner 198
Halluzinationen 211f, 222
Halsschmerzen 181, 187, 189
Hämorrhoiden 142, 149, 184, 192
Harnsäure 133, 140, 233
Harnstoff 193, 254
Hasenscharte 72
Hautjucken 45f, 208
HDL (High Density Lipoprotein) 66, 142, 154f, 213, 226f, 243
Heidelbeere 166
Heiserkeit 188
Helicobacter 217
Hepatitis 106
Herpes 93, 199
Herzattacken 214, 244, 222
Herzerkrankungen 25, 141f, 202, 205, 244
Herzgefäßerkrankungen 234, 245
Herzinfarkt 43f, 49f, 53, 58, 66, 69, 82, 86, 102ff, 108, 132, 137ff
Herzleistung 146, 202
Herzmuskelschäden 89
Herzrhythmusstörungen 46, 104, 147, 202, 207, 222, 240, 247
Herzschwäche 202, 219
Herzstillstand 147, 222

Hesperidin 214
Heuschnupfen 29, 214, 221, 223
Himbeere 166
Hirnfunktion 57, 69, 151, 163, 188, 209, 221, 228, 250
Hirnleistung 231
Hirnschlag s. Apoplexie
Hirnstoffwechsel 255
Hirntumor 124
Histidin 248, 252, 255
Hitzewallungen 66
Homocystein 103f, 150, 211, 246
Hornhauterkrankungen 207
Hülsenfrüchte 46, 136f, 148, 158, 231, 249
Husten 150, 174f, 214
Hydroxiprolin 255
hyperkinetisches Herzsyndrom 222
Hyperthyreose 89
Hypertonie 96, 186
Hypertonie s. Bluthochdruck
hypoglykämischer Schock 84

Immunabwehr 149
Immunstimulantien 133
Impotenz 49, 80, 195, 254
Indolen 144ff, 146
Infarkt 176, 195, 235
Infektanfälligkeit 103, 243
Infektionen 52, 106, 110, 114, 132f, 161ff
Ingwer 109, 131, 161, 177, 180
Innenohrschwerhörigkeit 88
Insulin 18, 21, 40, 52f, 84ff, 136, 161, 225ff, 233, 236f, 251, 254
Insulinmengen 226
Interferon 84, 133, 228, 237
Intrinsic Factor 171, 231
Ischämie 103, 104
Isoflavone 69, 123
Isoleucin 248, 250
Isothiozyanate 144, 146, 147

Jod 88f, 225, 230, 231
jodiertes Kochsalz 230
Joghurt 131, 133f, 156, 209, 212
Johannisbeeren 166f, 243f

Kaffee 132, 197
Kalium 46, 72f, 86, 136ff
Kalorien 146, 154, 164f
Kamille 198
Kampesterin 41
Kampfer 186
Kanthaxanthin 139
Kapern 178
Kapillaren 113, 165, 194
Kardamom 178, 180
Karies 140, 229, 233, 236
Karotten 138, 153, 206
Kartoffeln 41, 119, 120, 130, 140, 158, 214
Katarakt 25
Katechine 165
Katecholamine 40, 51
Kava-Kava 198
Kefir 133f
Keratin 248, 253
Kichererbsen 158
Killerzellen 44, 133, 142
Kindesmißbildungen 211
Kirschen 132, 167
Kiwi 45, 167
Knoblauch 119, 131, 141f, 149, 154, 178
Knochenabbau 73, 229
Knochenbrüche 74, 124, 221
Knochenerweichung 53
Kobalt 119, 162, 200, 225, 230f
Kohl 109, 138, 143ff, 158, 180, 188
Kohlendioxid 135, 210
Kohlenhydrate 26, 58, 85, 140, 148, 151, 163, 207f, 227
Kohlrabi 143, 146f
Kolik 180
Konzentrationsfähigkeit 51, 62, 140, 151, 153, 177, 185, 195, 212, 230, 251
Konzentrationsstörungen 124, 162, 185, 229, 254f
Kopfsalat 149f
Kopfschmerzen 45, 66, 72, 124, 132, 147, 183, 184, 186, 188, 195, 197, 221, 222, 224, 234, 244, 246
Koriander 179
Körpergewicht 197
Kosmetika 36
Krampfadern 142, 149, 161, 184
Krämpfe 124, 174, 179f, 194, 198, 200, 252

krampflösend 176, 185, 193
Krankheitsanfälligkeit 237, 250
Krankmacher 107
Kräuter 32, 94, 118, 126, 143
krebsauslösende Stoffe s. Onkogene
Krebserkrankungen 33, 50, 71, 93, 109, 123, 137ff
krebserregend 123, 133, 144ff
krebsneutralisierend 109, 145
Kreislauferkrankungen 58, 66f, 71, 175, 215, 239, 246
Kresse 143
Kretinismus 88
Kreuz-Kümmel 179
Kropfbildungen 230
Kümmel 178ff, 192
Kupfer 24, 46, 96, 102, 113f, 136ff
Kurkuma 180f
Kurzzeitgedächtnis 218

Lactobacillus bulgaricus 133
Langzeitgedächtnis 218
LDL (Low Density Lipoprotein) 66, 102ff, 123, 142, 155f, 205, 213, 217, 226, 228, 240f, 245f
Lebensbausteine 13, 118, 122, 126, 131, 211
Lebensmittelbestrahlung 119, 121
lebenssteuernde Gene 98
Lebensverlängerung 15, 20, 22, 39, 99, 121, 145, 160, 167, 178, 186, 218, 226, 231, 237, 247
Leberentzündung 106
Lebergift 145
Leberkrebs 54
Leberrezeptoren 49
Leberschäden 254
Leberschutz 193
Lebertran 73, 139, 203f, 215
Leberzellen 49, 150, 199
Lecithin 151, 163, 218
Leibschmerzen 201
Leistungsfähigkeit 37, 196, 213, 254ff
Leucin 248, 250
Leukämie 212, 235
Leukotriene 161, 201, 242
Leukozyten 201
Libido 49, 56, 64, 66, 68, 79, 82, 148, 151, 153, 165, 184f, 194
Licht 29, 46, 50, 73, 95, 102, 135, 215
Lichtempfindlichkeit 196, 207
Liebstöckel 181
Lignane 69, 123, 157
Linalool 179
Linolensäure 161, 244f
Linolsäure 242
Linsen 148, 226
Lippen 72, 207, 229
Lithium 225, 232
Lorbeer 182
Luft 17, 46, 135, 141, 177
Lungenerkrankungen 179
Lupus erythematodes 108
Lustempfinden 56, 81
Lutein 139
Lycopene 153, 163, 165, 168
Lymphe 93
Lymphknotenschwellungen 182
Lysin 24, 246, 248, 250

Macula 86
Magenbeschwerden 177, 183
Magendruck 193
Magengeschwüre 46
Magenkrämpfe 189
Magenkrebs 152
Magensäure 171, 175, 193, 221, 231
Magenschleimhautblutungen 224
Magenschmerzen 178, 181
Magnesium 46, 56, 72f, 86, 135ff
Mais 45, 148, 158, 242
Majoran 183
Makrophagen s. Freßzellen
Malaria 169
Mangan 24, 56, 86, 96, 113, 136ff
Mangelernährung 106, 123f
manisch depressiv 232
Mannoheptulose 162
Mariendistelfrüchte 198f
Matricin 198
Melancholie 232
Melanin 163, 253
Melatonin 18, 33, 40ff, 80, 163f
Melatoninwirkung 44
Melisse 199
Melonen 167f
Membrane 61, 125
Menstruation s. Regel

Menstruationszyklus 72
Menthol 200
Meraner Traubenkur 171
Merkfähigkeit 62, 150, 186, 206, 228, 230
Methionin 24, 37, 45, 86, 96, 102ff, 113, 235, 248, 251, 256
Methylxanthin 201
Migräne 45, 63, 67, 179, 184, 186, 195, 197, 199, 208f, 223, 243, 252
Mikroben 106
Mikrozirkulation 103, 194
Milch 46, 74, 122, 130, 133, 220, 139, 144, 156, 163, 166, 203, 207, 214, 241
Milchsäurebakterien 133, 144
Milz 251
Miso 151f
Mißbildungen 72, 78, 96
Moleküle 107
Molybdän 136, 140, 225, 233, 234
Monoterpene 177, 182
morphinähnlich 172
Morphium 230
Motivationen 115
MS (Multiple Sklerose) 24, 93
Müdigkeit 147, 162, 185, 195, 210, 222, 241
Müdigkeitssyndrom (chron.) 256
Mundwinkeleinrisse (Ragaden) 207
Mungbohnen 130
Muskatnuß 182
Muskelkater 217
Muskelkrämpfe 89, 195, 210, 217, 221
Muskelschwäche 75, 89, 147, 222, 228
Myasthenia 108
Myristicin 184

Nachtblindheit 138, 204
Nachtkerzenöl 243, 244
Nährstoffdichte 122
Nährstoffpräparate 126
Nährstofftherapie 33, 246
Nahrungsaufnahme 13, 185, 220
Narbenbildung 93
Natrium 140, 213, 220ff
Naturheilkunde 30, 32
natürliche Strahlung 144, 159
natürliches Morphium 230
Nebennierenrinden-Hormone 40, 102
Nervenbotenstoffe 29, 37, 62, 74, 136ff
Nervenerkrankungen 74
Nervenfunktionen 222
Nerven-Stoffwechsel 254
nervöse Störungen 183
nervöses Herzklopfen 193
Nervosität 164, 179, 180, 186, 189, 193, 244, 252
Netzhaut 154, 204
Neurodermitis 33, 243
neuromuskuläre Störungen 222
neuropsychiatrische Krämpfe 124
Neurotransmitter s. Nervenbotenstoffe
Niacin (Vitamin B3) 37, 46, 72, 125, 140, 162, 166, 203, 207f, 246
Nickel 225, 236
Nierenerkrankungen 23, 53, 86, 98, 243
Nierenfunktion 132
Nierentätigkeit 146, 191
Nierentransplantation 87
Nierenversagen 207
Nikotin 198
Nitrat 144, 146f, 153, 188
Nitrosamine 144, 146f, 153, 188
Nudeln 156
Nüsse 46, 130, 158, 159

Opstipation s. Verstopfung
Oestradiol 40
Oestrogen 18, 48f, 53, 57, 63ff, 81, 102, 123, 150f, 187
Onkogene (krebsauslösende Stoffe) 158
Orangen 168
Oregano 183
Organverschleiß 96, 102
Ornithin 248, 252, 255
Osteoblasten 73
Osteoklasten 73
Osteoporose 52f, 64, 66ff, 152, 197, 215, 220, 223, 229, 236
Oxidation 103f, 142, 217, 239f, 240
oxidativer Streß 95
Ozon 95, 102

Pantothensäure (Vitamin B5) 162, 166, 203, 208f, 253
Papain 168
Papaya 93, 168, 169
Paprika 175, 183f
Parasiten 138, 161

PCP (primär-chronische Polyarthritis) 202
Pectine 161
Peperoni 131
Pepsin 171
Peroxide 24, 95
Pestizide 121, 144
Petersilie 142, 178, 180, 184, 214
Pfeffer 109, 174f, 183ff, 189
Pfefferminze 200
Pfirsiche 169
Pflaumen 132, 169
Pflegebedürftigkeit 26, 111
Phenol Catechin 132
Phenol 132
Phenylalanin 37, 248, 251
Phenyläthylamin 200
Pherolinsäure 145
Phosphat-Kinder 223
Phospholipide 223, 239
Phosphor 40, 74, 140, 200, 220, 223, 239, 245
Photosensibilisierung 197
Phyto-Hormone 69
Phytosterine 41, 157, 196
Pigment 163
Pilze 29ff, 44, 90f, 93, 118, 133, 137ff
Pilzerkrankungen 171
Pinen 186
Pintose 157
Piperalkaloide 185
Piperin 185
Plaques 104, 160
Pollen 36
Polyarthritis 93, 202
Polyine 184
Polyneuropathie 86, 206
Polypen 145, 235
Polypeptid 24, 99
Polyphenol 132, 141, 158, 165
Porree 149
positive Denkweise 115
potenzsteigernd 186
Potenzstörungen 56, 80, 183, 187
prämenstruelles Syndrom (PMS) 72, 244
Pregnenolon 18, 48, 57ff, 77, 80, 102
Preiselbeeren 131
Procyanidine 202
Progesteron 18, 40, 53, 57, 63f, 68ff, 102, 187
Prolin 246, 249, 255f
Prostaglandin 161, 169, 242, 244
Prostatakrebs 44, 54, 80, 123
Prostatavergrößerung 193
Proteasen 157, 158
Psoriasis 243
Psychopharmaka 37
Psychose 221
Psychotherapie 37
psychovegetative Störungen 197
Purpursonnenhut (Echinacea) 200

Quadro-Prinzip der Zell-Milieu-Medizin 12-246, insbes. 19ff, 56ff, 90ff
Quecksilber 230, 253
Quercetin 144, 155

Rachitis 215, 229
Radieschen 147
Radioaktivität 50
Rauchen 101, 103, 175
Raucherbein 196, 208, 230
Raynaud (kalte, weiße Finger) 195, 208
Regel 63, 65, 71f, 85, 183, 187f, 243f
Regelbeschwerden 193
Reis 158
Reisekrankheit 177
Reizbarkeit 221, 244
Reizhusten 174
Rekonvaleszenz 179, 186, 191
Reparaturprozesse 25f, 51, 95, 100, 118, 129, 225, 244
Resveratrol 171
Rettich 131, 147, 158
Rheuma 24, 30, 33, 90, 93, 96, 102, 137ff
Roggen 41, 156
Röntgenstrahlen 50, 95, 144, 159
Rosenkohl 143
Rosmarin 186, 187
Rote Beete 149
roter Blutfarbstoff 253
Rotkohl 144
Rotwein 131f, 171, 179
Rückenmarksflüssigkeit 61
Rückenprobleme 195
Rutin 166, 214

Safran 178, 180, 187

Salat 130, 135, 176, 194
Salbei 187
Salicylsäure 172
Salzsäure 150, 161, 221, 248f
Saponine 151f, 196
Sauerkraut 144, 212
Sauerstoffaufnahme 91, 179, 214
Säureamide 185
Schafskäse 133
Schaufenster-Krankheit 208
Schenkelblock 247
Schilddrüsenentzündung 89
Schilddrüsenüberfunktion 89
Schimmelpilze 119, 120, 131, 145
Schlafmittel 181, 193
Schlafstörungen 44, 92, 163, 191, 221, 223, 229, 252
Schlaganfall 43f, 49, 53, 58, 67, 69, 82, 86, 102ff, 132, 137, 140f, 207f, 211, 222f, 236, 245f
Schlagsahne 122
Schleimhautgeschwüre 204
schleimlösend 174
Schleimstoffe 156, 198, 199
schleimverflüssigend 194, 201
Schokolade 200f
Schuppenflechte 215, 242
Schwächezustände 178f, 181, 190, 206, 212, 250
Schwangerschaft 36, 55f, 71f, 150, 187, 197, 211, 233, 238
Schwangerschaftsabbruch 187
Schwangerschaftsstreifen 205
Schwefel 220, 224
Schweißabsonderung 188
Schwellungen 186, 191, 202, 216, 234
Schwermetallbelastungen 183
Schwindel 177, 224
Scoparon 136
Scopoletin 136
Seborrhoe 209
Sehnen 220, 223
Sehschwäche 75
Sehverlust 217
Sekundenherztod 247
Selbstheilungskräfte 93
Selbsttherapie 64, 240
Selen 24, 96, 102f, 113, 138, 144, 147ff
Sellerie 150f
Senf 143, 188
Senilität 150, 206, 212, 218, 251
Serin 249, 256
Serotonin 45f, 163, 195, 200, 251
Sesquiterpene 180
Sesquiterpenlactone 198
Sexualfunktionen 78
Sexualität 43, 79f
Sexualleben 80, 172
Silicium 137f, 149, 225, 236
Silybin 199
Silycristin 199
Silydianin 199
Silymarin 199
Sitosterine 41
Sklerose 18, 24, 30, 75, 93, 108, 212, 243
Smog 29, 95, 102, 121, 144, 221
Sodbrennen 181, 185
Soja 45, 151f, 242, 244
Sojabohne 151
Sojaöl 151, 218, 243
Solanin 158
Sonnenblumenöl 130, 218, 243
Sonnenbrand 139, 209
Sonnenlicht 72f, 135, 163, 220
Spannungszustände 193
Spargel 45, 152f
Spermen 78, 204, 214, 217, 254
Spinat 138f, 153, 158, 206
Spiroether 198
Spurenelemente 18, 22, 26, 42, 44, 63, 65, 88, 92, 94f, 118, 122f, 129, 131, 160f, 225, 234,
Stachelbeeren 170
Statinen 103
Steckrübe 143
Stenosen 104
Steroid-Hormone 40, 48, 57ff, 84, 102, 239
Steroidsynthese 57
Sterole 199
Stickoxide 95, 102
Stickstoffgehalt 78
Stimmungsschwankungen 37f, 63, 72, 177, 208, 230, 232, 244
Stoffwechselstörungen 25, 109, 111, 124, 233
Strahlungsschäden 159

Streß 25f, 29, 40, 44, 51f, 59, 61, 63, 95, 102, 121, 172f
Streßbekämpfer 61
streßbelastbar 196
Streßfolgen 152
Struma 90
Stützgewebe 250
Sulfate 233
Sulfide 136, 140, 233, 234
Sulfonamide 95
Sulforaphan 143ff
Super-Hormone 13-253, 18
Superoxid 24, 95, 102, 231
Süßholz 189
Süßkartoffeln 138
Synthese des Erbmaterials 165, 211

Tabakkonsum 87
Tamarinde 189
Tannin 132, 166
Tartarinsäuren 161
Taubheit 88
Taurin 256
Telomere 23f, 29, 30, 98ff, 124, 129, 136, 140, 145, 165, 226, 234, 253, 255
Telomerenschutz 99
Tempeh 151
Testosteron 40, 48, 53, 57, 60, 69f, 74, 77ff, 102, 123, 187
Theobromin 201
Therapiekonzept der ZMM 33f, 86
Therpene 150
Threonin 248, 251
Thrombosen 93, 132, 141, 155, 171, 195, 205, 235, 243
Thrombozyten 211
Thymian 190, 201
Thymolinaktivität 237
Thymusdrüse 52, 144, 237
Thyrocalcetonin 40
Thyronin 88, 230
Thyroxin 40, 88, 230
Tinnitus (Ohrgeräusche) 223
T-Lymphozyten 44, 52, 84, 228
Tofu 151
Tomaten 45, 138, 153, 158
Transportenzyme 29
Transportproteine 248
Transportsysteme 125
Triglyceride 123, 136, 142, 208, 223, 227, 243, 245, 256
Trijodthyronin 40
Trypsin 136, 151
Tryptophan 41, 45f, 163, 248, 251
Tuberkulose 141
Tumor 171, 182, 214
Tyrosin 24, 37, 40, 45, 248, 253

ultraviolettes Licht 50
Umweltgifte 24, 26, 29, 36, 50, 63, 95, 109, 118, 121, 199, 217, 255
Umweltverschmutzung 25
Unfruchtbarkeit 78, 187, 237
Unruhe 89, 164, 181, 193, 198, 200, 229
Unterfunktion der Schilddrüse 88
Unterzuckerung 84

Valepotriate 193
Valin 248, 252
Vanadium 225, 236
Vanille 178, 190
Vegetarier 144, 148, 162, 231
vegetative Störungen 197, 207
vegetativer Symptomenkomplex 221
Venenschwäche 161
Verdauungsbeschwerden 173, 180, 189, 192
Verdauungsstörungen 21, 92, 189, 206, 229
Vergiftungserscheinungen 230
Verhaltensstörungen 77, 164f, 229
Verhütungsmittel 197
Verkrümmung der Wirbelsäule 74
Vernarbungen 236
Verstimmungen 44, 92, 196, 212, 222
Verstopfung 89, 92, 123, 147, 161, 170, 176, 178, 185f, 189, 206, 222, 230
Verwirrtheit 26, 38, 104, 124, 111, 195, 208
Vitalität 18, 43, 121, 128, 147f, 167, 187, 229, 242
Vitamin A (Retinol u.a.) 137, 139, 161, 166, 172, 203f, 214, 235
Vitamin B1 (Thiamin) 86, 120, 137, 148, 151f, 156, 170, 203, 206f, 224
Vitamin B2 (Riboflavin, Lactoflavin) 24, 96, 113, 151, 170, 203, 207, 226
Vitamin B3 (Niacin) 24, 96, 113, 137, 140, 146-170, 207, 246

Vitamin B5 (Panthothensäure) 25, 146, 148, 151f, 164, 166, 168, 170, 208f, 253
Vitamin B6 (Pyridoxin) 46, 65, 72, 86, 103f, 125, 146, 150ff, 161, 163, 167, 170, 183, 203, 209ff, 246, 253
Vitamin B8 (Biotin, Vitamin H) 148, 151, 164, 166, 168, 170, 203, 210, 223
Vitamin B9 (Folsäure) 72, 89, 147ff, 165ff, 210ff, 239, 245
Vitamin B12 (Cobalamin) 72, 89, 103f, 125, 144, 150, 165, 171f, 195, 203, 209, 211f, 231, 240, 246
Vitamin C (Askorbinsäure) 89, 135 ff, insbes. 213
Vitamin D (Calciferol) 58, 72f, 215, 229
Vitamin E (Tokopherol) 46, 137, 151, 154, 163f, 199, 214ff, 223, 235, 239
Vitamin H (Biotin, Vitamin B8) 166
Vollwerternährung 15, 22, 30, 118, 122, 127
vorzeitiges Altern 15, 24, 28, 32, 35, 45, 56, 96, 126, 129, 138f, 144, 168, 215, 220, 225, 228, 243, 256

Wacholder 190f
Wachstum 88, 144, 155, 159, 171f, 204, 217, 226, 251, 254
Wachstumsstörungen 252
Wadenkrämpfe 208, 223
Wahrnehmung 116, 190, 201
Warzenbildung 93
Wasser 18, 26, 28, 34, 57, 111, 115, 118, 130, 135, 170, 194, 220
Wassereinlagerungen 72, 244
Wasserhaushalt 135, 147, 217, 222
Wassermangel 123
Wechseljahre 43f, 53, 55, 66ff, 71, 73, 79, 81, 197, 236
Wechseljahresbeschwerden 53, 152, 174, 193
Weihrauch 201
Weintrauben 164, 170f
Weißdornblätter 202
weiße Blutkörperchen 257
Weißkohl 143
Weizen 41, 46, 132, 156, 242
Weizenkleie 157
Wirsingkohl 143
Wunden 93, 169, 229, 237, 255
Wundheilung 21, 91, 93, 208, 214, 254

Xantinoxydase 233

Zähne 138, 153, 215, 219f, 229, 233
Zahnfleisch 161, 172, 213f
Zellaktivität 107
Zellalterung 41, 252
Zellenergie 256
Zellerneuerung 25, 29, 91, 105, 118, 129, 153, 194, 240
Zell-Fit 36
Zellgift 145
Zell-Milieu-Medizin (ZMM) 15-246, insbes. 19f, 34f
Zell-Milieu-Störungen 26
Zell-Milieu-Suppletten 222
Zellorchester 54, 109
Zellreparatur 30, 44, 105, 194, 240
Zellschäden 20, 44, 102, 146
Zellschutz 169
Zellulose 135
Zellzucker 53, 84
Zeugungskraft 56
Zimt 174, 189, 191
Zimtsäure 132
Zink 24, 46, 56, 96, 102, 113, 136ff
Zinn 225, 236
Zitronen 150, 171, 172
Zivilisationsleiden 69
ZMM s. Zell-Milieu-Medizin
Zucchini 154
Zucker 18, 28, 34, 52, 57, 84f, 118, 123, 135, 140, 147, 164, 201, 226f, 232, 242
Zuckerersatzstoff 124
Zuckerhaushalt 84, 140, 227, 252
Zuckerkrankheit 32, 40, 84, 85, 232
Zunge 88, 207
Zungenbrennen 212
Zwangsvorstellungen 211
Zwiebeln 119, 131, 142, 144, 154, 155
Zwischenblutungen 72
Zytostatika 95